Sonntag

Dermatologie für Heilpraktiker und Heilberufe

Lern- und Praxisbuch

Beate Rossbach

44 Abbildungen

Sonntag Verlag · Stuttgart

Bibliografische Information
Der Deutschen Bibliothek

Die Deutsche Bibliothek verzeichnet diese
Publikation in der Deutschen Nationalbibliografie;
detaillierte bibliografische Daten sind
im Internet über http://dnb.ddb.de abrufbar.

Anschrift der Verfasserin:
Beate Rossbach
Heilpraktikerin
Im Vogelsang 5A
51427 Bergisch Gladbach

Unsere Homepage:
www.sonntag-verlag.com

Umschlaggestaltung: Thieme Verlagsgruppe
Umschlaggrafik: Martina Berge, Erbach, unter Verwendung einer Abbildung von PhotoAlto, Paris

Wichtiger Hinweis

Medizin und Wissenschaft ist ständig im Fluss.
Forschung und klinische Erfahrung erweitern
unsere Erkenntnisse, insbesondere was Behandlung und medikamentöse Therapie anbelangt. So
weit in diesem Werk eine Dosierung oder eine
Applikation erwähnt wird, darf der Leser zwar
darauf vertrauen, dass Autoren, Herausgeber und
Verlag große Sorgfalt darauf verwandt haben, dass
diese Angabe genau dem **Wissensstand bei Ferti-
gung** des Werkes entspricht. Dennoch ist jeder
Benutzer aufgefordert, die Beipackzettel der verwendeten Präparate zu prüfen, um in eigener Verantwortung festzustellen, ob die dort gegebene
Empfehlung für Dosierungen oder die Beachtung
von Kontraindikationen gegenüber der Angabe in
diesem Buch abweicht. Das gilt nicht nur bei selten
verwendeten oder neu auf den Markt gebrachten
Präparaten, sondern auch bei denjenigen, die vom
Bundesgesundheitsamt (BGA) oder Paul-Ehrlich-
Institut (PEI) in ihrer Anwendbarkeit eingeschränkt
worden sind.
Geschützte Warennamen (Warenzeichen) werden
nicht besonders kenntlich gemacht. Aus dem Fehlen eines solchen Hinweises kann also nicht ge-
schlossen werden, dass es sich um einen freien
Warennamen handelt.

© 2003 Sonntag Verlag in
MSV Medizinverlage Stuttgart GmbH & Co. KG

Printed in Germany 2003

Satz: Hofacker DDV, Schorndorf
Druck: Gulde, Tübingen

Grundschrift 8.4/10.6pp Gulliver, System: 3b2

ISBN 3-8304-9046-1   1 2 3 4 5 6

Inhaltsverzeichnis

Vorwort

Obwohl die Zahl der Patienten mit Hautkrankheiten ständig zunimmt, ist die Dermatologie sowohl in der Heilpraktiker-Ausbildung als auch im Rahmen von Fortbildungen für die Arbeit in der Praxis immer noch ein Randgebiet, das oft nur unzureichend gestreift wird. Nie zuvor gab es so viele Patienten, die an chronischen oder chronisch-rezidivierenden Hauterkrankungen wie etwa Neurodermitis, Mykosen oder Akne leiden und nie zuvor hatten gleichzeitig so viele dieser Patienten den Wunsch, naturheilkundlich behandelt zu werden.

Immer mehr Patienten suchen nach oft jahrelanger frustrierender „Behandlungskarriere" mit Antibiotika, Cortison und etlichen Salben und Tinkturen nach dauerhaften, ganzheitlichen Lösungen ihrer Probleme mit sanften und doch tiefgreifenden Methoden. Manche scheuen auch einfach die teilweise gravierenden Nebenwirkungen chemischer Medikamente, deren Wirkung oft nur so lange anhält, wie sie angewendet werden. Auch zur Erhaltung jugendlicher, makelloser Haut und zur Verbesserung des Zustands von Haaren und Nägeln steigt das Interesse an biologischen, naturheilkundlichen Methoden. So finden immer mehr Menschen den Weg in die Naturheilkunde-Praxis als schonende und doch erfolgreiche Alternative zur schulmedizinischen Hautarzt-Praxis.

▶ Umso wichtiger ist es daher für den Heilpraktiker, fundierte Kenntnisse der anatomisch-physiologischen Grundlagen des Hautorgans und differenzialdiagnostische Sicherheit der einzelnen Krankheitsbilder zu haben, um hier ein kompetenter Ansprechpartner zu sein. Ebenso kann nur auf der Basis eines soliden Wissens um die physiologischen Funktionen der Haut und die zur Hautkrankheit führenden Mechanismen eine kausale, erfolgreiche Therapie eingeleitet werden.

Denn die ganzheitliche Behandlung dermatologischer Erkrankungen hat nicht die möglichst rasche Beseitigung und Unterdrückung der auf der Haut sichtbaren Symptome zum Ziel, sie versucht vielmehr die der Symptomatik zugrunde liegenden Ursachen zu regulieren und die Selbstheilungskräfte des Organismus zu aktivieren.

Dieses Buch soll zum einen das erforderliche Wissen über die Haut und ihre Erkrankungen vermitteln, zum anderen aber auch ein Ratgeber und Begleiter in der täglichen Praxis sein und besteht daher aus theoretischen und auf die Praxis bezogenen Anteilen. Zu Beginn werden im ersten Kapitel die allgemeinen Grundlagen der Dermatologie erläutert, im Anschluss daran die wichtigsten in der täglichen Praxis anzutreffenden sowie die für die Prüfung relevanten dermatologischen Krankheitsbilder. Das dritte Kapitel erklärt die einzelnen Behandlungsmethoden und therapeutischen Maßnahmen in ihrer Wirkungsweise und praktischen Durchführung, so dass sie von jedem Therapeuten am Patienten angewendet werden können. Zum Abschluss zeigt der therapeutische Index die Zuordnung der Therapien zu den entsprechenden Krankheiten in alphabetischer Reihenfolge, um im aktuellen Fall ein rasches und problemloses Nachschlagen der in der Praxis erfolgreich angewendeten therapeutischen Konzepte zu ermöglichen.

Bergisch Gladbach, im Sommer 2003
Beate Rossbach

I Grundlagen und Basiswissen

Das medizinische Fachgebiet **Dermatologie** befasst sich mit der Erkennung, Prävention und Behandlung von Erkrankungen der Haut und deren Anhangsgebilden, den Haaren und Nägeln.

Die Haut überzieht als äußere Grenze den gesamten Organismus, ist aber auch gleichzeitig durch Blutgefäße und Nerven eng mit dem Körperinneren verbunden. Durch diese exponierte Lage ist sie einer Vielzahl belastender Einflüsse exogener und endogener Art ausgesetzt, die zur dermatologischen Erkrankung führen können.

▶ Basis für das Verständnis von Hautkrankheiten ist daher zunächst die genaue Kenntnis des Aufbaus der Haut, ihrer Aufgaben und Funktionsweisen, sowie der allgemeinen pathologischen Mechanismen.

1. Anatomie und Physiologie der Haut

Mit einer Fläche von 1,6 bis 2 qm und einem Gewicht von bis zu 1/6 des Körpergewichts ist die Haut das **größte menschliche Organ**. Ihre Dicke kann je nach Körperregion beträchtlich schwanken und liegt ohne das subkutane Fettgewebe zwischen 1,5 und 4 mm. Als Flächen- und gleichzeitig Schichtenorgan erfüllt sie viele zum Teil **lebensnotwendige Funktionen**.

1.1 Aufbau der Haut

1.1.1 Hautoberfläche

Mit bloßem Auge kann man auf der menschlichen Haut je nach Körperregion unterschiedliche Reliefs erkennen, die aus Furchen, Falten, Linien und Feldern bestehen. Falten und Furchen entstehen im Laufe des Lebens durch Bewegungen, wie z.B. die Bewegungsfurchen über den Gelenken, Lach- und Kummerfalten im Bereich der mimischen Muskulatur. Aber auch der allgemeine Ernährungszustand und Flüssigkeitshaushalt sowie der fortschreitende Alterungsprozess beeinflussen das Hautrelief.

Der größte Teil des Hautorgans wird als *Felderhaut* bezeichnet, da durch makroskopisch sichtbare feine Rinnen rautenförmige Felder entstehen. Lediglich an den unbehaarten Handinnenflächen und Fußsohlen zeigt sich die sogenannte *Leistenhaut,* die durch parallel angeordnete Furchen entsteht. Das Muster dieser Leistenhaut ist genetisch festgelegt und verändert sich – anders als das Relief der Felderhaut – lebenslang nicht. Man nutzt diese Tatsache daher auch im Erkennungsdienst als Daktyloskopie, den typischen Fingerabdruck.

Die Hautoberfläche wird von einem *Hydrolipidfilm* überzogen, der im wesentlichen aus den Sekreten der Talg- und Schweißdrüsen sowie den Hornschüppchen besteht und bei gesunder Haut einen pH-Wert im sauren Bereich zwischen 4,5 und 5,5 aufweist. Dieser Oberflächenfilm beherbergt auch die physiologische Hautflora und schützt die Haut vor der Ansiedelung pathologischer Keime.

Die sichtbare *Hautfarbe* ist zum einen genetisch vorgegeben, zum anderen wird sie beeinflusst durch die Durchblutung und den Pigmentgehalt. Verändert sich die Durchblutung, so wird dies auf der Haut als Blässe, Rötung oder Zyanose sichtbar.

Unter der sichtbaren Oberfläche ist die Haut in drei Hauptschichten aufgebaut:

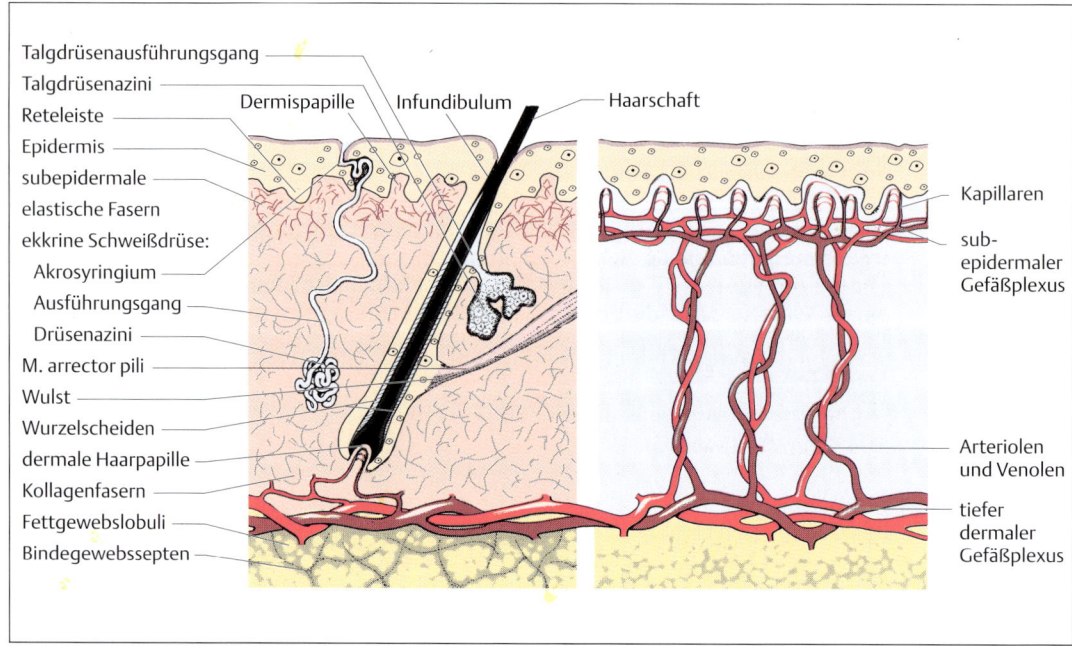

Abb. **1a**   Schema der Epidermis, Dermis und Subkutis mit Haarfollikel, ekkriner Schweißdrüse (li.) und Gefäßplexus (re.) [Aus: Jung, E. G. (Hrsg): Dermatologie. MLP Duale Reihe. 3. A. Hippokrates, Stutt. 1995]

- *Epidermis*   (Oberhaut)
- *Dermis*   (Lederhaut oder Korium)
- *Subkutis*   (Unterhaut oder subkutanes Fettgewebe)

1.1.2   Epidermis

Die äußerste Schicht der menschlichen Haut ist die Epidermis, die individuell eine recht unterschiedliche Dicke zwischen 0,04 und 0,4 mm haben kann. Histologisch gesehen ist sie ein mehrschichtiges, verhornendes Plattenepithel, das aus vier Schichten besteht:

- Stratum basale (Basalschicht)
- Stratum spinosum (Stachelzellschicht)
- Stratum granulosum (Körnerschicht)
- Stratum corneum (Hornschicht)

Jede dieser vier Schichten der Epidermis hat ihre eigene Aufgabe, wobei sie alle eng zusammenarbeiten. Die eigentlichen Zellen der Epidermis heißen *Keratinozyten* und machen etwa 90 % des epidermalen Gewebes aus. Zusätzlich sind in den epidermalen Zellschichten noch die pigmentbildenden Melanozyten, die zum Nervensystem gehörenden Merkel-Zellen und die Langerhans-Zellen des Immunsystems enthalten.

Die Epidermis verfügt über eine hohe Regenerationsfähigkeit und wird, da sie sich ständig im Umbau befindet, auch als *Mausergewebe* bezeichnet. Diese Mauserung entsteht dadurch, dass die in der untersten Zelllage, dem Stratum basale, neugebildete Zelle die folgenden Zellschichten durchwandert, um schließlich an der Oberfläche als totes Hornschüppchen abgestoßen zu werden. Für ihren Weg von der Basis bis zur Oberfläche benötigt die Epithelzelle ca. 30 Tage, wobei sie bei ihrer Wanderung sukzessive abstirbt. Trotz der ständigen Mobilität durch die Zellwanderung braucht die

Epidermis gleichzeitig in sich Stabilität und feste Verankerung auf der darunter liegenden Dermis. Beides wird erreicht durch *Desmosomen* genannte Haftstellen zwischen den einzelnen Keratinozyten und zwischen den basalen Keratinozyten und der Verbindungszone zur Dermis. Alle Schichten der Epidermis sind gefäßfrei und sind für ihre Versorgung auf die tieferen Hautschichten angewiesen.

Stratum basale und Stratum spinosum

Die beiden untersten Zellschichten der Epidermis, das *Stratum basale* und das *Stratum spinosum* werden zusammen auch als *Stratum germinativum*, die Regenerationsschicht bezeichnet, denn beide zusammen stellen den Zellpool dar, aus dem heraus die Erneuerung der Haut erfolgt. Etwa 60 % der hier enthaltenen Stammzellen bilden ständig durch Zellteilung und weitere Differenzierung neue Keratinozyten in einer Anzahl von durchschnittlich 1200 pro Tag und Quadratmillimeter. Die restlichen Stammzellen haben eine Art Reservefunktion und können bei Bedarf – z. B. nach Verletzungen zur Wundheilung – zusätzlich aktiviert werden.

Zellen mit speziellen Aufgaben

Außer den Keratinozyten enthält das Stratum germinativum weitere Zellen, die spezielle Aufgaben übernehmen. Im Stratum basale mit engem Kontakt zur darunter liegenden Basalmembran liegen zwischen den Epithelzellen die *Melanozyten*, wobei auf etwa 4–12 Epithelzellen ein Melanozyt kommt. Melanozyten produzieren das braun-schwarze Pigment *Melanin* und geben es dann in Form von *Melanosomen* an die umgebenden Keratinozyten ab. Diese nehmen das Pigment auf und speichern es, was der Haut die sichtbare Färbung gibt. Die spezielle Aufgabe der Melanozyten ist der Schutz der in der Zellteilung befindlichen Zellen der Regenerationsschicht vor Schädigungen durch ultraviolette Strahlung. Dieser Schutz wird durch das Pigment Melanin erreicht, weshalb eine vermehrte Sonnenbestrahlung zu einer Anregung der Melaninproduktion und damit zur Bräunung der Haut führt.

Ebenfalls im Stratum basale liegen die *Merkel-Zellen*, die als Druckrezeptoren wirken und dem Nervensystem angehören. Besonders reichlich kommen sie in der Haut der Fußsohlen und Handflächen vor, um hier vor drohender Verletzung durch mechanische Einwirkungen zu warnen.

Vorwiegend im Stratum spinosum liegen die *Langerhans-Zellen*, die zum Immunsystem gehören. Sie werden zu den Makrophagen gezählt und sind fähig zur Antigen-Präsentation. Die Langerhans-Zellen spielen eine wesentliche Rolle bei allergischen und infektiösen Hautreaktionen, da sie das Antigen aufnehmen und mit ihm zu den regionalen Lymphknoten wandern, wo sie es dann den T-Lymphozyten zur Reaktion präsentieren.

Stratum granulosum

An die Regenerationsschicht schließt sich das Stratum granulosum an, das seinen Namen im Lichtmikroskop sichtbaren kleinen Körnchen aus Keratohyalin und eingelagerten Melanosomen verdankt. In dieser Zellschicht ist die Epithelzelle, die in der Basalschicht hochprismatisch und im Stratum spinosum polyedrisch war bereits abgeplattet und enthält nun keinen Zellkern und keine Zellorganellen mehr. Durch die intrazellulären Auflösungs- und Umbauprozesse von Zellkern und Organellen werden u. a. lipidhaltige Kittsubstanzen und Vorstufen der späteren Hornsubstanz, des Keratins gebildet und in die Zellzwischenräume des Stratum granulosum abgegeben. Die Lipide im Stratum granulosum schützen die Haut vor transepidermalem Wasserverlust und stellen eine Barriere dar.

Stratum corneum

Im Stratum corneum ist der Keratinozyt vollständig abgestorben, platt und mit Hornsubstanz, dem Keratin angefüllt. Bis zu 100 solcher platter, durch Kittsubstanz zusammengehaltener Hornlamellen können in dieser Schicht aufeinander liegen, wobei an der Oberfläche ständig Hornschüppchen abgestoßen werden. Die Hornschicht ist von größter Bedeutung, da sie zusammen mit den Sekreten der Hautdrüsen am Aufbau des Hydrolipidfilms beteiligt ist und als Permeabilitätsbarriere dafür sorgt, dass die unteren Hautschichten geschützt sind und schädliche Einflüsse von außen nicht eindringen können. Ist die Hornschicht durch Ekzeme oder Verletzungen geschädigt, können Schadstoffe und Keime ungehindert eindringen und die noch lebenden Epidermiszellen angreifen.

1.1.3   Dermis

An die Epidermis schließt sich, verbunden durch eine Basalmembran, die aus zwei Schichten bestehende Dermis an. Histologisch gesehen ist die Dermis ein Bindegewebe in dessen Grundsubstanz Fasern eingelagert sind. Eingebettet in den Maschen des Fasergeflechts liegen Zellen, Nerven und Blutgefäße sowie die Ausführungsgänge der Drüsen und die Haarwurzeln. Die gelartige Grundsubstanz ist aufgrund ihres Wasserbindungsvermögens verantwortlich für den Turgor, den Spannungszustand der Haut.

Stratum papillare
Die oberflächliche Schicht der Dermis ist das *Stratum papillare*, das durch seine Papillen mit der Epidermis regelrecht verzapft ist. Da das Stratum papillare viele Kapillaren enthält, wird durch diese enge Verzahnung der beiden Schichten die Ernährung, aber auch die Entsorgung der gefäßlosen Epidermis, ermöglicht. Außer den Kapillaren enthält das lockere Bindegewebe hier zur Abwehr gehörende freie Zellen wie Makrophagen und Mastzellen.

Stratum reticulare
Die zweite Schicht der Dermis heißt *Stratum reticulare*, ist dicker als die erste und besteht aus straffem Bindegewebe. Ihre ortsständigen Bindegewebszellen, die *Fibroblasten*, synthetisieren außer der Grundsubstanz die für diese Schicht charakteristischen kollagenen und elastischen Fasern.
Die *kollagenen Fasern* liegen als Faserbündel in der Grundsubstanz und verleihen der Haut eine hohe mechanische Festigkeit. Die *elastischen Fasern*, die wie ein Netzwerk angeordnet sind, geben ihr die Elastizität und Dehnbarkeit. Beide Fasern verändern sich mit zunehmendem Alter, die Synthese der Kollagenfasern nimmt ab und als Folge von UV-Einflüssen degenerieren die elastischen Fasern. Aus diesem Grund wird die Haut im Alter faltiger und unelastisch.

1.1.4   Subkutis

Die Unterhaut besteht aus lockerem Bindegewebe und verbindet die Haut mit den darunter liegenden Muskeln und Organen. Durch die in das Bindegewebe eingelagerten Fettzellen bestimmt die Subkutis maßgeblich die Körperform. Die Fettzellen, die *Lipozyten*, fügen sich wie Trauben zu einem läppchenartigen Fettgewebe zusammen und sind von bindegewebigen Septen eingefasst. Innerhalb der Septen verlaufen Blut- und Lymphgefäße sowie Nerven. Die Dicke der Subkutis ist von verschiedenen Faktoren wie Alter, Geschlecht und Ernährungszustand abhängig und schwankt auch innerhalb der einzelnen Körperregionen beträchtlich. Etwa die Hälfte bis 2/3 der Gesamtfettmasse befindet sich in der Subkutis, wobei dieses Fett normalerweise ein Gewicht von 20 bis 25 kg hat. An einigen Körperregionen, wie den Augenlidern und den Lippen fehlt das Unterhautfettgewebe fast ganz.

1.2 Hautanhangsgebilde

1.2.1 Drüsen

Eingebettet in die tieferen Hautschichten liegen die zu den Anhangsgebilden gehörenden Talgdrüsen und Schweißdrüsen, die jeweils spezifische Sekrete herstellen. Diese Sekrete sind insbesondere für den Aufbau des schützenden Hydrolipidfilms bedeutsam und tragen wesentlich zur Aufrechterhaltung des physiologischen Gleichgewichts des Hautorgans bei. Störungen in der Zusammensetzung der Drüsensekrete können zu Erkrankungen wie etwa der Akne führen.

Talgdrüsen
Außer in der unbehaarten Haut der Fußsohlen und Handflächen enthält die Haut an allen Körperstellen etwa 100 Talgdrüsen pro Quadratzentimeter. Im Gesicht, auf der Kopfhaut und an Brust und Rücken ist die Besiedelung besonders hoch, hier können bis zu 900 Talgdrüsen pro Quadratzentimeter vorkommen.
Talgdrüsen sind traubenförmige Drüsen, die mit ihrem Ausführungsgang in einen Haarfollikel münden und hier das von ihnen gebildete Sekret abgeben. Dieses *Sebum* genannte Sekret besteht aus einer Mischung von Fetten, die u.a. Triglyzerine, Wachse, Cholesterin und Fettsäuren enthält und der Einfettung von Haut und Haaren dient. Außerdem ist das Sebum aufgrund seiner Fettsäuren am Aufbau des Säureschutzmantels beteiligt und steuert eine wesentliche Komponente zum oberflächlichen Hydrolipidfilm bei. Die Produktion der Talgdrüsen wird vorwiegend hormonell gesteuert, wobei besonders die Androgene an der Talgdrüse angreifen und sie aktivieren.

Schweißdrüsen
In unterschiedlicher Dichte kommen Schweißdrüsen bis auf wenige Ausnahmen – wie etwa am Lippenrot – an allen Körperstellen vor, in großer Anzahl z. B. in der Haut der Stirn, der Handteller und Fußsohlen. Ihr Ausführungsgang mündet direkt auf die Hautoberfläche, wo sie ihr wässriges Sekret, das eine Art Ultrafiltrat des Blutes ist, abgeben.
Das mit einem pH-Wert von 4,5 saure Sekret ist wie auch das von den Talgdrüsen gebildete Sebum am Aufbau des Säureschutzmantels beteiligt und hat eine leicht antibakterielle Wirkung. Die wichtigsten Bestandteile des Schweißsekrets sind Wasser, Salze, Ammoniak und Harnstoff, so dass mit diesem Sekret eine wichtige Ausscheidungsfunktion übernommen wird. Gleichzeitig dient die Schweißbildung auch der Wärmeregulation durch die bei der Verdunstung entstehende Kühlung. Die Schweißdrüsen und ihre Aktivität werden hauptsächlich über das vegetative Nervensystem gesteuert und können daher auch durch emotionale Schwankungen beeinflusst werden wie etwa beim „Angstschweiß".

1.2.2 Haare

Haare sind Keratinstrukturen, die aus Einstülpungen der Epidermis hervorgehen. Auf dem Grund dieser Einstülpung befindet sich der *Haarfollikel*, in den jeweils eine Talgdrüse einmündet, um mit ihrem Sekret das Haar und die Hautoberfläche geschmeidig zu halten. Umgeben wird der Follikel von Bindegewebe, dem Haarbalg, sowie von sensorischen Nervenfasern. Jeder Haarbalg verfügt über einen eigenen Muskel, der das einzelne Haar aufrichten kann. Mit Ausnahme von Handflächen und Fußsohlen ist die gesamte Hautoberfläche von Haaren bedeckt, deren Gesamtzahl mit 5 Millionen angegeben wird, wovon ca. 100 000 Kopfhaare sind. Die Anzahl der Haarfollikel und damit der Haare ist bereits pränatal festgelegt und kann im Laufe des Lebens nicht erhöht werden, da eine Neubildung von Follikeln nicht möglich ist.

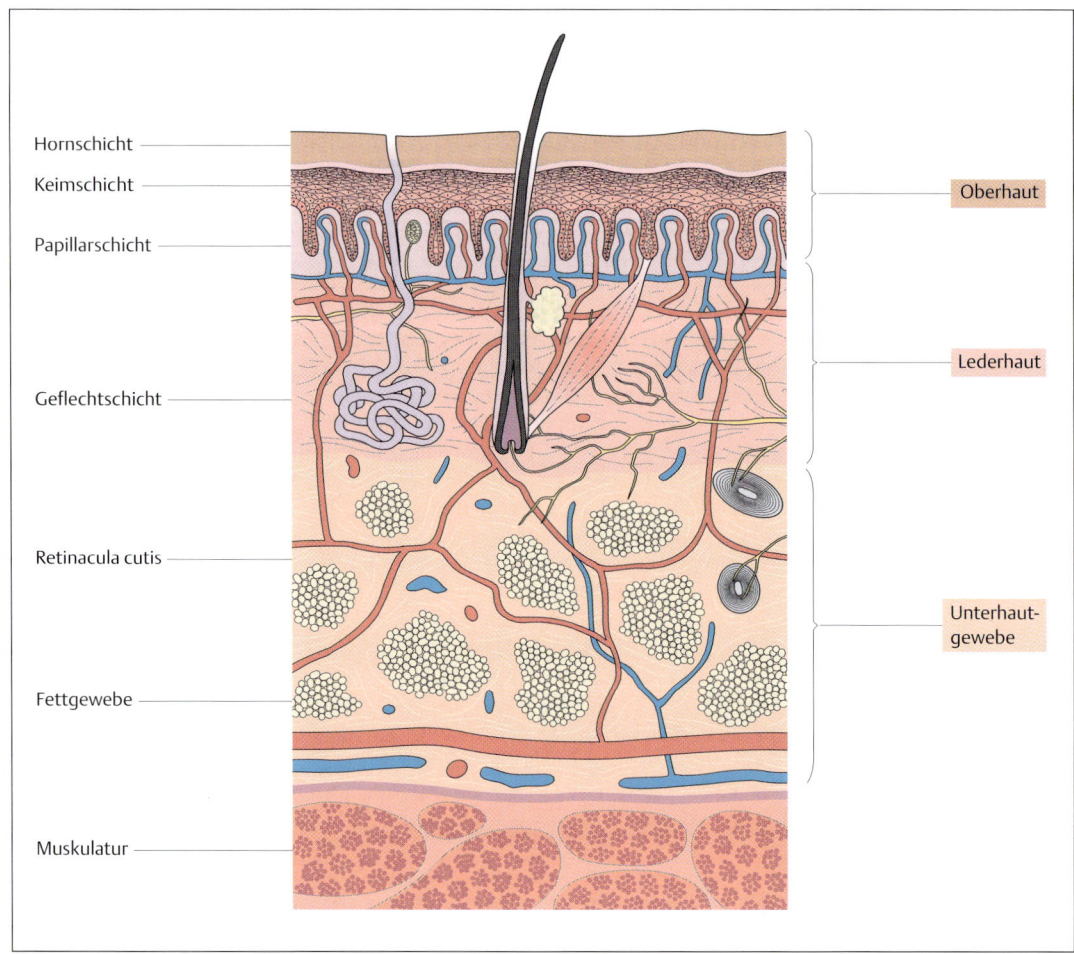

Hornschicht
Keimschicht
Papillarschicht
Geflechtschicht
Retinacula cutis
Fettgewebe
Muskulatur

Oberhaut
Lederhaut
Unterhaut-
gewebe

Abb. 1b Schnitt durch Haut und Unterhautgewebe
(Aus: Schwegler, J. S.: Der Mensch – Anatomie und Physiologie. Thieme, Stuttgart 1996)

Der Haarfollikel ist an seinem unteren Ende zum Bulbus erweitert und zeigt an der Basis eine als Papille bezeichnete Einstülpung. Diese Papille enthält viele Kapillaren, die für die Ernährung des Haars sorgen und damit für das Haar lebensnotwendig sind. Die die Papille umgebenden Epidermiszellen bilden die eigentliche *Haarwurzel*, aus der heraus sich der *Haarschaft* fortsetzt.

Der Haarfollikel kann im Laufe eines Lebens unterschiedliche Haartypen ausbilden, die sich in Dicke und Struktur unterscheiden. Fetal wird zunächst das *Lanugo* genannte Flaumhaar gebildet, das etwa ab dem 6. Lebensmonat durch das Wollhaar, *Vellus*, ersetzt wird. Dieses Wollhaar ist zart und kaum gefärbt und überzieht beim weiblichen Geschlecht etwa 65 % der Körperoberfläche, beim erwachsenen Mann nur noch ca. 10 %. Die übrige Haut ist mit *Terminalhaar* bedeckt, das wesentlich dicker und länger und durch Melanineinlagerungen stärker gefärbt ist. Der aus der Haarwurzel herauswachsende Haarfaden besteht bei allen Haartypen aus einem inneren Haarmark und einer das Mark umgebenden Rindenschicht.

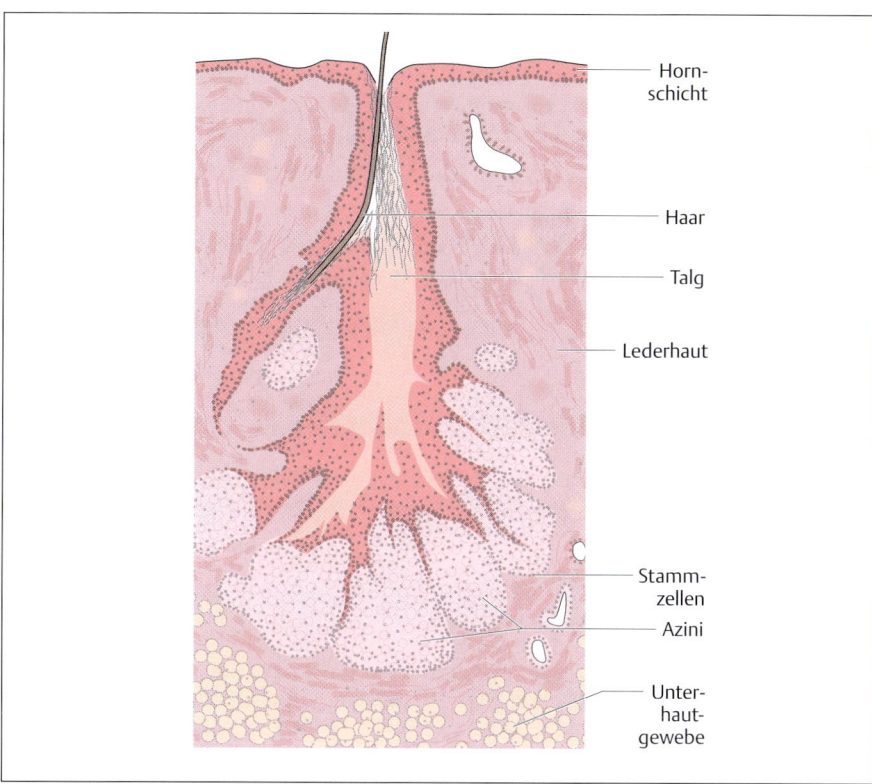

Horn-
schicht

Haar

Talg

Lederhaut

Stamm-
zellen

Azini

Unter-
haut-
gewebe

Abb. 2
Talgdrüse
(Aus: Schwegler,
J. S.: Der Mensch
– Anatomie und
Physiologie.
Thieme,
Stuttgart 1996)

Haarwachstum
Haare wachsen nicht kontinuierlich und haben eine begrenzte Lebensdauer, die beim Kopfhaar zwischen zwei und sechs Jahren, bei den Wimpern nur zwischen drei und sechs Monaten liegt. Nach dieser Zeit fallen sie aus und werden durch neu nachwachsende Haare ersetzt. Jedes einzelne Haar durchläuft dabei einen festgelegten Zyklus, der aus drei Phasen besteht und nicht für alle Haare synchron abläuft. Es findet daher keine Mauser statt und der Erneuerungsvorgang läuft im allgemeinen sukzessive und unbemerkt ab.
Im Durchschnitt befinden sich 85–90 % aller Haare in der Wachstumsphase, die *Anagen-Phase* genannt wird. Beim Kopfhaar entspricht diese Phase der Lebensdauer von 2 bis 6 Jahren. Hier hat der Haarfollikel seine maximale Länge und ist aktiv. Ist die maximale Lebensdauer des Haars erreicht, schließt sich die nur wenige Wochen dauernde *Katagen-Phase* an. In dieser Übergangsphase verkürzt sich der Follikel und stellt die Proliferation und damit das Haarwachstum ein. Etwa 1 % aller Haare befinden sich in der Katagen-Phase. In der anschließenden *Telogen-Phase* bildet sich innerhalb eines Zeitraums von drei bis vier Monaten der Follikel weiter zurück und der untere Teil des Haarfadens verdickt sich hornartig bis am Ende dieser Ruhephase der Haarfaden abgestoßen wird. In der Telogen-Phase sind normalerweise ca. 10 % der Haare. Bestimmt und gesteuert werden Haarwachstum und Haarzyklus durch genetische Faktoren und hormonelle Einflüsse.

1.2.3 Nägel

Als Schutz für die Endglieder von Fingern und Zehen entstehen durch horizontale Einstülpungen der Epithelzellen, deren Hornschicht umdifferenziert wird, die Nägel.

Diese umdifferenzierte Hornschicht der Epidermis wird zur *Nagelplatte*, die dem *Nagelbett* aufliegt. An der Basis der Nagelplatte ist die Nagelwurzel oder auch *Matrix*, von der das Wachstum ausgeht, halbmondförmig als *Lunula* sichtbar. Umgeben wird die Nagelplatte hufeisenförmig vom *Nagelwall*, der im Bereich der Lunula eine etwa 0,5 cm tiefe *Nageltasche* bildet. Zur Abdichtung des Übergangs vom Nagelwall zur Nagelplatte wächst aus dem vorderen Rand der Nageltasche ein Nagelhäutchen, die *Kutikula*.

Nagelwachstum
Anders als die Haare wachsen die Nägel ständig und in gleichbleibendem Tempo. Ein Fingernagel wächst pro Woche 1 bis 1,5 cm, so dass er im Laufe von drei bis 6 Monaten völlig erneuert ist. Zehennägel sind dicker und wachsen wesentlich langsamer, sie benötigen bis zur vollständigen Erneuerung etwa 1 Jahr.

1.3   Aufgaben und Funktionen

Alle Aufgaben und Funktionen der Haut erklären sich aus ihrer speziellen Lage zwischen „Innenleben" und „Außenwelt" und dienen entweder dem Schutz oder dem Austausch nach innen wie nach außen.

Grenz-funktion

Rein anatomisch gesehen ist die Haut in erster Linie eine Begrenzung. Außer der äußeren Begrenzung des Körpers grenzt sie aber auch gleichzeitig das Körperinnere ab und sorgt so dafür, dass kein unkontrollierter Stoffaustausch oder Verlust von Körperflüssigkeiten nach außen stattfinden kann. Ist die Haut geschädigt oder verletzt, droht die Gefahr von Flüssigkeits- und Elektrolyt-Verlusten, die bereits bei einer Schädigung von mehr als 15 % der Hautoberfläche zu Volumenmangelschock und damit zum Tod führen können.

Schutz-funktion

Aufgrund ihrer Lage ist die Haut ständig den unterschiedlichsten Reizen und schädigenden Einflüssen von außen ausgesetzt und benötigt zu ihrem Schutz vor diesen Umwelteinflüssen besondere Mechanismen. So können zahlreiche Mikroorganismen wie Viren, Bakterien und Pilze die Haut schädigen, weshalb sie hier über eine wirksame Barriere verfügen muss. Diese Barrierefunktion übernimmt der Hydrolipidfilm, der den Mikroorganismen mit seinem sauren pH-Wert die Ansiedlung erschwert und antimikrobielle Wirkung hat. Zusätzlich stellt auch die Hornschicht der Epidermis eine Schranke gegen das Eindringen von Krankheitserregern dar. Vor mechanischer Verletzung schützt sich die Haut zum einen durch eine Verdickung der Hornschicht an besonders druckbelasteten Stellen wie den Fußsohlen, zum anderen wirkt das subkutane Fettgewebe als Druckpolster und gleicht stumpfe Druckeinwirkungen aus. Auch die kollagenen und elastischen Fasern der Dermis geben der Haut Schutz vor Druck- und Zug-Kräften. Schädigungen durch UV-Strahlen werden durch das Pigment Melanin abgefangen, das wie ein natürlicher Sonnenschirm wirkt und die Strahlung absorbiert. Ist die Strahlenexposition zu stark und überschreitet das Absorptionsvermögen des Melanins, setzen enzymatische Reparaturmechanismen ein. Vor chemischen Noxen ist die Haut durch die Pufferkapazität des Oberflächenfilms geschützt, der sowohl zu viel Säure als auch zu stark basische Stoffe in gewissem Umfang abfangen kann. Zu den schützenden Strukturen gehören auch die Hautanhangsgebilde Haare und Nägel.

Temperatur-ausgleich

Eine wichtige Aufgabe des Hautorgans ist der **aktive Temperaturausgleich**. Durch die nerval geregelte Eng- und Weitstellung der Blutgefäße kann Wärme zurückgehalten oder abgegeben werden. Etwa 90 % der Hautdurchblutung dienen dieser Regulation der Temperatur, nur 10 % der eigentlichen Ernährung der Haut. Außer den Blutgefäßen spielt die Schweißsekretion eine wesentliche Rolle in der Thermoregulation, da durch

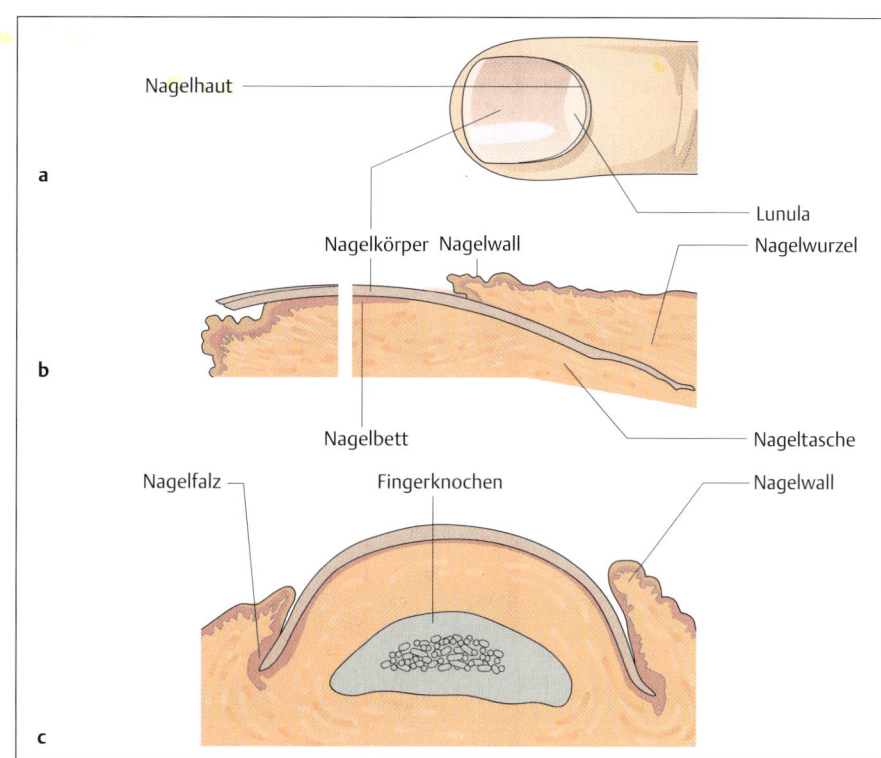

Nagelhaut

a

Lunula

Nagelkörper Nagelwall

Nagelwurzel

b

Nagelbett

Nageltasche

Nagelfalz

Fingerknochen

Nagelwall

c

Abb. 3 Finger- und Zehennägel wachsen von ihrer Nagelwurzel her nach vorn. (Aus: Schwegler, J. S.: Der Mensch – Anatomie und Physiologie. Thieme, Stuttgart 1996)

das Schwitzen Wärmeabgabe und Kühlung ermöglich werden. Das Körperinnere wird durch das als Isolationsschicht wirkende subkutane Fettgewebe vor Wärmeverlust geschützt.

Sinnesfunktion

Über die ganze Haut verteilt sind Rezeptoren, die wie **Gefahrenmelder** arbeiten. Sie reagieren auf Druck, Temperatur und Schmerzreize, warnen so etwa vor heißen oder spitzen Gegenständen und melden Ort und Intensität des schädlichen Reizes. Durch diese Reizmeldung werden die entsprechenden Reflexe wie Flucht, Zurückziehen der Hand etc. ausgelöst, die vor weiterer Verletzung und Schädigung schützen.

Ausscheidung und Stoffwechsel

Zusammen mit den Sekreten der Talg- und Schweißdrüsen kann die Haut im Körper angesammelte Schad- und Schlackstoffe ausscheiden und unterstützt damit die Ausscheidungsorgane wie Nieren und Darm. Diese Ausscheidungs- und Entgiftungsfunktion wird z. B. bei einem Saunagang besonders angeregt und genutzt. Die Haut kann nicht nur ausscheiden, sie kann auch in hohem Maße speichern, in erster Linie Fett und Wasser. Das Speichern von Fetten kann bei Überernährung zu Adipositas führen, eine übermäßige Wassereinlagerung zu Ödemen. Am Stoffwechsel beteiligt sich die Haut vor allem durch die photochemische Synthese von Vitamin D, wozu sie die Einwirkung von Sonnenlicht benötigt.

Psychosoziale Funktion

Zum einen hat die Haut **Grenzfunktion** und grenzt dem Außen gegenüber ab, zum anderen ist sie aber auch das Organ, mit dem der **Kontakt zur Umwelt** aufgenommen wird. Über den Zustand der Haut werden Rückschlüsse auf den Charakter eines Menschen gezogen, auf sein Alter und seine körperliche und seelische Verfassung. Gesunde, jugendlich-frische Haut und volles Haar sind ein Symbol für Vitalität und Attraktivität und bedeuten dadurch soziale Akzeptanz.

Wie eng Haut und Psyche miteinander verbunden sind, zeigt schon die gemeinsame Entwicklung von Haut, Gehirn und allen Sinnesorganen aus dem gleichen Gewebe, dem Ektoderm, in der Embryonalzeit. Damit zählt die Haut zu den Sinnesorganen und ist sogar das einzige Sinnesorgan, das lebensnotwendig ist.

Der Bezug der Haut zur Seele ist auch dem Volksmund bekannt und wird in vielen Redewendungen deutlich. So spricht man von der Haut als *„Spiegel der Seele"*, man *„fährt aus der Haut"* wenn man sich ärgert, emotionale Dinge *„gehen unter die Haut"*, oder etwas völlig Uninteressantes *„juckt mich nicht"*. Besonders deutlich wird die enge seelische Verbindung zur Haut in dem Ausdruck *„sich in seiner Haut wohl / unwohl fühlen"*.

2. Dermatologische Pathologie

Bei einer kausalen, ganzheitlichen Behandlung von Hauterkrankungen ist das Verständnis von Ursachen, auslösenden Faktoren und pathologischen Mechanismen die Grundvoraussetzung für die Wahl der angezeigten und damit erfolgreichen Therapieform. Ebenso sind sichere differentialdiagnostische Kenntnisse der auf der Haut sichtbaren Symptome unverzichtbar, um den richtigen Weg in der Behandlung einschlagen zu können. **Besonders wichtig** ist in der dermatologischen Pathologie aber der Patient selbst, denn anderes als bei den meisten anderen Krankheiten kann er seine Symptome genau beobachten und steht dabei häufig unter starker psychischer Belastung.

2.1 Allgemeine Pathologie

Ursachen

Hautkrankheiten werden unterschieden in angeborene und erworbene Erkrankungen, wobei die angeborenen noch einmal unterteilt werden in erbliche und nicht erbliche. Vererbt werden kann nicht nur die echte dermatologische Erbkrankheit, es kann auch eine Krankheitsanlage genetisch weitergegeben werden, die im späteren Verlauf des Lebens zur Erkrankung führen kann.

Außer diesen im genetischen Code verankerten und damit angeborenen Ursachen gibt es vielfältige Gründe und Faktoren, die eine dermatologische Krankheit zur Folge haben können. Durch den engen Bezug der Haut zur Umwelt und gleichzeitig auch zum Körperinnern, kommen als Auslöser für erworbene Hautkrankheiten sowohl schädigende Einwirkungen von außen als auch im Organismus selbst liegende Störungen in Frage.

Exogene Ursachen

Als *exogen* werden alle aus der Umwelt auf das Organ Haut einwirkenden Einflüsse bezeichnet. So können eine Reihe von *Mikroorganismen*, wie Bakterien, Viren und Pilze aber auch Parasiten die Haut besiedeln oder durch Eindringen in tiefere Hautschichten zu spezifischen Krankheiten führen. Aber nicht nur durch diese direkten Krankheitserreger selbst kann die Haut erkranken, auch *physikalische* und *chemische* sowie *thermische* Noxen zählen zu den exogenen Faktoren. Druck, Reibung, Verletzung sowie eine Zerstörung des Hydrolipidfilms durch Säuren und Basen sind als Beispiele für physikalische und chemische exogene Einwirkungen zu nennen, ebenso wie eine übermäßige Strahlenexposition in der Sonne oder auch im Solarium. Ein besonders großes Feld der exogenen Faktoren stellen die *Umweltallergene* dar. Da prinzipiell jeder Stoff aus der belebten und unbelebten Natur wie Tierhaare, Pflanzen, Metalle oder Inhaltsstoffe in Kosmetika als Allergen wirken können, gibt es in diesem Bereich eine Vielzahl möglicher Krankheitsauslöser.

Endogene Ursachen

Aus dem Körperinneren und damit aus einer Störung im Organismus selbst kommende Ursachen werden *endogen* genannt. Hierzu zählen alle Organerkrankungen und Dysfunktionen, die in ihrer Folge zu Hauterkrankungen führen können. Bekannt sind dermatologische Symptome bei *Diabetes mellitus* und *Lebererkrankungen*, aber auch *Magen-Darm-Erkrankungen* und vor allem Störungen der intestinalen Flora zeigen häufig sekundär pathologische Hauterscheinungen. In vielen Fällen führen auch sogenannte *Herde*, wie schlecht sanierte, devitale Zähne oder eine chronische Sinusitis zu dermatologischen Problemen. Ein deutlicher Bezug besteht zwischen dem Hautorgan und dem endokrinen System. *Hormonelle Schwankungen* und Störungen äußern sich nicht selten auf der Haut und sind ein wesentlicher endogener Faktor. Ebenso eng wie mit dem hormonellen System ist die Haut mit dem *Immunsystem* verbunden. Besonders im Bereich der Allergien und atopischen Erkrankungen ist meistens eine Schwäche oder Fehlfunktion des Immunsystems krankheitsauslösend. Eine große Rolle spielt auch die *Psyche* als endogene Ursache in der Dermatologie. Als „Spiegel der Seele" spiegelt die Haut tatsächlich den emotionalen Zustand wider und Stress, Kummer und belastende Situationen können als Hautkrankheit sichtbar werden.

In manchen Fällen wirken exogene und endogene Faktoren krankheitsauslösend zusammen. Man spricht dann von **multifaktoriellen, komplexen Ursachen**, die bei der Wahl der Behandlungsmethode berücksichtigt werden müssen.

Disposition

▷ Unter Disposition versteht man die Bereitschaft eines Organismus **eine bestimmte Krankheit zu entwickeln**.

Diese Krankheitsveranlagung kann genetisch festgelegt und vererbbar sein und begünstigt die Ausprägung bestimmter Krankheiten oder macht diese sogar erst möglich. Aus diesem Grund haben manche Menschen eine hohe Anfälligkeit für eine spezielle Hautkrankheit, die bei anderen nicht den „richtigen Nährboden" findet und sich daher nicht manifestieren kann. Einige Dispositionsfaktoren bestehen lebenslang, wie die genetische Disposition des Atopikers, andere bestehen nur zeitweise und können durch bestimmte Lebensumstände entstehen. So können klimatische Einflüsse, Ernährungsgewohnheiten, beruflich bedingte Einwirkungen und psychische Belastungen eine temporäre Krankheitsdisposition bewirken. Auch das Alter kann als Dispositionsfaktor wirken, denn jedes Lebensalter zeigt eine signifikante Häufung bestimmter Erkrankungen. So findet man bei Kindern eine hohe Bereitschaft an Warzen zu erkranken, in der Pubertät einen deutlichen Gipfel der Akne und im höheren Lebensalter die meisten Fälle von Herpes zoster und Basaliomen.

Modulation

Eine entsprechende Disposition stellt zwar den Boden dar, auf dem sich eine Krankheit entwickeln kann, es bedarf aber weiterer **Faktoren** für die **klinische Manifestation**. Diese Faktoren, die wie eine Initialzündung wirken und bei vorhandener Krankheitsbereitschaft **krankheitsauslösend** sind, werden als **Modulation** bezeichnet. Durch die Modulationsfaktoren wird die dermatologische Erkrankung nicht nur ausgelöst, sondern auch wesentlich in ihrem Verlauf beeinflusst. Genau wie bei den Krankheitsursachen gibt es auch bei den Modulationsfaktoren endogene und exogene Auslöser, so dass jeder der vorgenannten endogenen und exogenen Faktoren gleichzeitig als Modulationsfaktor wirken kann. Weitere Modulationsfaktoren sind *Infektionen* wie etwa eine Streptokokken-Angina, bestimmte *Medikamente* oder auch *Kosmetika*.

2.2   Klinische Symptomatik

Als Zeichen eines pathologischen Geschehens ist die Haut in der Lage, die unterschiedlichsten Veränderungen in Form, Farbe und Oberflächenstruktur hervorzubringen. Diese Veränderungen können die gesamte Hautoberfläche überziehen, als Herde an verschiedenen Stellen lokalisiert sein oder auch einzeln stehend auftreten. Die sichtbaren pathologischen Veränderungen werden *Effloreszenzen* (Ausblühungen) genannt und sind Grundlage für die Differenzialdiagnose der einzelnen Dermatosen. Effloreszenzen werden in Primär- und Sekundäreffloreszenzen unterschieden.

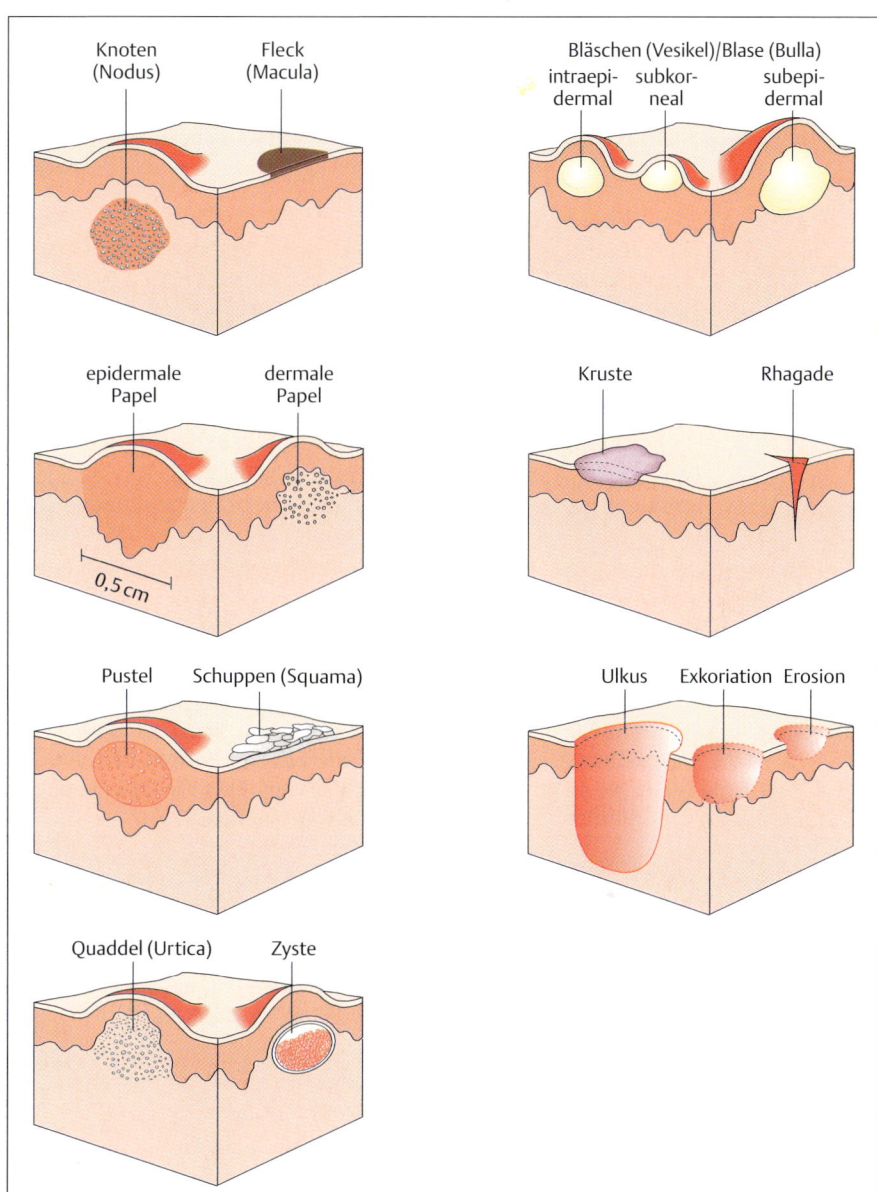

Abb. 4 Schema: Primär- und Sekundäreffloreszenzen (Aus: Sterry-Paus, Checkliste Dermatologie. 4. A. Thieme, Stuttgart 2000)

2.2.1 Primärefloreszenzen

Primärefloreszenzen sind **für die Diagnose besonders wichtig**, da sie als erste auf der Haut sichtbare Symptomatik meistens die für die entsprechende Erkrankung typischen Erscheinungen sind.

Makula (Fleck)
Als Makula wird jede Veränderung der Hautfarbe in einem umschriebenen Bereich bezeichnet. Die Makula liegt im Hautniveau und zeigt keine Veränderung der Haut-

oberflächenstruktur oder Konsistenz. Solche Verfärbungen können entstehen bei Änderungen in der Durchblutung wie etwa bei der durch Gefäßerweiterung bedingten Rötung, die als *Erythem* bezeichnet wird. Auch verstärkte Pigmenteinlagerungen können zu einer Makula führen. Ein Beispiel hierfür ist der durch vermehrte Einlagerung von Melanin enstehende „Café-au-lait" Fleck sowie das *Chloasma*. Ein zu Wenig an Melanin äußert sich in weißen Flecken wie man sie bei der *Vitiligo* sieht.

Urtica (Quaddel)
Ausgelöst durch ein perivasculäres Ödem im Bereich der Dermis kommt es zur vorübergehenden Volumenzunahme und Anhebung der Hautoberfläche, die Quaddel genannt wird. Diese Quaddeln sieht man bei allergischen Reaktionen wie der *Urticaria* und sie sind häufig mit Juckreiz verbunden.

Vesicula (Bläschen)
Als Bläschen werden mit seröser Flüssigkeit gefüllte, sichtbare Hohlräume im Bereich der Epidermis bezeichnet, die bis zu 5 mm groß sind. Ab einer Größe von mehr als 5 mm spricht man von einer *Blase (Bulla)*. Bläschen können sowohl direkt unter dem Stratum corneum als auch in tieferen Epidermisschichten vorkommen bis hin zur subepidermalen Vesicula, z. B. bei *Verbrennungen*. Viele Dermatosen zeigen Bläschen als Effloreszenz. Man findet sie u. a. beim *allergischen Kontaktekzem*, bei *Herpes* und *Herpes zoster*. Werden die Bläschen durch Kratzen eröffnet, so entleert sich ihr Sekret und es entsteht in der Folge die sekundäre Effloreszenz, die *Kruste*.

Pustula (Pustel)
Pusteln sind Bläschen, die nicht mit seröser Flüssigkeit sondern mit Eiter gefüllt sind. Meistens liegen auch die Pusteln intraepidermal, es finden sich aber auch häufig Anbindungen Follikelöffnungen wie bei den Pusteln der *Akne*. Durch sekundäre Infektionen kann auch aus einem Bläschen eine Pustel entstehen, primäre infektiöse Pusteln sieht man z. B. bei der *Impetigo contagiosa*.

Papula (Knötchen)
Eine Papel ist eine Gewebehyperplasie, die aus Epithelzellen oder Ablagerungen fester Substanzen besteht. Sie ist als Knötchen über dem Hautniveau erkennbar und kann sowohl durch epidermale als auch durch dermale Hyperplasie entstehen. Ist die Papel größer als 1 cm, spricht man von einer *Nodula (Knoten)*. Sowohl Papeln als auch Knoten findet man bei einigen Formen der *Akne*, auch *Warzen* werden zu diesen Effloreszenzen gezählt.

2.2.2   Sekundäreffloreszenzen

▷ Sekundäreffloreszenzen entwickeln sich erst im weiteren Verlauf einer Hautkrankheit aus den bereits vorhandenen Primäreffloreszenzen.

Keratose
Werden die Hornschüppchen der Epidermis nicht abgestoßen und lagern sich an der Hautoberfläche fest miteinander verbacken ab, spricht man von einer Keratose. Diese Verhornungsstörung zeigt sich u. a. bei *Psoriasis*. Ein Auflagerung gut ablösbarer, locker aufeinander liegender Hornlamellen wird *Squamae (Schuppen)* genannt. Je nach Größe werden sie in fein-, mittel- und großlamellig unterschieden.

Crusta (Kruste)
Wenn Serum, Eiter oder Blut eintrocknen, entstehen Krusten. Meist sind sie die sekundäre Effloreszenz zu Bläschen oder Pusteln oder sie entstehen auf Erosionen und

anderen Gewebedefekten. Aus getrocknetem Serum entstandene Krusten sind gelblich, eitrige, häufig grünlich-gelb und aus Blut entstandene Krusten dunkelrot bis braun.

Erosion und Ulcus

Die Erosion ist ein Substanzdefekt in der Epidermis, der durch einige aber auch alle epidermalen Schichten gehen kann. Erosionen entstehen nach dem Platzen von Bläschen, Blasen oder Pusteln, wenn diese ihre epidermale Decke verloren haben, auch nach Verätzungen oder durch Hautablösung in Folge einer Hautmazeration. Ein Substanzverlust, der bis in die Dermis oder auch Subkutis reicht, ist ein Ulcus. Da Erosionen im regenerationsfreudigen Bereich der Epidermis liegen, heilen sie ohne Narbenbildung ab, ein Ulcus verheilt stets narbig.

Rhagade

Ein tiefer, bis in die Dermis reichender Einriss wird als Rhagade bezeichnet. Rhagaden sind schmerzhaft und treten häufig an den Mundwinkeln, Händen und Fingern auf. An den Händen sind sie oft die sekundäre Folge länger bestehender *Ekzeme*, wobei die vorgeschädigte Haut durch Bewegungen einreißt. Am Übergang zu Schleimhäuten und bis in Schleimhäute hineinreichende Einrisse, werden *Fissuren* genannt.

Narbe (Cicatrix)

Aus Granulationsgewebe entsteht nach der Wundheilung faserreiches, zell- und gefäßarmes Bindegewebe, das als Narbe sichtbar wird. Durch den unvollkommenen Ersatz des Substanzverlusts im betroffenen Hautbereich gehen sowohl die Hautfelderung als auch die Hautanhangsgebilde (Haare, Talg- und Schweißdrüsen) verloren. Die Epidermis ist verdünnt, im darunter liegenden Bindegewebe sind die kollagenen Fasern straff und verhärtet, elastische Fasern fehlen fast ganz. Narben können im Hautniveau liegen, atrophisch eingesunken sein oder auch als hypertrophische Narbe wulstartig das Hautniveau überragen. Eine Sonderform sind die häufig nach abgelaufener Akne entstehenden *Eispickelnarben*, die als trichterförmige Einziehungen weit in die Tiefe des Gewebes gehen können.

Keloid

Als Keloid werden bindegewebige Hyperplasien der Haut bezeichnet, die sich, anders als die hypertrophen Narben, über das ursprüngliche Krankheitsgeschehen hinaus ausdehnen. Die auch *Wulstnarbe* genannten Bindegewebswucherungen können platt oder strangförmig sein und entwickeln sich Wochen bis Monate nach Verletzungen im Bereich der Narbe. Keloidbildung ist abhängig von einer individuellen Disposition.

2.3 Anamnese und Befund

In vielen Fällen kann die Diagnose von Hautkrankheiten bereits durch sorgfältige Inspektion gestellt werden. Der nächste und wichtigste Schritt zum eigentlichen Befund und zur bestmöglichen Therapie ist aber immer die Anamnese. Ziel dieses Gesprächs ist es, Kausalitäten und Modalitäten in Erfahrung zu bringen, um über die Diagnosestellung hinaus die Hintergründe der Erkrankung aufzudecken. Gerade in der dermatologischen Praxis kann der Patient wertvolle Hinweise geben, denn er kann seine Symptome beobachten und häufig auch Zusammenhänge und auslösende Faktoren benennen.

2.3.1 Inspektion

Bei der Inspektion werden sowohl die eigentlichen Hautausschläge selbst als auch der allgemeine Hautzustand aufgenommen, der nicht selten die Grundlage für Dermatosen ist. Die folgenden Hautzustände und Besonderheiten der Effloreszenzen sind durch reine Betrachtung feststellbar:

Seborrhoe

Eine vermehrte Produktion der Talgdrüsen führt zur Überfettung der Haut und wird Seborrhoe genannt. Meistens handelt es sich hier gleichzeitig um eine dickere Haut, die im Gesicht oft vergröberte Poren und einen öligen Glanz zeigt. Auf dem Boden einer Seborrhoe entstehen Erkrankungen wie Akne, seborrhoisches Ekzem und Furunkel.

Sebostase

Produzieren die Talgdrüsen zu wenig Fett, entsteht der Zustand der Sebostase. Diese Haut sieht trocken, leicht schuppig und glanzlos aus. Dieser Hautzustand ist u. a. typisch für das atopische Ekzem und die Psoriasis.

Mazeration

An Stellen auf denen Haut auf Haut liegt, wie etwa in den Achselhöhlen und Zehenzwischenräumen, bei Adipösen in den Bauchfalten und beim Säugling im Bereich der Windel, kann es zu einer Hauterweichung durch gestaute Feuchtigkeit kommen. Dies hat eine Auflösung der oberen Hautschichten zur Folge, wodurch die Haut in ihrer Barrierefunktion geschädigt ist. Diese Mazeration begünstigt besonders die Ansiedlung von Pilzen, die zu den verschiedenen Dermatomykosen führt.

Lokalisation der Effloreszenzen

Nicht allein die Art der einzelnen Effloreszenzen führt zur Diagnose, auch ihre **Verteilung** und **Lokalisation** geben Hinweise auf die zugrunde liegende Erkrankung. So ist z. B. für die Erstmanifestation der Neurodermitis der Befall der großen Gelenkbeugen typisch und ein Herpes zoster bildet sich segmental über dem Versorgungsgebiet des entsprechenden Nerven aus. Einige Hautkrankheiten sind auf einen einzelnen, umschriebenen Bereich beschränkt, andere zeigen sich an mehreren Stellen des Körpers, manche befallen das gesamte Hautorgan. Auch die Anordnung der einzelnen Effloreszenzen ist genau zu beachten. Es gibt einzeln stehende, zu Herden konfluierende oder auch gruppiert stehende Effloreszenzen, wobei diese Verteilungsmuster hinweisgebend für die Differenzialdiagnose sein können.

2.3.2 Anamnesegespräch

Für eine anschließende ganzheitliche Behandlung ist es notwendig ein möglichst genaues Bild vom Patienten selbst und seinen Beschwerden zu erhalten, um möglichen Ursachen und Auslösern auf die Spur zu kommen. Hierbei ist es hilfreich, die folgenden Bereiche anzusprechen und abzuklären:

Persönlichkeit des Patienten

Die Persönlichkeit des Patienten selbst gibt erste Aufschlüsse über mögliche Gründe für die Erkrankung. Nicht nur Alter und Geschlecht, auch Beruf und Lebensumstände sowie Gewohnheiten können von Bedeutung sein. Gerade im Bereich der Ekzeme stehen oft berufsbedingte Umstände wie häufiger Wasserkontakt oder der Umgang mit Chemikalien in direktem Zusammenhang mit der Erkrankung. Eventuell belastende Ereignisse, eine unglückliche Partnerschaft und emotionale Probleme gehören zu den Modulationsfaktoren und sind in der Lage, eine Dermatose auszulösen oder zu unterhalten. Um hier die notwendigen Informationen zu erhalten, sollten diese oft sehr persönlichen Fragen behutsam und mit dem entsprechenden Einfühlungsvermögen gestellt werden damit der Patient bereit ist, sich dem Behandler vertrauensvoll zu öffnen.

Subjektive Beschwerden
Dermatologische Erkrankungen werden viel stärker als andere Krankheiten von subjektiven Empfindungen begleitet. Ist die Krankheit schmerzhaft, so kann auch die Art des Schmerzes wie stechend, klopfend, schneidend etc. Hinweise zur Diagnose geben. Manche Dermatosen sind von heftigem Juckreiz begleitet, der teilweise nach Kratzen in ein Brennen übergeht. Zu den subjektiven Empfindungen gehören auch Kälte- oder Hitzegefühle im betroffenen Bereich, die auf Änderungen in der Durchblutung oder entzündliche Vorgänge schließen lassen. In einigen Fällen sind die Beschwerden nicht alleine auf die Haut beschränkt und das Allgemeinbefinden wird in Mitleidenschaft gezogen. So äußern diese Patienten ein allgemeines Krankheitsgefühl, Mattigkeit oder auch eine erhöhte Reizbarkeit.

Mögliche Ursachen
Manchmal kann der Patient selbst ursächliche Zusammenhänge nennen, manchmal müssen sie in mühsamer „kriminalistischer" Arbeit herausgefunden werden. An diesem Punkt der Anamnese werden mögliche **Modulationsfaktoren** gesucht, wie etwa hormonelle Umstellungen durch Schwangerschaft und Geburt, besondere Belastungen, Impfungen sowie alle bei den Modulationsfaktoren besprochenen potentiellen Auslöser. Hinzu kommen besondere klimatische Umstände, etwa Auslandsreisen oder auch allergene Einwirkungen. Auch die Möglichkeit einer Infektion sollte bei Vorliegen der entsprechenden Effloreszenzen in Betracht gezogen und ihre Quelle gesucht werden.

Krankheitsverlauf
Zunächst ist der Zeitpunkt, zu dem die Krankheit **begonnen** hat von Bedeutung. Manche Patienten erinnern sich an Besonderheiten im Zusammenhang mit den ersten Anzeichen ihrer Erkrankung, wie etwa eine Trennung vom Partner, einen Urlaub in südlichen Ländern oder auch eine Impfung. Außer diesen zum Krankheitsbeginn in Bezug stehenden Umständen und Einflüssen, ist der **zeitliche Verlauf** von Bedeutung. Zu unterscheiden sind akute Erkrankungen, die plötzlich aufgetreten sind und keine Beziehung zur Konstitution des Patienten haben, von chronischen oder chronisch-rezidivierenden Dermatosen. Über lange Zeit bestehende oder in Abständen immer wieder auftretende Hauterscheinungen haben immer eine entsprechende Disposition als Grundlage und sollten daher ganzheitlich und konstitutionell behandelt werden. Manche Krankheiten werden in ihrem Verlauf von jahreszeitlichen oder klimatischen Faktoren beeinflusst. So zeigen einige einen Erkrankungsgipfel im Frühjahr oder Sommer, andere treten verstärkt in den Wintermonaten auf.

Begleitsymptome
Manche Hautkrankheiten stehen in Zusammenhang mit Erkrankungen anderer Organe oder Organsysteme und zeigen neben der eigentlichen Hautsymptomatik auch Beschwerden in anderen Bereichen. Bei Patienten mit endogenen Ekzemen sind häufig gleichzeitig oder in der Vorgeschichte Erkrankungen des **allergischen Formenkreises** wie Heuschnupfen, Asthma bronchiale oder andere Allergien zu finden. Auch **gastrointestinale Beschwerden** wie Meteorismus, Obstipation und Diarrhoen können auf die Ursache einer Hautkrankheit hinweisen.

Familienanamnese
Da chronische und chronisch-rezidivierende Hautkrankheiten immer auf einer entsprechenden Disposition basieren, sind Fragen nach **Erkrankungen in der Familie** und damit einer eventuellen genetischen Prägung wichtig. Besonders bei Krankheiten wie Neurodermitis und Psoriasis finden sich in der Regel auch bei anderen Familienmitgliedern Erkrankungen aus dem atopischen Formenkreis.

2.4 Der dermatologische Patient

Der dermatologische Patient nimmt eine besondere Stellung unter den Patienten ein, denn Hautprobleme sind zum einen eng mit dem Seelenzustand verbunden, zum anderen können sie vom Patienten selbst genau beobachtet werden. Aus diesen Gründen stellen dermatologische Patienten auch an den Behandler besondere Anforderungen. Krankheiten, die sich auf der Haut manifestieren sind besonders belastend, denn sie sind sichtbar. Abgesehen von akuten Hautproblemen wie Verletzungen oder Folgen von Insektenstichen sind dermatologische Krankheiten oft chronisch oder chronisch-rezidivierend und sind deshalb für den Patienten oft viele Jahre lang ein unliebsamer Begleiter. Meistens finden diese Patienten den Weg zum Heilpraktiker erst, wenn über einen langen Zeitraum die verschiedensten Behandlungen versucht wurden und dennoch keine dauerhafte Besserung oder Heilung eingetreten ist. Sie kommen mit einer Mischung aus Resignation und Hoffnung auf den „letzten Versuch" und sind zunächst nicht wirklich davon überzeugt, dass ganzheitliche, naturheilkundliche Methoden mehr bewirken sollen als Antibiotika, Cortison und andere „richtige Medizin". In ihrer Verzweiflung sind sie aber bereit, auch diesen Weg noch einzuschlagen, wenn auch teilweise mit höchster Skepsis.

Die psychische Belastung der für andere sichtbaren Erkrankung führt oft zu einer deutlichen **Einschränkung der Lebensqualität**, da Hautsymptome als ein Makel empfunden werden. Junge Mädchen mit Neurodermitis trauen sich nicht ins Schwimmbad zu gehen und tragen selbst im Hochsommer ein Tuch um den ekzembefallenen Hals, Akne-Patienten fühlen sich wie Aussätzige und sind schwer in ihrem Selbstwertgefühl gestört. Selbst eine Nagelmykose oder ein Lippen-Herpes können dazu führen, dass der Betroffene sich einfach hässlich findet und soziale Ausgrenzung fürchtet.

Auch die nicht sichtbaren Symptome können dermatologische Patienten an die Grenze ihrer Belastbarkeit bringen. Ein quälender Juckreiz, der in der Bettwärme den Schlaf stört oder der monatelang anhaltende neuralgische Schmerz eines Herpes zoster machen aus manchem ansonsten friedlichen Menschen ein Nervenbündel.

Der Teufelskreis aus Hautsymptomen und seelischem Stress unterhält sich gegenseitig und ist nur zu durchbrechen, wenn in der Behandlung außer den körperlichen auch die psychischen Symptome und Auswirkungen berücksichtigt werden. Es ist nicht hilfreich, den vom Patienten erlebten Leidensdruck als unnötig abzutun oder seine Krankheit als an sich doch harmlos zu bagatellisieren. Vielmehr benötigt der dermatologische Patient in ganz besonderem Maße das einfühlende Verständnis, das in der Psychologie *Empathie* genannt wird. Nur wenn der Patient spürt, dass sein Therapeut weiß wie er sich fühlt und seine Krankheit empfindet, wird er zu ihm die für den Behandlungserfolg notwendige Vertrauensbasis aufbauen können. Diese ist für eine **tragfähige Compliance** unverzichtbar, denn das Führen eines dermatologischen Falles in einer ganzheitlichen Behandlung ist auf die Mitarbeit des Patienten angewiesen.

Nicht selten kommt es im Laufe der Behandlung zu Situationen, in denen sowohl der Patient als auch der Behandler selbst an die Grenzen ihrer Belastbarkeit stoßen. So sehen z. B. Erstreaktionen manchmal zunächst so aus als habe sich der Zustand verschlimmert, da sich Reinigungs- und Aktivierungsprozesse nicht selten als Verstärkung der Symptomatik äußern. Hier muss der Patient von seinem Therapeuten ein Stück weit „getragen" werden, was sichere Kompetenz und gute Nerven verlangt.

▷ Gelingt es, den Patienten in den Behandlungsverlauf mit einzubeziehen und gemeinsam den Weg zur Heilung zu gehen, so sind dermatologische Patienten oft die dankbarsten. Kaum ein Patient ist so glücklich wie der dermatologische, wenn er endlich von seinem störenden Makel befreit ist.

II Dermatologische Krankheitsbilder

Die hier vorgestellten Krankheitsbilder stellen eine Auswahl aus dem großen Gebiet der Dermatologie dar. Diese Auswahl wurde unter zwei Gesichtspunkten getroffen: Zum einen enthält sie die Krankheiten, die für die Naturheilpraxis relevant und mit ganzheitlichen Methoden aus der Naturheilkunde erfolgreich behandelbar sind. Zum anderen muss der Heilpraktiker aber auch in der Lage sein Krankheiten zu erkennen, die er nicht behandeln darf, die einer weiteren Diagnostik zugeführt oder in chirurgische Hände übergeben werden müssen. Um hier verantwortungsvoll handeln zu können werden auch die Krankheiten besprochen, die nicht in den Kompetenzbereich der Naturheilpraxis fallen.

1. Grundlagen

Zum Verständnis der speziellen Krankheitsbilder sind einige Grundlagenkenntnisse nötig, die in der Nomenklatur immer wieder erscheinen. In manchen Fällen sind die Klassifizierungen unklar oder es gibt mehrere Namen für die gleiche Erscheinung. Die folgenden ausgewählten Formenkreise dermatologischer Erkrankungen sollen helfen, die einzelnen Krankheitsbilder einordnen und erkennen zu können.

1.1 Ekzeme

Der Begriff Ekzem kommt aus der griechischen Medizin und wurde schon vor über 2000 Jahren geprägt. Wörtlich übersetzt bedeutet er „aufwallen" oder „aufkochen". Als Ekzem werden alle Dermatosen bezeichnet, die entzündlich aber nicht infektiös sind. Häufig wird in der Literatur auch der Begriff *Dermatitis* synonym verwendet. Ekzeme haben festgelegte Charakteristika:

- Die Erkrankung ist auf die Haut beschränkt und geht immer mit einer *Schädigung des Epithelgewebes* einher. Diese Schädigung kann sich in Form verschiedenster Effloreszenzen zeigen wie Bläschen, Erosionen, Schuppen und Krusten.
- Da die Dermis nicht betroffen ist, heilen Ekzeme *ohne Narbenbildung* ab. Es entstehen nach überstandener Krankheit keine Restdefekte.
- Zur Entstehung eines Ekzems können sowohl endogene als auch eine Mischung von *endogenen* und *exogenen Faktoren* führen. Eine rein exogen ausgelöste Ekzemreaktion ist z. B. das allergische Kontaktekzem, eine Mischform aus beiden Faktoren ist Grundlage für das atopische Ekzem.
- Ekzeme können nur bei *vorhandener Überempfindlichkeit* entstehen. Diese Disposition kann angeboren oder auch im Laufe des Lebens durch äußere Einflüsse erworben sein.
- Da die Disposition Grundlage der Ekzembildung ist, verlaufen Ekzemkrankheiten meistens *chronisch* oder *chronisch-rezidivierend* in Form von akuten Schüben nach symptomfreien Intervallen. Je nach Verlauf der Ekzemkrankheit spricht man auch von akuter, subakuter oder chronischer Dermatitis.

Ekzeme können sich in unterschiedlichster Gestalt präsentieren, sind aber fast immer mit heftigem Juckreiz verbunden. Nach ihrer Ätiologie werden sie in die folgenden Hauptgruppen unterteilt:

- Kontaktekzem
  - → Irritatives Kontaktekzem
  - → Allergisches Kontaktekzem

- Atopisches Ekzem

- Seborrhoisches Ekzem
  Die Ekzemgruppe in ihren verschiedenen Formen stellt heute den größten Pool dermatologischer Erkrankungen. Da sowohl die Belastungen durch die Umwelt als auch allergische Reaktionen zunehmen, sind Ekzemerkrankungen in der Praxis häufig anzutreffen.

1.2   Exantheme

Auch die Exantheme gehören zur großen Gruppe der entzündlichen Hautveränderungen und auch dieser Begriff kommt aus dem Griechischen und bedeutet „aufblühen". Gemeinsam sind dieser Gruppe die folgenden Merkmale:

- Exantheme zeigen sich zwar auf der Haut, können aber andere Organe mit einbeziehen oder gehören mit ihren Effloreszenzen zur Symptomatik anderer Grundkrankheiten, wie etwa das Masern-Exanthem.
- Die Exanthem-Reaktion spielt sich hauptsächlich am *Gefäßbindegewebe* ab in Form von Hyperämien und Ödemen. Daher sind die typischen Effloreszenzen *Erytheme*, *Quaddeln* und *papulöse Infiltrate.*
- Wie die Ekzeme heilen auch Exantheme in den meisten Fällen ohne Narbenbildung ab.
- Alle Exantheme zeigen einen bestimmten *zeitlichen Ablauf* mit Beginn, Höhepunkt und Ende.

Die häufigsten Vertreter der Exanthem-Gruppe sind
- *Urticaria*
- *Arzneimittelexanthem*
- Exantheme im Rahmen von *Kinderkrankheiten* wie Masern, Röteln, Scharlach.

Treten Exantheme an Schleimhäuten auf, werden sie *Enanthem* genannt.

1.3   Allergie

Viele Hautkrankheiten basieren auf einer allergischen Reaktion, daher ist zum Verständnis dieser Erkrankungen die Kenntnis der zur Allergie führenden Mechanismen unverzichtbar. Definiert ist die Allergie als eine

▶ spezifische Reaktion des Immunsystems auf eine körperfremde, eigentlich unschädliche Substanz, die als **Allergen** (Antigen) erkannt wird.
Daraus ergibt sich, dass im Falle einer Allergie der Organismus auf eine völlig harmlose Substanz mit einer ebenso heftigen Immunantwort reagiert wie auf einen bedrohlichen Feind. Aus dieser Definition ergibt sich auch, dass jeder körperfremde Stoff aus der belebten und unbelebten Materie ein potentielles Antigen sein kann. Diese Allergene können sowohl über den Respirationstrakt, als auch mit der Nahrung über das gastroenterale System oder auch über Haut und Schleimhäute in den Organismus gelangen. Sind sie mit dem Organismus in Kontakt gekommen, laufen im Körper die folgenden Reaktionen ab:

- beim ersten Kontakt mit einer Substanz, die der Organismus als Allergen und damit als feindlich einschätzt, werden von den B-Lymphozyten und den Plasmazellen Antikörper auf dieses Allergen gebildet, die zur Fraktion der *IgE-Antikörper* gehören. Diese Phase, in der die Antikörper gebildet werden und die dadurch zur Sensibilisierung des Organismus führt, dauert mindestens 5 Tage, manchmal auch bis zu mehreren Jahren.

● Nach abgeschlossener Antikörperbildung lagern sich die IgE-Antikörper an den Mastzellen an, wodurch diese nun sensibilisiert und bei jedem weiteren Allergenkontakt reaktionsbereit sind.

● Beim zweiten und jedem darauf folgenden Kontakt mit der inzwischen zum Allergen gewordenen Substanz schütten die Mastzellen Histamin und andere Mediatoren aus, was zu den typischen allergischen Symptomen führt. Diese zeigen sich in Dillatation der Kapillaren mit Rötung, Schwellung, Entzündungsreaktionen und Juckreiz.
Nicht jede Allergie zeigt die gleiche Reaktionszeit zwischen dem Kontakt mit dem Allergen und dem Ausbrechen der Symptome. An dieser Reaktionszeit orientiert sich die Klassifizierung der Allergien nach *Coombs* und *Gell*, innerhalb derer **besonders zwei Reaktionstypen** für die dermatologische Naturheilpraxis relevant sind:

▶ **Typ I, allergische Reaktion vom Soforttyp**
Dieser Reaktionstyp wird auch *anaphylaktischer Typ* genannt. Die allergischen Symptome brechen bei diesem Typ *innerhalb von Sekunden bis wenigen Minuten* aus und können lebensbedrohliche Ausmaße annehmen. Zum Typ I gehört der anaphylaktische Schock, der als **Notfall** zu behandeln ist, aber auch Erkrankungen wie das *allergische Asthma bronchiale*, die *allergische Rhino-Konjunktivitis* und die *Urticaria*.

▶ **Typ IV, verzögerter Reaktionstyp**
Erst nach *12 bis 72 Stunden* setzen bei diesem Typ die allergischen Reaktionen ein. Die Reaktionszeit ist deshalb so lang, weil sie nicht durch die Immunglobuline direkt sondern erst durch die *Einwanderung sensibilisierter T-Lymphozyten* in das Kontaktgebiet hervorgerufen wird. Daher wird diese Reaktion auch *zellvermittelte Reaktion* genannt. Zu den allergischen Erkrankungen vom Reaktionstyp IV zählen u. a. das allergische Kontaktekzem und das Arzneimittel-Exanthem.
Jeder Allergie liegt eine **entsprechende Disposition** zu Grunde, die sich durch Modulationsfaktoren manifestiert. Daraus erklärt sich die Tatsache, dass Blütenpollen, Katzenhaare oder ein nickelhaltiger Ohrring bei einigen Menschen zum krankmachenden Agens werden und gleichzeitig bei vielen anderen Menschen keinerlei Symptome hervorrufen können.

1.4 Entzündung

Häufig finden sich bei dermatologischen Erkrankungen entzündliche Reaktionen, wobei als Entzündung

▶ die Reaktion des Organismus auf Reize mit dem Ziel, das auslösende Agens und seine Folgen zu beseitigen definiert ist.
Entzündungen finden immer in einem umschriebenen Gebiet statt, eine Entzündung des gesamten Organismus ist nicht möglich. Das die Entzündung auslösende Agens und damit die Ursachen für eine Entzündung können sehr vielfältig sein. An erster Stelle stehen die *Mikroorganismen* wie Viren, Bakterien, Pilze und Parasiten. Auch alle *Allergene* können zu Entzündungsreaktionen führen ebenso wie eingedrungene *Fremdkörper*. Zu den *physikalischen*, entzündungsauslösenden Reizen zählen Temperatureinflüsse, Strahlung und mechanische Schädigung, bei den *chemischen Reizen* sind es vor allem Säuren, Basen und Toxine. Entzündliche Reaktionen laufen unabhängig vom schädigenden Agens immer gleich ab und sind vor allem im Bindegewebe der Dermis und seinen Blutgefäßen lokalisiert. Die nach anfänglicher, durch Adrenalinwirkung

verursachten Gefäßverengung der Arteriolen folgenden Mechanismen, lösen die **klassischen Entzündungszeichen** aus:

❶ *Rubor (Röte)*
Durch die anschließende Ausschüttung von Histamin kommt es zur Erweiterung der Blutgefäße mit erhöhter Permeabilität

❷ *Calor (Wärme)*
Durch eine erhöhte Stoffwechselaktivität im geschädigten Gebiet entsteht vermehrte Wärmebildung

❸ *Tumor (Schwellung)*
In Folge der erhöhten Permeabilität der Gefäßwände tritt eiweißreiche Flüssigkeit ins Gewebe über und verursacht hier eine Schwellung

❹ *Dolor (Schmerz)*
Es entsteht eine erhöhte Gewebespannung, die zusammen mit Entzündungsprodukten wie Bradykinin schmerzauslösend wirkt

❺ *Functio laesa (Funktionsstörung)*
Als Folge der im Gewebe ablaufende Vorgänge kann eine deutliche Einschränkung der Funktion im betroffenen Gebiet entstehen.

Außer diesen, die Entzündungszeichen hervorrufenden Mechanismen, kommt es auch zu einer gesteigerten Bildung von Granulozyten, die zusammen mit den Monozyten durch die Gefäßwände auswandern, um sowohl das schädliche Agens als auch dadurch bereits geschädigte Zellen durch Phagozytose zu beseitigen. Gleichzeitig finden **Immunreaktionen** statt, die zur Bildung spezifischer Antikörper gegen den Entzündungsreiz führen.

2. Neurodermitis

Bereits jedes zehnte deutsche Schulkind leidet an Neurodermitis und die Inzidenz ist von Jahr zu Jahr steigend. Trotz der hohen Verbreitung besteht immer noch Verwirrung in Bezug auf diese zu den Ekzemkrankheiten gehörende Dermatose, was sich alleine schon in der Vielzahl ihrer Namen äußert. Die Begriffe *endogenes Ekzem, atopische Dermatitis* und *Neurodermitis atopica* werden synonym verwendet und bezeichnen genauso wie der *Milchschorf* im Säuglingsalter die gleiche Erkrankung.

Definition

Laut schulmedizinischer Fachliteratur ist die Neurodermitis auch heute noch nicht exakt definierbar und wird als *multifaktorielles Geschehen* angesehen. Kennzeichnend ist das in seinem Verlauf chronische oder chronisch-rezidivierende Ekzem mit starkem Juckreiz, bedingt durch eine IgE-vermittelte Überempfindlichkeitsreaktion vom Soforttyp.

Ätiologie und Pathogenese

Entscheidend für die Ausprägung des Krankheitsbildes Neurodermitis sind eine **genetische Disposition** und auslösende **endogene** oder **exogene Faktoren**.

Disposition
Zugrunde liegt eine Disposition die polygen, das heißt durch das Zusammenwirken mehrerer Gene vererbt wird. Diese genetische Kombination prägt einen **Konstitutionstyp**, der als *Atopiker* bezeichnet wird. Das Wort Atopie kommt aus dem Griechischen und bedeutet wörtlich übersetzt „seltsam, merkwürdig, verrückt". Dieser Konstitutionstyp ist gekennzeichnet durch das gehäufte Auftreten von

- allergischer Rhino-Konjunktivitis
- Neurodermitis
- Allergischem Asthma bronchiale
Auch rein äußerlich gibt es Merkmale, die auf eine athopische Konstitution hinweisen. So zeigen fast alle Atopiker eines oder mehrere der folgenden Zeichen:
- weißer Dermographismus
- doppelte Unterlidfalte
- seitlich gelichtete Augenbrauen
- Sebostase

Modulation
Bei vorhandener Disposition sind zur Ausprägung der manifesten Erkrankung endogene oder exogene Faktoren notwendig. Diese wirken auf dem Boden der Disposition wie eine Initialzündung und führen zur Entwicklung der klinischen Neurodermitis. Bei den endogenen Faktoren spielen besonders die psycho-vegetativen Belastungen wie Stress, Kummer und andere seelische Probleme eine große Rolle. Bei kaum einer Hautkrankheit wird der Zusammenhang von Haut und Psyche so deutlich wie bei der Neurodermitis. Auch hormonelle Schwankungen wie in der Pubertät, Schwangerschaft und nach Geburten führen nicht selten zu einem neuen Schub und lassen das Ekzem wieder aufflammen. Bei Kindern ist manchmal eine Impfung der Auslöser für die erste Manifestation. Offensichtlich ist hier die Belastung des Immunsystems durch Impfungen der auslösende Faktor. Zu den von außen Einfluss nehmenden Faktoren zählen in erster Linie Umweltallergene und bestimmte Nahrungsmittel, die als Allergen wirken können.

Klinische Symptomatik

Das klinische Bild der Neurodermitis ist ausgesprochen bunt und individuell sehr unterschiedlich. Es können sich *fast alle Effloreszenzen* wie Erytheme, Bläschen, Pusteln auch Schuppen, Schorfe und Rhaghaden zeigen. Der Verlauf ist *stadienhaft* und *lebensalterbezogen*.

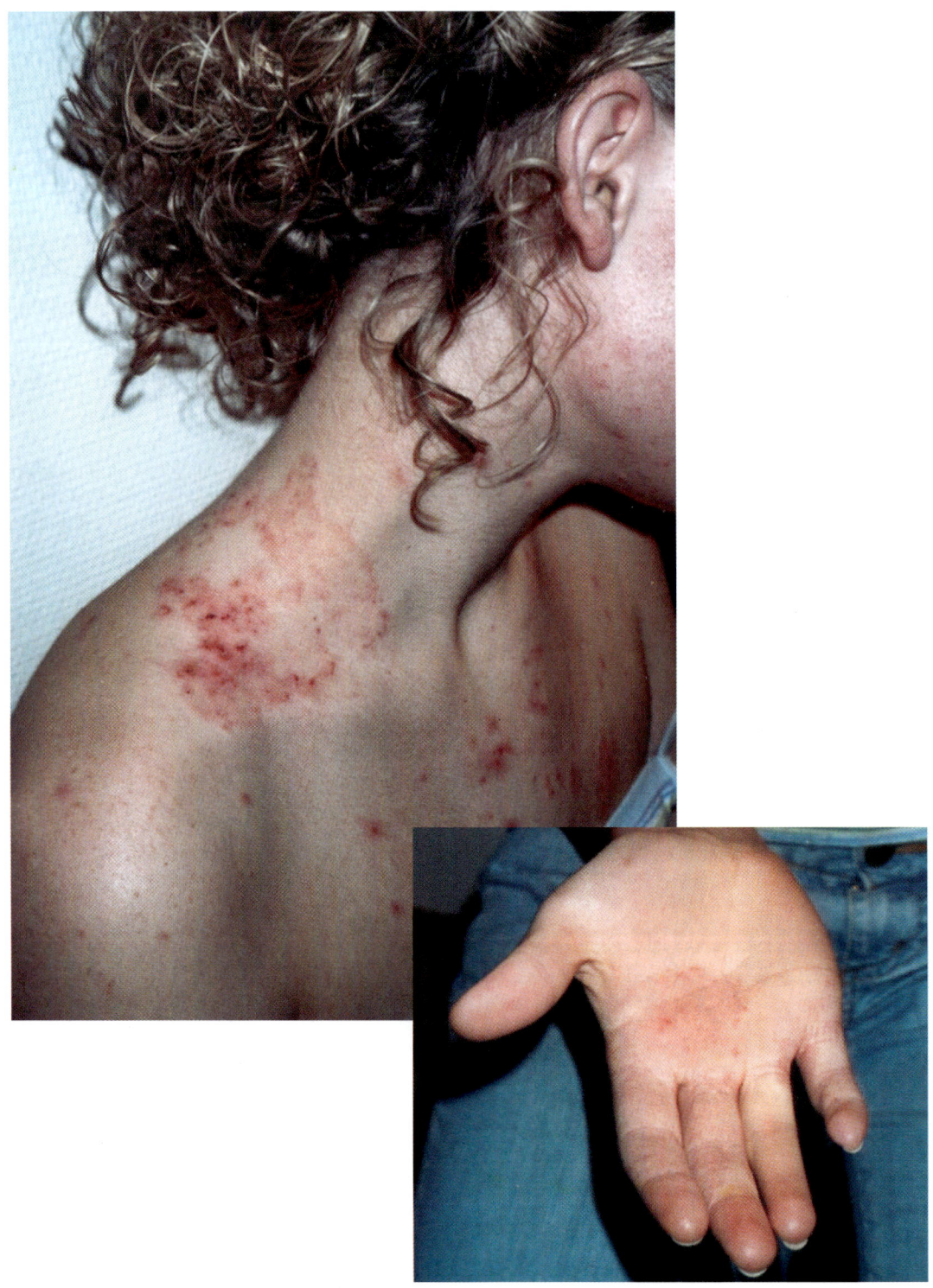

Abb. **5a + b** Neurodermitis-Symptome

Die erste Manifestation als *Milchschorf* ist ab dem 3. Lebensmonat möglich. Hierbei zeigen die Säuglinge trocken-schuppige aber auch nässende und später verkrustende Hautveränderungen auf erythematösem Grund im Gesicht und auf dem behaarten Kopf. In 50 % der Fälle kann es in diesem Stadium zu Spontanremissionen kommen. Mit zunehmendem Alter ist das Ekzem typischerweise *in den großen Gelenkbeugen* der Knie und Ellenbeugen lokalisiert, später auch häufig am Hals, wobei es immer von starkem *Juckreiz* begleitet ist. Etwa ab der Pubertät ist die Ekzembildung auch an jeder anderen Körperstelle möglich, wobei in vielen Fällen im Erwachsenenalter Hände und Finger befallen sind.

Nach langjährigem Verlauf kommt es zur *Lichenifizierung*, einer Verdickung der Haut mit Vergröberung der Hautfelderung und pergamentartigem Glanz. Auch außerhalb eines Schubs ist die Haut des Neurodermitikers trocken. Hierfür verantwortlich ist ein Enzymdefekt, der zu transepidermalem Wasserverlust führt.

Diagnose

Da es bis heute keine exakte Definition gibt, wird auch nur von sogenannten *Diagnose-kriterien* gesprochen, die in Haupt- und Nebenkriterien unterteilt sind. Als *Hauptkriterien* werden bezeichnet:

- Juckreiz
- Ekzemartige Hauterscheinungen
- Chronischer Verlauf
- Familienanamnese

Als *Nebenkriterien* kommen hinzu:

- trockene Haut
- allergische Reaktionen vom Soforttyp im Hauttest
- erhöhte IgE-Werte
- atopische Zeichen

Therapie

Schulmedizin

Schulmedizinisch gilt die Neurodermitis als behandelbar aber nicht heilbar. Alle Maß-nahmen sind daher symptomatisch und palliativ. Zur innerlichen Anwendung kommen zur Juckreizlinderung *Antihistaminika*, teilweise auch leichte *Sedativa* zur Stabilisie-rung der psychischen Situation, im akuten Schub auch *nichtsteroidale Antiphlogistika* und *Glucokortikoide* zur Eindämmung überschießender Entzündungsreaktionen. Äu-ßerlich wird versucht, mit *fettenden Salben* der Austrocknung entgegenzuwirken und durch lokal wirksame *antiphlogistische* und *kortikoidhaltige* Präparate Juckreiz und Entzündung in Schach zu halten.

Naturheilkunde

Bei symptomatischer Behandlung der Neurodermitis verschwinden zwar vorüberge-hend Juckreiz und Ekzem, es findet aber häufig durch die Unterdrückung der Haut-symptomatik eine Verschiebung in tiefere Schichten des atopischen Krankheitsbildes statt: Das Ekzem wird jetzt ersetzt durch Heuschnupfen oder allergisches Asthma bronchiale. Damit ist der Patient – auch wenn die Hauterscheinungen verschwunden sind – nicht geheilt, er ist sogar kränker geworden.

- In der Behandlung sollten daher nicht so sehr die Hautsymptome im Vordergrund stehen, vielmehr sollte das Augenmerk auf den Modulationsfaktoren und einer Stärkung des Immunsystems liegen. Je nach auslösenden Faktoren gehören *hormo-nelle Regulation* und *Symbioselenkung* zur Basistherapie, eine generelle Stärkung der individuellen Konstitution kann mit *Klassischer Homöopathie* erreicht werden.

- In allen Fällen ist es empfehlenswert, das mit seinen überschießenden Reaktionen aus dem Gleichgewicht geratene Immunsystem durch *Immunmodulation* mit Thymuspräparaten oder auch einer *Auto-Sanguis-Therapie* zu regulieren. Da dem Neurodermitiker das Enzym Delta-6-Desaturase fehlt, kann er die mit der Nahrung aufgenommene Linolsäure nicht in Gamma-Linolensäure umwandeln. Gamma-Linolensäure steht am Anfang weiterer Umwandlungsprozesse, deren Endprodukt vor epidermalem Wasserverlust und damit einem Austrocknen der Haut schützt.

- Es ist daher sinnvoll, *Gamma-Linolensäure* als Nahrungsergänzung in Kapselform zuzuführen.

- Eventuelle psychische Belastungen und vegetative Störungen können sehr gut mit dem individuell angezeigten homöopathischen Mittel ausgeglichen werden.

- Ebenso beeinflussen *Entspannungstechniken* wie *Autogenes Training*, *Yoga* und *Mentaltraining* den Behandlungserfolg positiv.

- Zur äußerlichen, juckreizlindernden Anwendung können Umschläge mit *schwarzem Tee* oder *Heilerde* gemacht werden oder bei nässenden, juckenden Ekzemen *Kartoffelmehl als Puder* aufgetragen werden. Diese äußerlichen Maßnahmen wirken nicht unterdrückend, erleichtern aber dem Patienten die Zeit bis zum Greifen der Basistherapie. In manchen Fällen bringen auch Bäder in *Meersalz* oder *Schmelzflocken* Linderung.

- Besonders wichtig ist beim Neurodermitiker auch die richtige Hautpflege. **Nicht empfehlenswert** sind **fettreiche Salbengrundlagen**, besonders wenn sie mineralische Öle enthalten. Durch das Versiegeln der Haut mit Fett entsteht eine feuchte Kammer, ganz ähnlich wie beim Tragen eines Gummihandschuhs. Dabei wird der Haut eigene Feuchtigkeit entzogen, was den negativen Effekt zusätzlicher Austrocknung hat und beim Patienten das Bedürfnis nach noch mehr Einfetten hervorruft. Besser geeignet sind Lotionen und Gels auf der Basis von *Aloe vera* oder hydrophilen Ölen wie *Jojobaöl*.

- Zu **achten** ist auch auf in den Cremes eventuell enthaltene Emulgatoren, Konservierungs- und Duftstoffe, die sehr oft nicht vertragen werden und geradezu als Modulationsfaktor wirken können.

- Bei der Reinigung sollten alle aggressiven Seifen und Duschgele vermieden werden, ebenso alkoholhaltige Präparate, die den pH-Wert des Hydrolipidfilms zerstören und damit die bereits geschädigte Haut noch weiter belasten.

3. Psoriasis vulgaris

3–5 % der Bevölkerung in Europa leiden an Psoriasis, damit ist die Schuppenflechte eine der häufigsten und bedeutsamsten Hauterkrankungen. Ihr Name leitet sich vom griechischen Wort Psora = Krätze ab und sie war als Krankheit bereits im Mittelalter bekannt. Sie gehört wie die Neurodermitis zu den chronischen Dermatosen, die für die Betroffenen häufig lebenslang eine hohe psycho-soziale Belastung darstellen.

Definition

Die Psoriasis ist eine primär entzündliche Dermatose mit Verhornungsstörung und scharf begrenzten entzündlich geröteten Herden unterschiedlicher Konfiguration mit charakteristisch silbrig-glänzender Schuppung. Die Krankheit verläuft chronisch mit akut exanthematischen Schüben und entsteht auf der Basis einer vererbten Disposition. Die Psoriasis vulgaris kann außer der Haut auch die Nägel befallen und mit einer Arthropathie verbunden sein.

Ätiologie und Pathogenese

Die genetische Anlage führt zu einer Hyperproliferation der Epidermis, bei der es zu einer überstürzten Keratozyten-Wanderzeit kommt. Dauert es beim Gesunden etwa 28 Tage bis die in der Basalschicht der Epidermis gebildete Zelle bis zur Hornschicht gewandert ist und abgestoßen wird, erreichen die Keratozyten bei der Psoriasis die Hornschicht bereits nach 4 Tagen. Dies führt zu einer extremen Hyperkeratose. Zusätzlich entsteht in der oberen Schicht der Dermis eine Entzündungsreaktion mit Hyperplasie der Blutgefäße und entzündlichen Infiltraten aus Makrophagen und T-Lymphozyten.

Abb. **6**
a) Psoriasis vulgaris mit scharf begrenzten erythematosquamösen Herden

b) psoriatischer Herd nach therapeutischer Entfernung der Schuppen.

(Aus: Schumacher: Biophysikalische Therapie der Allergien. 3. A. Sonntag, Stuttgart 1998)

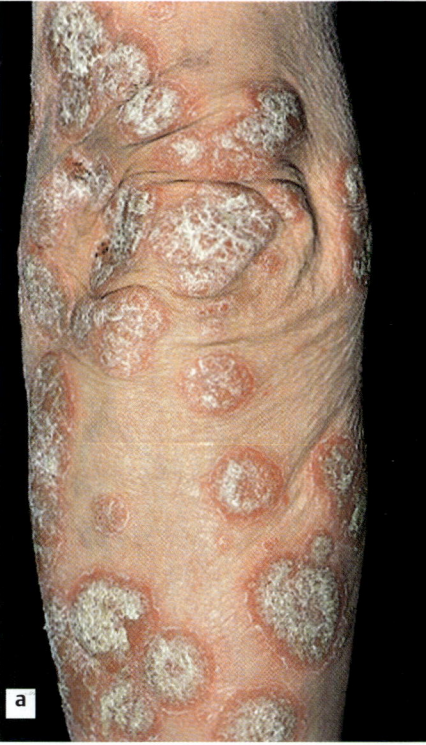
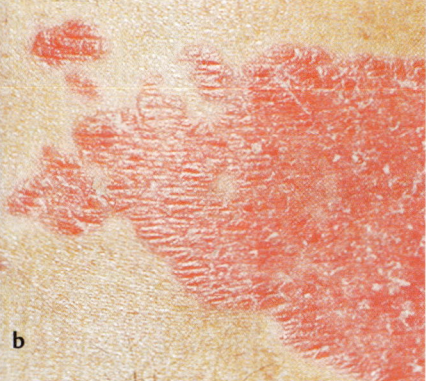

Disposition

Die genetische Disposition gilt aus der Zwillingsforschung und statistischen Auswertungen von familiären Häufungen als gesichert. Psoriasis-Patienten zeigen auch ein signifikant vermehrtes Vorkommen der HLA-Antigene. Die Vererbung geschieht polygen, wobei die Wahrscheinlichkeit für ein Kind mit einem erkrankten Elternteil bei 20 % liegt, selbst zu erkranken. Es scheint auch eine Disposition zur Erkrankung in Bezug auf das Alter zu geben, der Erkrankungsgipfel liegt hier bei Jugendlichen und jungen Erwachsenen. Erstmanifestationen im höheren Alter sind zwar möglich, aber eher selten.

Modulation

Bei vorhandener Disposition, der sogenannten *psoriatischen Diathese*, kann die klinische Manifestation durch viele endogene und exogene Faktoren provoziert werden. Zu den exogenen auslösenden Faktoren gehören *physikalische Reize* wie Reibung, Druck, Verletzungen und Bestrahlung. Es kann auch eine Intoleranz gegenüber *Kosmetika* und anderen äußerlichen chemischen Reizen geben.

Ein wichtiger endogener Provokationsfaktor sind *Infektionskrankheiten*, besonders Streptokokken-Infektionen wie Tonsillitis oder auch eine Grippe. Häufig finden sich Erstmanifestationen nach akuten Infektionskrankheiten der oberen Luftwege oder nach *Impfungen.* Auch *Schwangerschaften* und Entbindungen können eine latente Psoriasis aktivieren ebenso wie *Stress* und andere *psychische Belastungen*. Manche Patienten reagieren auch auf bestimmte *Arzneimittel, Diäten* und *Alkohol* mit einem Ausbruch des Ekzems.

Genau so wie die Psoriasis provoziert werden kann, kann sie auch gehemmt werden. Hemmend wirken in vielen Fällen *klimatische* und *jahreszeitliche Faktoren*. Einige Patienten erleben eine Remission der Hauterscheinungen im Sommer, allgemein nach Sonnenbestrahlung oder auch durch einen Aufenthalt am Meer. Bei Frauen gibt es nicht selten völlige Beschwerdefreiheit während einer Schwangerschaft.

Klinische Symptomatik

Größe, Konfiguration und Ausbreitung der Herde sind von Patient zu Patient sehr unterschiedlich, die Grundeffloreszenz ist jedoch immer gleich. Die Herde beginnen immer mit einem kleinen, *entzündlich geröteten Fleck*, der *scharf begrenzt* und sehr bald von *silbrigen Schuppen* bedeckt ist. Durch Herdwachstum und *Konfluieren mehrerer Herde* entstehen großflächige, teilweise girlandenförmige Strukturen mit einem Durchmesser von bis zu 20 cm. Diese Hautveränderungen können über den ganzen Körper verteilt sein oder nur an einzelnen Stellen auftreten. Bevorzugte Stellen sind die *Streckseiten der Extremitäten*, die *Sakralregion* und der *behaarte Kopf*. Auch an *intertriginösen Bezirken* wie Achselhöhlen, Leisten, Perianalregion und zwischen den Fingern kann es häufig zu psoriatischen Erscheinungen kommen. Bei nur etwa 5 % der Erkrankten sind die Beugeseiten der Extremitäten befallen, man spricht dann von *Psoriasis inversa*. Die Hauterscheinungen der Psoriasis sind im Gegensatz zur Neurodermitis selten mit Juckreiz verbunden. Etwa 50 % der Psoriasis-Patienten haben eine *Nagelpsoriasis*, die sowohl Nagelmatrix als auch Nagelbett befallen und zur vollständigen Zerstörung der Nagelplatte führen kann.

Diagnose

Die Diagnose ergibt sich aus dem klinischen Bild, der Familienanamnese sowie besonders aus den *Psoriasisphänomenen*, die an jedem einzelnen Herd nachgewiesen werden können

● *Kerzenphänomen*

Wenn man vorsichtig – etwa mit einem Spatel – die silbrigen Schuppen von einem Psoriasisherd abkratzt, fallen sie wie talgartige Blättchen ab. Diese Blättchen sehen wie von einer Kerze abgeschabt aus.

- *Phänomen des letzten Häutchens*
  Kratzt man nachdem die Schuppen abgefallen sind weiter, erscheint anschließend ein feuchtes, zusammenhängendes Häutchen, die unterste Epidermisschicht.
- *Phänomen des blutigen Taus*
  Wird auch dieses letzte Häutchen entfernt, kommen punktförmige Blutungen zum Vorschein als Zeichen einer Läsion der Kapillaren.
  Außer den vorgenannten Phänomenen wird auch die Tatsache der Provozierbarkeit psoriatischer Erscheinungen zur Diagnosestellung herangezogen. Dieses Phänomen heißt *Koebner-Phänomen* und kann z. B. durch das Abziehen eines auf die Haut geklebten Tesafilms ausgelöst werden.

Therapie

Schulmedizin
Die schulmedizinische Behandlung besteht aus einer Hemmung der Hyperproliferation und Beeinflussung der Entzündungsreaktionen. Hierzu werden **keratolytische Externa**, oft salizylsäurehaltig, oder die das Zellwachstum hemmende Substanz Dithranol angewendet. Systemisch sind **Glukokortikoide** und **Retinole** sowie **Fumarsäure** die Mittel zur Eindämmung von Überverhornung und entzündlichen Veränderungen. Zusätzlich wird häufig eine **Ultraviolettphototherapie** eingesetzt.

Naturheilkunde

Da die Psoriasis durch eine genetische Veranlagung entsteht und von vielen Faktoren beeinflusst wird, ist ihre Behandlung nicht einfach. Der Patient sollte darauf hingewiesen werden, dass es auch bei optimaler Behandlung zu Rückfällen kommen kann.

- Der wesentliche Ansatzpunkt der Therapie liegt bei den Modulations- und Provokationsfaktoren sowie einer Stärkung des Immunsystems. In den meisten Fällen ist eine Kombination mehrerer Methoden miteinander oder aufeinander aufbauend sinnvoll.
- Gute Erfolge können mit *Klassischer Homöopathie* erzielt werden, da mit dieser Methode sowohl eine konstitutionelle Stärkung als auch die Berücksichtigung der individuellen Hautsymptomatik möglich sind. Das richtige, die Totalität physischer und psychischer Symptome abdeckende homöopathische Einzelmittel ist in vielen Fällen in der Lage die Selbstheilungskräfte des Organismus so anzuregen, dass es zur Remission der Hauterscheinungen kommt.
- Zur Basisbehandlung gehört auch eine unspezifische Umstimmung mit *Eigenblutinjektionen* sowie die Eliminierung von Schadstoffen und Schlacken des Bindegewebes durch eine initiale *Ausleitungs-* und *Entgiftungstherapie.*
- Eventuell vorhandene Herde an Zähnen, Mandeln, Nasennebenhöhlen und andere chronische Infektionen sollten unbedingt saniert werden.
- Durch eine mikrobiologische Therapie im Sinne einer *Symbioselenkung* wird das Immunsystem gestärkt und die Haut durch die Regulierung der physiologischen Darmflora in ihrer Ausscheidungsfunktion entlastet.
- Zur **äußerlichen Anwendung** eignen sich am besten *harnstoffhaltige* Cremes und Lotionen mit leicht keratolytischer Wirkung. Wie beim Neurodermitis-Patienten ist auch hier eine physiologische, reizfreie Hautpflege wichtig um den Hautoberflächenfilm zu stabilisieren. Dosierte *Sonnenbäder* – auch im Solarium – werden von vielen Patienten als lindernd empfunden ebenso wie *Salzbäder.*

4. Akne

Eine der häufigsten Erkrankungen in der Dermatologie ist die Akne. Fast jeder Mensch leidet in der Pubertät unter Akne in unterschiedlichen Schweregraden, die jedoch in vielen Fällen im frühen Erwachsenenalter spontan wieder abklingt. Nicht selten bleibt sie allerdings bis zum 30. Lebensjahr und manchmal sogar darüber hinaus bestehen. Da Akne meistens im Gesicht entsteht, stellt sie für die Betroffenen eine nicht zu unterschätzende psychische Belastung dar.

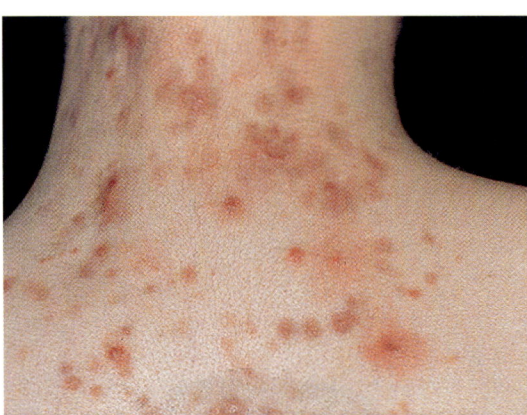 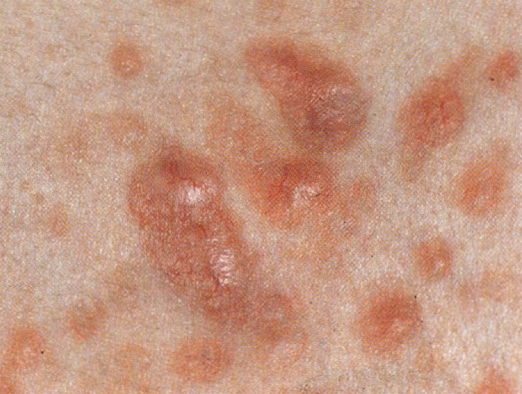

Abb. 7a + b Acne vulgaris, papulo-pustulöse Form mit Vernarbung. Tiefer in der Haut gelegene Papeln und Knoten können zu erheblicher Vernarbung führen. Junge Frauen sind davon vor allem im Bereich des Unterkiefers und des Kinns betroffen.
(Aus: Sterry-Paus, Checkliste Dermatologie. 4. A. Thieme, Stuttgart 2000)

Definition
Akne ist eine Erkrankung der Talgdrüsenfollikel mit Störungen der Sekretion und Verhornung, die sich in Komedonenbildung äußern. In der Folge kommt es zu entzündlichen Veränderungen in Form von Papeln, Pusteln und abszedierenden Knoten, die zu Narbenbildung führen können. Die Akne zählt zu den multifaktoriellen Krankheitsbildern.

Ätiologie und Pathogenese
Die Entstehung der Akne wird von vielen Faktoren bestimmt, die Neigung dazu wird vererbt. Am Beginn steht immer eine vermehrte Produktion der Talgdrüsen, die zur *Seborrhoe* führt und mit Störungen des Talgabflusses verbunden ist. Die Menge der Talgbildung wird hormonell durch Androgene, insbesondere *Testosteron* gesteuert, unter deren Einfluss sich die einzelne Talgdrüse vergrößert und stärker arbeitet. Da in der Pubertät die Produktion der Geschlechtshormone beginnt, liegt auch hier der Erkrankungsgipfel bei beiden Geschlechtern.

Zusätzlich zur genetischen Disposition und Modulation durch die vermehrte Talgbildung lassen weitere Faktoren das Vollbild der Akne entstehen. Am Ausführungsgang des Talgfollikels kommt es zu *Veränderungen der Verhornungsprozesse*, die Abschilferung der Hornlamellen ist gestört. Diese überschüssigen Hornzellkomplexe verschließen den Follikelkanal und treiben zusammen mit dem angestauten Talg den Follikel auf, es bilden sich geschlossene („whitehead") oder offene („blackhead") *Komedonen*. Der im Follikel entstandene Pfropf aus Horn und Talg wird im weiteren Verlauf mit Bakterien besiedelt, worauf die entzündlichen sekundären Effloreszenzen wie Papeln und Pusteln entstehen. Die sich im Follikel ansiedelnden Bakterien, besonders *Staphylococcus epidermis* und *Propionibakterien* sind als Standortkeime der Haut apathogen und entwickeln ihre pathologische Wirkung erst in Zusammenwirkung mit der veränderten Talgzusammensetzung. Aus diesem Grund sind auch bei direktem Kontakt die Pusteln der Akne nicht ansteckend.

Der Verlauf der Akne lässt sich im wesentlichen in drei Stadien einteilen:

❶ *Nicht entzündliches Stadium*
Dieses Stadium ist durch offene oder geschlossene Komedonen auf dem Boden der typisch fettigen Haut gekennzeichnet. Häufig geht es in ein entzündliches Stadium über.

❷ *Entzündliches Stadium*
Durch die Zerstörung der Wand geschlossener Komedonen und bakterielle Besiedelung kommt es zu entzündlichen Veränderungen mit Papeln, Pusteln und Abszessen.

❸ *Defektstadium*
Am Ende stehen tiefe Gewebedefekte in Form von Zysten und Narben als Ausdruck einer Gewebedestruktion.

Klinische Symptomatik

Klinisches Bild und Art der Effloreszenzen sind bei den einzelnen Akneformen unterschiedlich. Je nach Schwere des Verlaufs werden in der Hauptsache drei Formen unterschieden:

Akne comedonica
In der Pubertät beginnt die Akne mit der leichtesten Form als Akne comedonica, die auch *Akne juvenilis* genannt wird. Hier zeigen sich offene und geschlossene *Komedonen* im *Gesicht*, zunächst auf der Nase, später auch auf der Stirn und perioral. Es besteht eine leichte bis mittelschwere *Seborrhoe*, vereinzelt zeigen sich entzündliche Papeln und Pusteln.

Akne papulo-pustulosa
Bei dieser Form stehen die zu *Papeln* und *Pusteln* entzündlich umgewandelten Komedonen im Vordergrund, die in allen Fällen von starker Seborrhoe begleitet sind. Wird der Horn-Talg-Pfropf der entzündeten Komedonen weiter in die Tiefe gedrängt, entstehen schmerzhafte *furunkelartige Knoten*. Da hier die Entzündung bereits in die Dermis verlagert ist, besteht die Gefahr der Narbenbildung. Außer im Gesicht sind bei der Akne papulo-pustulosa die Effloreszenzen auch an anderen talgdrüsenreichen Körperstellen wie *Hals*, *Dekolleté* und *Rücken* lokalisiert.

Akne conglobata
Dies ist die schwerste Form der entzündlichen Akne und sie befällt häufiger Männer als Frauen. Aus Papeln und Pusteln entstehen hier 1–2 cm große hochentzündliche Knoten, die im weiteren Verlauf einschmelzen und dabei *Abszesse* und *Fisteln* bilden. Diese Herde können großflächig *konfluieren* und hinterlassen immer tiefe *narbige Gewebedefekte*. Außer an allen vorgenannten Stellen kann die Akne conglobata auch an *Gesäß*, *Extremitäten* und auf dem *behaarten Kopf* vorkommen. Sie ist an kein Lebensalter gebunden und kann auch jenseits des 30. Lebensjahres weiter bestehen oder auftreten.

Diagnose

Die Diagnose ergibt sich aus dem klinischen Bild der Effloreszenzen, der Anamnese sowie bei der Akne juvenilis aus dem Alter des Patienten.

Therapie

Schulmedizin
Je nach Stadium und Schweregrad wird die Akne lokal oder systemisch behandelt.
Äußerlich werden bei Akne comedonica und papulo-pustulosa austrocknende Präparate mit Benzoylperoxid, die Verhornung hemmende Vitamin-A-Säure sowie bei entzündlichen Verläufen antibiotikahaltige Externa angewendet.

In **schwereren Fällen** werden Antibiotika und *Isotretinoin* (Vit.-A-Säure) **innerlich** gegeben. Bei **Frauen** wird häufig die Eindämmung der Testosterone mit einer entsprechenden Anti-Baby-Pille oder auch direkten Antiandrogenen versucht.

Naturheilkunde
Durch die vermehrte Talgbildung und die den Abfluss behindernden Hornlamellen ist die Aknehaut in ihrer Ausscheidungfunktion stark behindert und das Bindegewebe der Dermis verschlackt.

- Daher ist es sinnvoll, zunächst mit einer *Ausleitungs- und Entgiftungsbehandlung* die angesammelten Schadstoffe zu eliminieren und damit das Terrain zu bereinigen. Gute Unterstützung leistet hier auch die *Symbioselenkung*, die ebenfalls eine reinigende, entschlackende Wirkung zeigt und die überforderte Haut entlastet.

- Da die übermäßige Produktion der Talgdrüsen maßgeblich hormonell gesteuert wird, gehört auch unbedingt die *hormonelle Regulation* zu den wichtigsten Behandlungsmethoden. Fast jede Frau kennt die kleinen Pickelchen, die bedingt durch den Östrogenabfall vor Einsetzen der Menstruation entstehen. Umso mehr sollten bei einer bestehenden Akne jedes hormonelle Ungleichgewicht zu Gunsten der Androgene vermieden und eventuelle Zyklusunregelmäßigkeiten reguliert werden.

- Eine deutliche positive Beeinflussung entzündlicher Prozesse wird mit einer *Eigenblutbehandlung*, eventuell in der modifizierten Form nach *Reckeweg* erreicht. In der modifizierten Form können durch Zusatz ausgewählter homöopathischer Komplexmittel gezielt therapeutische Reize wie etwa die Aktivierung blockierter Fermentsysteme oder die Anregung der Bindegewebe- und Stoffwechselfunktion gesetzt werden.

- Auch die *Klassische Homöopathie* kann bei allen Akneformen sehr individuell und erfolgreich angewendet werden. In der entsprechenden Rubrik sind im Repertorium unter „Akne" 91 verschiedene Mittel verzeichnet, woran man erkennen kann, wie sehr die persönliche Symptomatik bei der Auswahl des geeigneten homöopathischen Arzneimittels berücksichtigt werden muss. Da das homöopathische Einzelmittel nicht allein nach den Symptomen der Haut, sondern vielmehr nach der Totalität aller Symptome ausgewählt wird, gelingt es mit dieser Methode am besten, die Gesamtheit von Körper und Seele zu erfassen und eine ganzheitliche Harmonisierung einzuleiten. Eine gezielte Beeinflussung der Hautzellen und Regulation der gestörten Funktion der Follikel kann über die *Biomolekulare Therapie* erreicht werden. Durch den Einsatz der entsprechenden Zellkomponenten werden die körpereigenen Reparaturmechanismen aktiviert und so der Hautzustand verbessert.

- Die tiefgreifenden Behandlungsmethoden unterstützend, ist auch die Anwendung von *Vitalstoffen* sinnvoll. Besonders das Spurenelement *Zink*, das für die physiologischen Abläufe zum Aufbau einer intakten Hautstruktur unverzichtbar ist, sollte über einen längeren Zeitraum oral verabreicht werden. Englische und schwedische Studien haben belegt, dass *Zink* in der Aknetherapie genauso wirkungsvoll wie die Anwendung von Antibiotika ist, dabei jedoch völlig ohne Nebenwirkungen.

- Präparate aus *proteolytischen Enzymen* helfen bei überschießenden entzündlichen Hauterscheinungen mit ödematöser Komponente und können begleitend zu den anderen Methoden gegeben werden.

- Eine wichtige Rolle spielt in der Behandlung der Akne auch die äußerliche Behandlung und Hautpflege, die *medizinische Kosmetik*. Alle stark austrocknenden Anwendungen wirken sich ungünstig aus, da sie nach anfänglicher Austrocknung als Gegenreaktion meistens zu umso stärkerer Talgbildung führen. Ziel der medizinisch kosmetischen Maßnahmen ist es vielmehr, den freien Abfluss von Talg- und Schweißdrüsensekreten zu ermöglichten und den Hautoberflächenfilm im physiologischen Bereich zu halten.

▶ **Wichtig** ist auch ein sachgemäßes Ausreinigen von Komedonen und Pusteln, die *Akne-Toilette*. Akne-Patienten sollten daher darauf hingewiesen werden, dass durch unprofessionelles Herumdrücken Gewebedefekte und Narben entstehen können.

4.1 Rosacea

Rosacea ist eine recht häufige, für die Patienten kosmetisch sehr störende Hauterkrankung, die sich meistens zwischen dem 30. und 50. Lebensjahr entwickelt. Die gefürchtete schwerste Form der Rosacea, das *Rhinophym* tritt fast nur bei Männern auf.

Definition

Rosacea ist eine entzündliche Hauterkrankung im Gesicht, bei der sich auf lividem Erythem Teleangiektasien, Großporigkeit der Haut sowie Papeln und Pusteln entwickeln. Hyperplasien des Bindegewebes und der Talgdrüsen können folgen, gelegentlich auch eine Hyperplasie der Nase, die *Rhinophym* genannt wird.

Ätiologie und Pathogenese

Teilweise wird die Rosacea in der Literatur auch „Akne rosacea" genannt. Diese Bezeichnung ist nicht korrekt, da bei der Rosacea keine Seborrhoe zugrunde liegen muss und ihre Entstehung auch nicht an follikuläre Veränderungen gebunden ist. Richtig ist allerdings, dass sich eine Rosacea auf dem Boden einer Akne vulgaris entwickeln und dann auch bereits mit einer ersten Symptomatik vor dem 20. Lebensjahr auftreten kann.

Bis heute ist die genaue Ätiologie unbekannt. Diskutiert werden die unterschiedlichsten Ansätze, besonders Zusammenhänge mit Magen-Darm-Erkrankungen, Hypertonie, genetischer Disposition sowie einer Immunreaktion auf eine Follikelbesiedelung mit der Milbe Demodex folliculorum werden vermutet. Von pathogener Bedeutung scheint die Blutversorgung der Gesichtshaut zu sein, Sonne und alle auf die Blutgefäße Einfluss nehmenden Faktoren wie Alkohol, Kaffee, Stress und scharf gewürzte Speisen können Rosacea-Erscheinungen provozieren.

Klinische Symptomatik

Die Krankheit kann in **drei Schweregrade** unterteilt werden, die sich im klinischen Bild unterscheiden.

Die leichteste Form zeigt Erytheme, die Stunden bis Tage bestehen bleiben und auf deren Grund sich sukzessive Teleangiektasien entwickeln. Als Teleangiektasien werden kleine, dauerhaft dilatierte Gefäße bezeichnet, die durch die Haut sichtbar sind. Bevorzugt treten diese Erscheinungen an den Wangen und im nasolabialen Bereich auf.

Im weiteren Verlauf kann sich das zweite Stadium entwickeln, das durch zusätzliche Papeln und Pusteln gekennzeichnet ist. Die entzündlich geröteten Papeln können einzeln oder in Gruppen auftreten und sind teilweise von feinlamelligen Schuppen bedeckt. Außer an den Wangen bilden sich diese Papeln und Pusteln auch auf der Stirn. Die Effloreszenzen erscheinen in Schüben und können über Wochen persistieren. Die Abheilung der Entzündungen verläuft narbenlos.

Auf dieses Stadium kann ein drittes folgen, das *großflächig entzündliche Knoten* und Infiltrate zeigt. Die Gesichtshaut wird *sehr großporig* und entzündlich verdickt, es kommt zu *Bindegewebsvermehrung* und *Hyperplasie der Talgdrüsen*. Die diffuse Gewebehyperplasie betrifft besonders die Wangen und die Nase, die knotige Volumenzunahme der Nase wird als *Rhinophym* bezeichnet. Etwa ein Drittel der Patienten zeigen auch eine Augenbeteiligung in Form einer Konjunktivitis, Keratitis oder Iridozyklitis.

Diagnose

Die Diagnose wird über das klinische Bild gestellt, abzugrenzen ist in einigen Fällen eine Akne vulgaris.

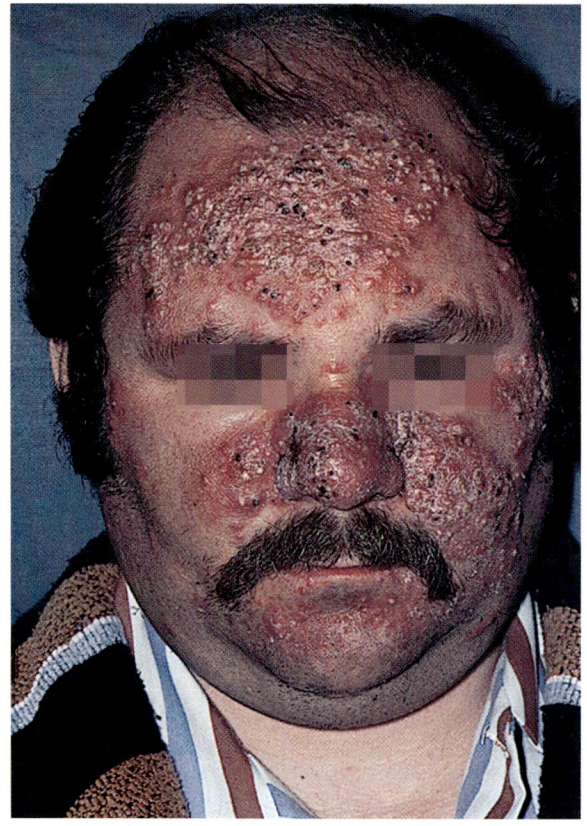

Abb. 8   Seit Jahren bestehende ausgeprägte Rosacea papulopustulosa bei 35-jährigem Patienten mit äthylisch bedingter Gastritis.
[Aus: Jung, E. G. (Hrsg): Dermatologie. MLP Duale Reihe. 3. A. Hippokrates, Stuttgart 1995]

Therapie

Schulmedizin
Innerlich wird die Rosacea mit Tetracyclinen behandelt, schwere Formen mit Isotretnoin, wie auch die Akne conglobata. Ein Rhinophym kann nur chirurgisch abgetragen werden. Äußerlich kommen **Erythromycin-Salben** oder **Ichthyol-Zink-Pasten** zur Anwendung.

Naturheilkunde

Die Rosacea gehört zu den nicht leicht zu behandelnden Hauterkrankungen, da die kausalen Zusammenhänge nur vermutet werden können.

- Wegen der angenommenen begünstigenden Rolle von Magen-Darm-Erkrankungen ist eine *Mikrobiologische Therapie* sinnvoll und entlastet die Haut, ebenso wie eine *Ausleitungstherapie* zu Beginn der Behandlung.

- In der *Klassischen Homöopathie* sind unter der Rubrik „Hautausschläge – Rosacea" im Repertorium 51 Mittel verzeichnet, die positive Wirkungen gezeigt haben. Wenn Mittelbild und Konstitution des Patienten übereinstimmen, lohnt sich der Versuch, mit einem Einzelmittel zu arbeiten.

- Gute Ergebnisse können mit der *Biomolekularen Therapie* erreicht werden, wobei eine Mischung aus Haut-, Drüsen- und Gefäßbindegewebe eingesetzt wird. Zur Entstauung der ödematös verdickten Haut sind *homöopathische Komplexmittel* gut geeignet, die einen Drainageeffekt erreichen.

- Auch eine *Manuelle Lymphdrainage* ist sinnvoll und kann unterstützend in der Praxis ausgeführt werden. Vom Patienten erlernt und selbst angewendet werden kann die Massage nach *Sobye*, wobei die Kutis gegen die Subkutis verschoben wird. Bei der Massage wird Druck von außen nach innen ausgeübt, von innen nach außen wird die Haut sanft ausgestrichen.
- Bei der Hautpflege müssen alle irritierenden Substanzen, insbesondere alkoholhaltige Präparate und Peelings vermieden werden, leicht adstringierende, gerbstoffhaltige Lotionen können unterstützend hilfreich sein.

Bei entzündlichen Verläufen kann zur Nacht eine **Rosacea-Paste** aufgetragen werden.

5. Allergische Hauterkrankungen

Allergische Hauterkrankungen zeigen sich in Form von **Ekzemen** und **Exanthemen,** die ausgelöst werden durch eine allergische Reaktion vom Soforttyp oder auch vom verzögerten Typ. Zunehmend entstehen Überempfindlichkeiten auf Umweltreize, wobei eine jahrelang gut vertragene Substanz plötzlich zum Allergen werden kann. Auch durch Nahrungsmittel und Medikamente kann eine allergische Dermatose entstehen, da Allergene nicht nur über die Haut, sondern auch gastro-enteral aufgenommen werden können.

5.1 Allergisches Kontaktekzem

Das allergische Kontaktekzem ist die häufigste Form allergischer Hautkrankheiten, etwa 9 % der Bevölkerung sind sporadisch oder dauerhaft davon betroffen. Neben dem rein allergischen Kontaktekzem liegt bei chronischen Verläufen auch häufig eine Mi-

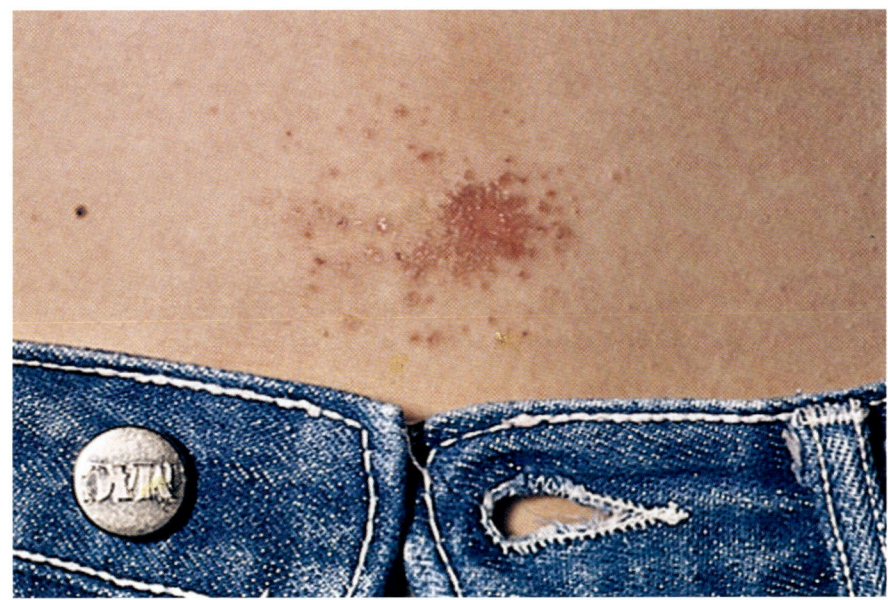

Abb. 9   Allergische Kontaktdermatitis auf Nickel in typischer Lokalisation: Jeansknopf.
(Aus: Sterry-Paus, Checkliste Dermatologie. 4. A. Thieme, Stuttgart 2000)

schung aus allergischem und irritativem, das heißt durch Noxen verursachtem Kontaktekzem vor. Besonders berufsbedingte Ekzeme, wie etwa bei Friseusen oder Maurern, entwickeln sich durch das Zusammenwirken von Allergiebereitschaft und hautschädigenden Einflüssen.

Definition

Als allergisches Kontaktekzem wird eine zellvermittelte Allergie vom Spättyp mit entzündlichen Veränderungen in Epidermis und Dermis bezeichnet. Unterschieden wird ein **akutes** von einem **chronischen Kontaktekzem**. Bei beiden Formen entwickelt sich bei einem durch früheren Kontakt mit der auslösenden Substanz sensibilisierten Patienten eine entzündliche Kontaktreaktion nach erneutem Kontakt mit dem Allergen.

Ätiologie und Pathogenese

Wie jede andere Allergie kann auch das allergische Kontaktekzem nur nach vorhergegangener Sensibilisierung entstehen. Diese Sensibilisierung beginnt mit dem Eindringen kleinster niedermolekularer Substanzen in die Epidermis, die dann von den im Stratum spinosum liegenden *Langerhans-Zellen* aufgenommen werden. Anschließend werden die durch die Langerhans-Zellen veränderten Antigene den T-Lymphozyten präsentiert, die daraufhin antigen-spezifische Zellklone, die Gedächtnis-T-Zellen oder *memory cells* bilden. Die Bildung dieser Zellen erfolgt in den regionalen Lymphknoten von wo aus sie dann über den Lymph- und Blutweg wieder in die Haut gelangen. Memory cells verfügen über einen antigen-spezifischen Rezeptor, der bei erneutem Kontakt das Allergen erkennt und die entzündlichen Hautreaktionen auslöst. Diese *Sensibilisierungsphase* dauert etwa *4–7 Tage*, die Sensibilisierung gegen ein Kontaktallergen bleibt über Jahre, teilweise lebenslang erhalten. Es genügen nun kleinste Mengen des Kontaktallergens um auf der Haut das allergische Ekzem auszulösen. Die Reaktion tritt verzögert, frühestens nach 4–8, meistens nach 24–48 Stunden auf und zeigt sich am Ort des Kontakts durch die Einwanderung von Entzündungszellen. Diese Infiltrate aus neutrophilen Granulozyten, Lymphozyten und Monozyten erzeugen die typischen Hautveränderungen.

Die unterschiedlichsten **Substanzen aus der Umwelt** sind in der Lage als Kontaktallergen zu wirken. Die wichtigsten:

- *Nickel*
  Das auch zur Legierung von Silber verwendete Metall ist in vielen Schmuckstücken enthalten. Häufig entsteht ein allergisches Kontaktekzem am Ohrläppchen durch nickelhaltige Ohrringe. Nicht selten ist die „Jeansknopf-Allergie" durch aus Nickel hergestellte Hosenknöpfe, die direkt der Bauchhaut anliegen. Auch Münzgeld enthält Nickel und es sind bereits eine Reihe allergischer Kontaktekzeme durch den Umgang mit dem Euro bekannt geworden.
- *Gerbstoffe*
  Zur Gerbung von Leder verwendete Chemikalien gehören zu den Substanzen mit recht hohem Allergiepotential. Daher können direkt auf der Haut getragene Lederkleidung oder auch ein ledernes Uhrarmband zum allergischen Ekzem führen.
- *Duftstoffe*
  Einige Duftstoffe natürlicher oder synthetischer Art, auch ätherische Öle wirken als Allergieauslöser. Sie können in Kosmetika, Waschmitteln oder Weichspülern verborgen sein, so dass manchmal der Übeltäter im Ausschlussverfahren ermittelt werden muss.
- *Farbstoffe*
  Eines der bekannten Allergene ist der schwarze Farbstoff *p-Phenylalanin*. Wird ein mit diesem Farbstoff behandeltes Kleidungsstück direkt auf der Haut getragen, entsteht bei sensibilisierten Menschen ein allergisches Ekzem.

- *Parabene*
  Parabene gehören zu den am häufigsten in Kosmetika verwendeten Konservierungsstoffen und sind gleichzeitig ein hochpotentes Allergen. Leider deklarieren die wenigs-
  ten Hersteller die Inhalts- und Konservierungsstoffe ihrer Produkte, so dass man selbst
  bei medizinischen Salben nicht sicher sein kann, dass sie frei von Parabenen sind.
- *Kaliumdichromat*
  Diese Substanz ist unter anderem in Zement und Fliesenkleber enthalten und stellt für
  Angehörige von Berufsgruppen, die ständig mit diesen Materialien umgehen ein häufiges Allergen dar. Es führt nicht selten zu chronischen und chronisch-rezidivierenden
  Ekzemen bis hin zur Berufsunfähigkeit.

Klinische Symptomatik

Die klinische Symptomatik zeigt sich in den meisten Fällen 24 bis 48 Stunden nach dem
Hautkontakt mit dem Allergen. Es beginnt eine akut einsetzende Entzündungsreaktion
mit stadienhaftem Verlauf:

❶ *Erythemstadium*
Am Anfang steht die Rötung des betroffenen Hautbezirks, teilweise mit ödematöser
Schwellung. Dieses Stadium ist immer mit starkem Juckreiz verbunden.

❷ *Exsudatives Stadium*
Im weiteren Verlauf nimmt die Ödembildung zu und es entstehen Bläschen auf dem
geröteten und geschwollenen Grund. Platzen die Bläschen auf oder werden sie wegen
des Juckreizes aufgekratzt, beginnen sie zu nässen und anschließend zu verkrusten.

❸ *Rückbildungsstadium*
Als Zeichen der Rückbildung der Entzündungsreaktion sieht man eine Schuppung der
Haut und es besteht noch eine Reströte.

Bei wiederholtem Allergenkontakt kann das akute Kontaktekzem in eine chronische
Form übergehen. Das chronische Kontaktekzem zeigt keine exsudative Entzündung
mehr, sondern führt zur *Lichenifizierung* mit vergröbertem Faltenrelief des betroffenen
Hautareals, *Hyperkeratose* und teilweise schmerzhaften *Rhagaden*. Diese chronischen
Formen sind häufig berufsbedingt und finden sich z. B. bei Maurern, Fliesenlegern und
Friseuren.

Diagnose

Aus dem klinischen Bild der Effloreszenzen ergibt sich der Anhalt zur Diagnose. Wichtig
ist bei der Diagnosestellung auch die gründliche Anamnese, die mögliche Ursachen,
zeitliche Zusammenhänge sowie eine eventuell bekannte Allergiebereitschaft abklä-
ren muss. Grenzt sich der Verdacht auf bestimmte Substanzen ein, so kann im *Epi-
kutantest* das Allergen identifiziert werden.
Differenzialdiagnostisch ist das allergische Kontaktekzem vom endogenen Ekzem zu
unterscheiden. Dies gelingt durch gezielte anamnestische Fragen, besonders auch nach
familiärer atopischer Belastung.

Therapie

Schulmedizin
Neben einer nach Austestung des Allergens empfohlenen Allergenkarenz arbeitet die
Schulmedizin mit lokalen Kortikoiden und Antihistaminika zur Eindämmung der
überschießenden Entzündungsreaktion.

Naturheilkunde

- Da allergische Kontaktekzeme auf einer fehlgeleiteten Reaktion des Immunsystems
  basieren, ist bei wiederkehrenden Kontaktekzemen eine *Immunmodulation* sinnvoll.
  Auch die Konfrontation des Organismus mit seinen eigenen Immunmustern durch
  Eigenblutbehandlungen reduziert die Allergiebereitschaft.

● **Akute lokalisierte Kontaktekzeme** lassen sich sehr gut *homöopathisch* behandeln. Orientiert am Bild der Effloreszenzen haben sich besonders die folgenden Mittel bewährt:

Erythemstadium:
Belladonna, Apis

Exsudativstadium:
Rhus toxicodendron, Cantharis, Arsenicum album, Graphites

Rückbildung:
Sulfur

Äußerlich unterstützend und den Juckreiz lindernd sind Umschläge mit *schwarzem Tee, Heilerdepackungen*, als Puder aufgetragenes *Kartoffelmehl* und *Aloe vera*-Gel, das kühlend, juckreizlindernd und entzündungshemmend wirkt.

5.2   Urticaria

Etwa 20–30% aller Menschen haben zumindest einmal im Leben eine akute Urticaria. Die auch *Nesselsucht* genannte Krankheit verdankt ihren Namen der Brennnessel (lateinisch: „urtica"), die nach Hautkontakt brennend juckende Quaddeln auslöst.

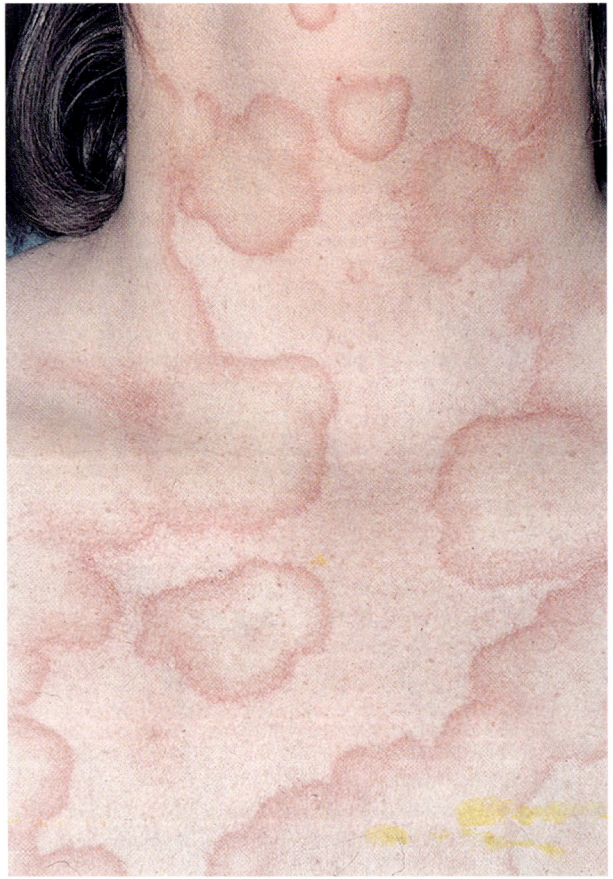

Abb. **10** Großflächig konfluierende Quaddeln: Urticaria geographica.
(Aus: Ernst G. Jung: Dermatologie. 3. A. Duale Reihe. Hippokrates, Stuttgart 1995)

Definition

Urticaria ist eine in der Regel auf die Haut beschränkte Überempfindlichkeitsreaktion mit der typischen Ausbildung oberflächlich dermaler Quaddeln, verbunden mit Juckreiz. Sie wird zu den Exanthemen gezählt und zeigt damit einen zeitlichen Verlauf mit Beginn, Höhepunkt, Ende und anschließend kompletter Wiederherstellung. Tiefer liegende subkutane Entzündungsreaktionen werden als *Angiödem* bezeichnet und können in eine systemische Reaktion übergehen.

Ätiologie und Pathogenese

Die rein allergische Urticaria gehört zu den allergischen Reaktionen vom Soforttyp, selten auch zum verzögerten Typ. Die von den Mastzellen freigesetzten Mediatoren *Histamin*, *Heparin* und *Prostaglandine* führen zur Erweiterung der Venolen, erhöhter Permeabilität der Kapillaren und daraus resultierenden intradermalen Ödemen. Als Folge dieser Reaktionen entstehen einzelne oder auch großflächig angeordnete Quaddeln. Die unterschiedlichsten Substanzen können eine Urticaria auslösen, wobei diese Substanzen entweder durch äußeren Kontakt mit der Haut oder auch auf dem Magen-Darm-Weg aufgenommen werden können.

Innere Reizstoffe
Einige Nahrungsmittel können bei entsprechend sensibilisierten Menschen eine Urticaria auslösen. Besonders fremdeiweißreiche Nahrungsmittel wie *Fisch*, *Muscheln*, *Austern* und *Schalentiere* werden häufig nicht vertragen und führen zur Quaddelbildung auf der Haut. Bekannt ist auch eine Reaktion auf *Milch* und *Nüsse*. Außer Nahrungsmitteln können auch Arzneimittel als innere Reizstoffe wirken. Arzneimittel mit hohem Allergiepotential sind unter anderem *Penicillin*, *Acetysalicylsäure* (Aspirin) und *Impfstoffe*.

Äußere Reizstoffe
Äußere Reizstoffe können in pflanzliche, tierische und unbelebte Substanzen unterschieden werden. Bei den Pflanzen sind besonders die *Brennnessel* und *Baumharze* zu nennen. Die Quaddeln nach Berührung einer Brennnessel kennt fast jeder Mensch, manche erleben diese Reaktion auch beim Schmücken eines Weihnachtsbaums durch den Kontakt mit den Tannennadeln und ihren Harzen. Auch einige Tiere können durch ihre toxischen Substanzen eine allergische Urticaria auslösen. Besonders Insekten wie *Bienen* und *Wespen* rufen durch ihren Stich bei manchen Menschen heftige Ödeme und allergische Reaktionen hervor, aber auch der Kontakt mit *Quallen* kann zu urticariellen Symptomen führen. Weitere äußerliche Reizstoffe finden sich nicht selten in Kosmetika. Hier sind die *Duftstoffe* oder auch *ätherischen Öle* hauptverantwortlich für die Quaddelbildung.

Physikalische Einflüsse
Die Ätiologie einer Urticaria kann sehr vielschichtig und nicht allein auf reine Allergene beschränkt sein. Genau wie durch eine reizauslösende Substanz können die Exantheme auch allein durch Druck entstehen. Eine besondere Form der *mechanischen* Urticaria ist das Phänomen des Dermographismus, das fast alle Atopiker zeigen. Bestreicht man die Haut mit einem Spatel oder Stift, entstehen kurz darauf entlang der Strichführung Rötung und Schwellung oder eine weißliche Schwellung auf gerötetem Grund. Man spricht dann von rotem oder weißem Dermographismus, da das Phänomen so aussieht als habe man auf der Haut geschrieben. In einigen Fällen können auch kaltes Wasser oder einfach kalte Luft eine Urticaria zur Folge haben, die dann *Kälteurticaria* genannt wird.

Vegetative Einflüsse
Als cholinerge Urticaria wird die Exanthem-Reaktion des Organismus auf körperliche Anstrengung oder auf Schwitzen bezeichnet. Es handelt sich hierbei um eine vegetativ gesteuerte Reaktion, die niemals im Schlaf auftritt.

Die Ursachen für die physikalisch und vegetativ ausgelösten Formen der Urticaria sind noch weitgehend ungeklärt, vermutet wird auch hier eine immunologische Basis.

Klinische Symptomatik
Die typische Effloreszenz jeder Urticaria ist die Quaddel, eine durch ein perivaskuläres Ödem hervorgerufene beetartige Erhebung der Epidermis. Die Quaddel selbst kann von hellroter oder auch weißer Farbe sein, ihre Größe schwankt zwischen wenigen Millimetern bis hin zu großflächiger Ausdehnung. Es gibt runde, ovale und auch konfigurierte Quaddeln, deren Anzahl und Ausdehnung sehr unterschiedlich sein kann. Begleitet werden die Hauterscheinungen immer von heftigem Juckreiz, der in ein Brennen übergehen kann.

Komplikationen
Wenn auch die meisten Fälle einer Urticaria auf die Haut beschränkt bleiben und damit nicht bedrohlich sind, trägt die Urticaria doch die Möglichkeit einer extrakutanen Manifestation in sich. Bei großflächiger Ausdehnung der Quaddeln besteht die Gefahr eines *anaphylaktischen Schocks*, der sich durch die folgenden Symptome ankündigt:
- Zungenschwellung
- Glottis- / Larynxödem
- Magen-Darm-Symptomatik mit Erbrechen und Durchfall
- Gelenkschwellung
▷ Diese Anzeichen können in die kardio-pulmonale Schocksymptomatik übergehen und sind unverzüglich mit den entsprechenden Notfallmaßnahmen zu behandeln.

Diagnose
Die Leiteffloreszenz erlaubt die relativ problemlose Diagnosestellung einer Urticaria. Große Bedeutung kommt über die reine Inspektion hinaus der Anamnese zu. Hier wird nach möglichen Ursachen und auslösenden Faktoren geforscht, die bei der späteren Therapie zu beachten sind.

Therapie
Schulmedizin
Die Urticaria wird schulmedizinisch meist lokal mit Antihistaminika behandelt, bei großflächiger Ausdehnung werden Antihistaminika und Kortikoide auch innerlich angewendet.

Naturheilkunde

- Eine akute allergische Urticaria ist sehr gut *homöopathisch* behandelbar. Entsprechend dem homöopathischen Arzneimittelbild sind oft *Urtica urens* oder *Apis* die ersten Mittel der Wahl. Wurde die Urticaria durch Fisch oder Muscheln ausgelöst, kann u. a. auch *Arsenicum album* das angezeigte Mittel sein.
- Juckreizlindernd sind kühle Umschläge mit *verdünntem Obstessig* oder *schwarzem Tee*.
- Handelt es sich nicht um eine einmalige akute Urticaria und treten die Phänomene häufiger auf, ist generell von einer überschießenden immunologischen Reaktionslage auszugehen. In diesen Fällen ist eine Stabilisierung des Immunsystems zu Gunsten der Suppressorzellen mit den Methoden der *Immunmodulation* hilfreich.
- Steht die Urticaria im Zusammenhang mit einer atopischen Konstitution, sollten die im Kapitel „Neurodermitis" beschriebenen kausalen Therapieformen angewendet werden.

6. Bakterielle Hauterkrankungen

Zahlreiche Bakterien besiedeln die menschliche Haut und sind – wenn auch fakultativ pathogen – bei intaktem Schutzmechanismus und stabiler Abwehrlage nicht krankheitsauslösend. Erst wenn einer oder mehrere der Schutzfaktoren wie Hornschicht, Oberflächenfilm oder pH-Wert gestört sind oder das Immunsystem geschwächt ist, können diese Keime zur Infektion führen. Die wichtigsten hautpathogenen Keime sind die eiterbildenden *Staphylokokken* und *Streptokokken* sowie *Mykobakterien*. Damit diese Keime krankheitsauslösend werden können, benötigen sie eine Pforte durch die sie die Hautbarriere durchdringen können. Eine solche Pforte kann eine Läsion sein oder auch eine durch eine Dermatose bereits vorgeschädigte Hautstruktur.

Bei einigen bakteriellen Hautkrankheiten kann der Einsatz von Antibiotika erforderlich werden um ein weiteres Übergreifen oder septische Reaktionen zu verhindern. Bei den meisten in der Praxis häufig vorkommenden bakteriell bedingten Erkrankungen lohnt sich jedoch der Einsatz ganzheitlicher Therapien und zeigt oft rasch gute Erfolge.

6.1 Furunkel

Furunkel gehören zu den durch eingedrungene eiterbildende Bakterien entstehenden infektiösen Hautkrankheiten. Sie stellen ein akutes, für den Patienten hoch schmerzhaftes Krankheitsbild dar und hinterlassen unschöne Narben.

Definition

Als Furunkel wird ein entzündlicher, tiefsitzender Knoten mit zentraler Eitereinschmelzung, der sich aus der Entzündung eines Haarfollikels durch *Staphylokokken* entwickelt, bezeichnet. Konfluieren mehrere Furunkel zu einem Herd, wird diese schwere Verlaufsform *Karbunkel* genannt. Treten Furunkel gehäuft, in kurzen oder periodischen Abständen auf, entsteht das Krankheitsbild der *Furunkulose.*

Ätiologie und Pathogenese

Nach Eindringen in den Haarfollikel vermehren sich die eiterbildenden Keime und lösen in der tiefen Dermis eine Entzündung aus, die *Follikulitis*. Im weiteren Verlauf greift die Entzündung auch auf das umgebende Bindegewebe über und der Follikel selbst wird nach *eitriger Einschmelzung* zum Eiterpfropf. Der Furunkel ist pathologisch

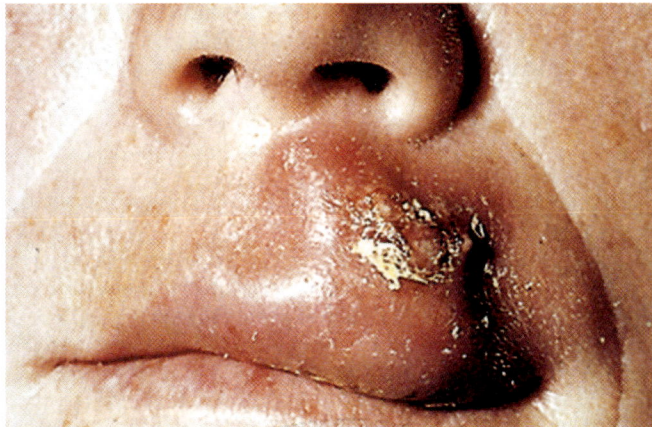

Abb. 11 Furunkel: Beginnt als druckempfindlicher, entzündlicher Knoten, der im weiteren Verlauf fluktuiert, zentral einschmilzt und schließlich rupturiert.
(Aus: Sterry-Paus, Checkliste Dermatologie. 4. A. Thieme, Stuttgart 2000)

gesehen eine Schmierinfektion, wobei die Infektion aus dem körpereigenen Erregerreservoir stammen oder auch von außen übertragen werden kann.

Endogene Faktoren
Eine *chronische Besiedelung* wie sie nicht selten im Nasen-Rachenraum zu finden ist, kann durch Keimverschleppung zur Bildung von Furunkeln führen. Ebenso stellen schlecht sanierte, devitale Zähne einen potenziellen Streuherd dar. Bekannt ist auch die Tatsache, dass Furunkel ebenso wie andere Staphylokokken-Infektionen vermehrt bei Patienten mit *Stoffwechselkrankheiten* wie z. B. Diabetes mellitus oder auch *Immunschwächen* auftreten. Bei manchen Menschen liegt eine generelle Intoleranz gegenüber eiterbildenden Bakterien vor, die als eine spezielle Form der Immunschwäche zu sehen ist. Nicht selten kommen Furunkel in Gesellschaft einer schweren Akne vor und basieren dann auf den gleichen endogenen Dispositionsfaktoren.

Exogene Faktoren
Äußerlich begünstigend zur Entstehung von Furunkeln wirkt sich jede Form von *Reibung oder Druck* aus. Enge Kleidungsstücke, besonders Kragen im Halsbereich und scheuernde Hosen an Oberschenkeln und Gesäß fördern bei entsprechender Disposition die Furunkelbildung. Ebenso negativ wirkt sich auch *Schweiß* aus, hier vor allem an den Prädilektionsstellen Gesäß, Achseln und Perianalregion. Nasenfurunkel entstehen oft nach Auszupfen von Nasenhaaren, welches durch die leichte Traumatisierung eine Eintrittspforte schafft.

Klinische Symptomatik

An allen behaarten Körperstellen können sich Furunkel bilden, bevorzugte Stellen sind Nacken, Gesäß, Gesicht, Achseln und Beine. Die ersten Symptome sind eine *gerötete, heiße Schwellung* die mit *Spannungsgefühl* oder *Klopfschmerz* verbunden ist. Unter zunehmendem Spannungsgefühl bildet sich ein entzündlich geröteter, *akut druckschmerzhafter Knoten* oft mit ödematös geschwollener Umgebung. Später zeigt sich ein *zentraler Eiterpropf,* der manchmal von kleinen Pusteln umgeben ist. Nach mehreren Tagen erfolgt die zentrale Einschmelzung mit zunehmend *eitriger Verflüssigung.* Während dieser Reifezeit haben die Patienten außer den pulsierenden Schmerzen an der Stelle des Furunkels meistens auch ein allgemeines Krankheitsgefühl, nicht selten auch *erhöhte Temperatur* bis hin zu leichtem Fieber. Die eitrige Verflüssigung breitet sich im weiteren Verlauf zur Oberfläche hin aus, der Furunkel ist jetzt reif geworden. In den meisten Fällen *rupturiert er* und entleert ein gelbliches, manchmal blutgestreiftes Sekret. Die recht heftigen Schmerzen, die solange bestehen wie der Furunkel unter Druck steht, lassen unmittelbar nach Eröffnung und Entleerung nach. Innerhalb einiger Wochen heilt der Furunkel unter Bildung von Granulationsgewebe ab, er hinterlässt eine meist eingezogene, oft trichterförmige *Narbe* als Ausdruck des entstandenen Gewebedefekts.

Komplikationen
Nicht jeder Furunkel entleert sich spontan nach außen, gelegentlich muss er daher eröffnet und ausgeräumt werden, damit seine Erreger nicht tiefer ins Körperinnere eindringen. Furunkel mit Lokalisation im *Nasenbereich* und an der *Oberlippe* sind wegen der nahen Beziehung zu den Gefäßen des Gehirns besonders genau zu beobachten, hier droht die gefürchtete *Sinusthrombose.* Eine Manipulation an diesen Furunkeln ist daher unbedingt zu unterlassen. Hohes Fieber und Schüttelfrost zeigen den Einbruch der Erreger in die Blutbahn und damit eine beginnende *Sepsis* an.

Diagnose

Die Diagnose ergibt sich aus dem klinischen Bild und Verlauf. In der Anamnese sollte nach einem etwaigen Herdgeschehen gefahndet, sowie zu Grunde liegende Erkrankungen, insbesondere Diabetes mellitus verifiziert oder ausgeschlossen werden.

Therapie

Schulmedizin

Konservativ werden Furunkel mit oralen Gaben von Antibiotika behandelt, äußerlich unterstützend kommen Umschläge mit desinfizierenden Lösungen wie *Betaisodonna* zur Anwendung. In manchen Fällen wird der Furunkel chirurgisch ausgeräumt.

Naturheilkunde

- Bei einer kausalen, ganzheitlichen Behandlung sollten eventuelle Erregerreservoirs wie Nasennebenhöhlen und Zähne saniert werden. Die Eliminierung der durch diese Herde angesammelten Schadstoffe gelingt mit einer entsprechenden *Ausleitungstherapie*.

- Im **akuten** Fall bringt die *Klassische Homöopathie* oft rasche Erleichterung. Das homöopathische Medikament *Hepar sulfuris* beschleunigt in niedriger Potenz die Reifung des Furunkels und die Eiteraustreibung. *Myristica sebifera* wird auch das „homöopathische Messer" genannt und bringt den Furunkel zur Eröffnung, wenn er nicht spontan rupturiert.

- *Eigenblutinjektion*, besonders auch in der modifizierten Form nach *Reckeweg*, wirkt als spezifisches Reizmittel zur Aktivierung der körpereigenen Abwehr gegen die eitrige Entzündung.

- Treten Furunkel häufiger auf, sollte das Terrain saniert und nach vorheriger mikroökologischer Diagnostik eine gezielte *Symbioselenkung* vorgenommen werden.

- In Fällen, bei denen es sich nicht um eine einmalig akute Erkrankung sondern um eine chronische Furunkulose handelt, ist zusätzlich der Einsatz einer *Autovaccine* zu empfehlen. Durch die Konfrontation mit den vom Organismus nicht bewältigten Keimen und Immunmustern wird er geradezu zu einer immunologischen Antwort gezwungen, was häufig einen dauerhaften Erfolg zeigt.

- Durch die *Biomolekulare Therapie* können bei einer Furunkulose Zellimpulse vermittelt werden, die in der Lage sind, die körpereigenen Regulationsmechanismen im Sinne einer kausalen Heilung zu aktivieren.
  Neben der systemischen Behandlung können während des Reifestadiums **äußerliche Anwendungen** Erleichterung bringen.

- Umschläge mit *Rivanol* wirken kühlend und entzündungshemmend, auch *Heilerdepackungen* zeigen eine kühlende, leicht entgiftende Wirkung und lindern den klopfenden Schmerz.

- Soll die Reifung des Furunkels durch äußerliche Maßnahmen unterstützt werden, eignen sich *ichthyolhaltige* Salben, die auch als Zugsalben bekannt sind.

- Ein heißer Breiumschlag aus geschrotetem *Leinsamen*, der auch als Kataplasma bezeichnet wird, hilft die Reifezeit des Furunkels zu beschleunigen.
  Um weitere Kontamination mit Staphylokokken zu vermeiden, ist auf eine verstärkte Körperhygiene zu achten, Textilien mit direktem Körperkontakt wie Handtücher, Bettwäsche und Nachtbekleidung sollten häufig gewechselt werden.

6.2 Impetigo contagiosa

Die Impetigo contagiosa gehört zu den eitrigen Lokalinfektionen, die auch *Pyodermien* genannt werden. Sie tritt besonders häufig bei Kindern auf, heißt im Volksmund *Grindflechte* und ist hoch infektiös. Da sie durch Schmierinfektion übertragen wird finden sich in Einrichtungen wie Kindergärten und Kindertagesstätten nicht selten regelrechte „kleine Epidemien".

◄◄ Aufgrund des Infektionsschutzgesetzes §24 und §34 besteht **Behandlungsverbot für Heilpraktiker!**

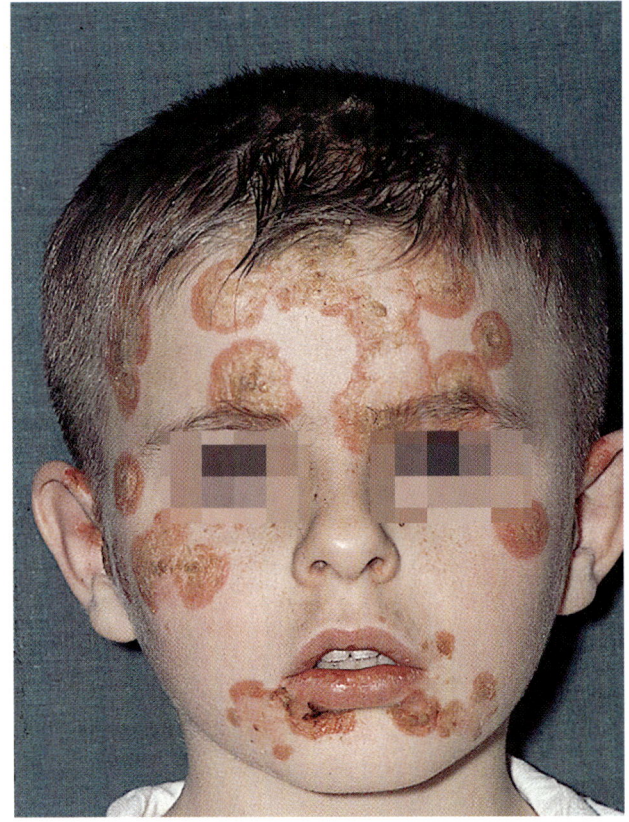

Abb. 12 Impetigo contagiosa mit scharf begrenzten krustösen Herden im Gesicht eines Kindes. (Aus: Ernst G. Jung: Dermatologie. 3. A. Duale Reihe. Hippokrates, Stuttgart 1995)

Definition

Impetigo ist eine oberflächliche, durch Staphylokokken oder Streptokokken verursachte, blasenbildende Infektion der Haut mit hohem Kontagionsindex.

Ätiologie und Pathogenese

Impetigo kann sowohl durch *Staphylokokkus aureus* als auch durch *Streptokokkus pyrogens* hervorgerufen werden. Beide Keime finden sich bei vielen gesunden Menschen im Nasen-Rachen-Raum und können von hier aus durch Schmierinfektion übertragen werden. Meistens wird durch Kratzen eine Eintrittspforte für die pathogenen Keime geschaffen. Die Impetigo contagiosa ist eine typische Erkrankung des Kleinkind- und Kindesalters, tritt sie bei Erwachsenen auf liegt meistens mangelnde Hygiene zu Grunde, manchmal auch eine extrem gestörte physiologische Hautflora.

Klinische Symptomatik

Ausgehend von der klinischen Symptomatik werden zwei Formen der Impetigo contagiosa unterschieden:

Kleinblasige Form
Es entsteht zunächst ein Erythem, auf dem sich dünnwandige Bläschen bilden. Da die Bläschendecke sehr dünn ist, platzt sie rasch und es kommt zu einer reichlichen Exsudation aus dem Blasengrund. Die Exsudate trocknen zu *honiggelben Krusten*, die als Leiteffloreszenz der Erkrankung gelten, ein. Mehrere dieser verkrustenden Herde können konfluieren und größere, bogenförmige Strukturen bilden. Die Effloreszenzen treten meistens asymmetrisch auf, besonders häufig ist der Befall von Gesicht, Hals und Händen. Da die Bläschen und Schuppen reichlich Erreger enthalten, entstehen überall wo gekratzt wird, neue Herde.

Großblasige Form

Bei dieser Form sieht man zuerst bis zu *einige Zentimeter große Blasen* mit wässrigem Inhalt auf entzündlich gerötetem Grund. Im weiteren Verlauf trübt sich der Blaseninhalt ein und nimmt eine *eitrig-milchige Färbung* an. Im Gegensatz zu den prallen Bläschen der kleinblasigen Form ist die Blasendecke hier schlaff, dellt sich ein und führt nach dem Platzen zu großen *schuppigen Krusten.*

Beide Formen heilen in den meisten Fällen spontan und ohne Narbenbildung ab, es gibt aber auch Verläufe, die sich durch immer neue Schmierinfektion über Wochen hinziehen. In seltenen Fällen besteht durch die β-hämolysierenden Streptokokken der Gruppe A als Komplikation die Gefahr einer akuten *Glomerulonephritis.*

Diagnose

Durch die typischen Bläschen und Blasen und die Lokalisation ist die Impetigo contagiosa leicht am klinischen Bild zu diagnostizieren, insbesondere wenn es sich beim Patienten um ein Kind oder Kleinkind handelt. In der Anamnese sollte immer nach etwaigen Erkrankungen in der Umgebung, besonders in Kindergarten oder Schule gefragt werden.

Therapie

Schulmedizin

In leichten Fällen wird eine Lokalbehandlung mit antimikrobiellen Salben durchgeführt, bei schwereren Verläufen erhalten die Patienten Antibiotika. Wegen des Risikos der Glomerulonephritis werden zur Sicherheit Urinkontrollen gemacht.

Naturheilkunde

- Aus der Naturheilkunde bieten sich in erster Linie entzündungshemmende und die Abwehr aktivierende Mittel aus der *Komplexhomöopathie* an, die sowohl lokal aufgetragen als auch in Form von Tropfen oder Tabletten eingenommen werden können.
- Bei den homöopathischen Einzelmitteln kommen besonders – je nach Krankheitsbild – *Mezereum, Hepar sulfuris* und *Mercurius* in Betracht. Zur unspezifischen Anregung des Immunsystems eignen sich Präparate aus der *Immunmodulation* wie etwa *Echinacea* als Urtinktur oder auch als Kombinationspräparat.
  Eine Manipulation an den Krusten muss unbedingt vermieden werden, da durch das Abreißen kleine Blutgefäße eröffnet werden könnten, was die Gefahr der Erregerverschleppung in die Blutbahn beinhaltet. Bei stärkerer Entzündung können Umschläge mit *Kaliumpermanganat* oder *Rivanol* gemacht werden, nach Abfallen der Krusten sollten *antiseptische Salben* aufgetragen werden. Besonders sind auch hier hygienische Maßnahmen zu beachten, die Fingernägel der erkrankten Kinder sollten kurz geschnitten werden.

6.3 Erysipel

Eine akute Infektionskrankheit der Haut ist das auch als *Wundrose* oder *Rotlauf* bezeichnete Erysipel. Die Erkrankung tritt meistens im Erwachsenenalter auf und hat seltsamerweise einen Erkrankungsgipfel im Winter.

Definition

Das Erysipel ist eine akute, meistens durch Streptokokken ausgelöste Infektionskrankheit der Haut, verbunden mit Allgemeinsymptomen wie hohem Fieber und Schüttelfrost.

Ätiologie und Pathogenese

Die Erreger, in den meisten Fällen *Streptokokken*, selten auch Staphylokokken oder Enterobakterien, treten durch eine häufig *minimale Läsion* in die Dermis ein. Diese Läsion kann eine Bagatellverletzung, eine Rhagade oder auch die durch eine Dermatose geschädigte Barrierefunktion der Haut sein. So kann z. B. die Mazeration der Haut in den Zehenzwischenräumen bei einer Tinea pedis Eintrittspforte für die Bakterien sein und zu einem Erysipel am Unterschenkel führen. Ein Erysipel im Gesicht kann durch Autoinfektion mit Keimen aus dem oberen Respirationstrakt entstehen. Da die Erreger auf dem Lymphweg verschleppt werden, besteht in den meisten Fällen eine räumliche Distanz zwischen Eintrittspforte und Erysipel und es können sich auf diesem Weg strichförmige Entzündungsreaktionen mit *Lymphangitis* zeigen.

Klinische Symptomatik

Die ersten Anzeichen der Entzündung sind Spannungsgefühl und Druckschmerz. Kurz darauf entwickelt sich eine *flächenhafte, flammende Röte* mit *Schwellung*, die sich weiter ausbreitet. Rötung und Schwellung sind *scharf begrenzt* und *heiß*. Bei schweren Verläufen zeigt das Erythem Blasenbildung und Hämorrhagien, die regionalen Lymphknoten sind geschwollen. Begleitend zur Hautsymptomatik haben die Patienten hohes Fieber (bis 40 °C) und Schüttelfrost. Im Labor findet man eine stark beschleunigte Blutsenkung und deutliche Leukozytose.

Komplikation
Das Erysipel kann durch nicht erkannte Pforten und Herde in eine chronisch-rezidivierende Form übergehen und an der gleichen Stelle immer wieder ausbrechen. Verursacht durch Verklebungen der Lymphbahn können auch dauerhafte Schwellungen im Sinne eines Lymphödems zurückbleiben. **Septische Komplikationen** können nicht ausgeschlossen werden.

Diagnose

Die Diagnose ergibt sich aus dem klinischen Bild und kann durch die Laborbefunde erhärtet werden. Um Rezidive zu vermeiden, sollte unbedingt die primäre Läsion gesucht werden.

Therapie

Schulmedizin
Die Schulmedizin behandelt das Erysipel mit Antibiotika, vor allem Penicillin, das systemisch angewendet wird.

Naturheilkunde

- Einfache Verlaufsformen lassen sich gut mit *Klassischer Homöopathie* behandeln. Die Mittel *Belladonna* im Stadium der flammend heißen Röte, *Apis* bei im Vordergrund stehender Schwellung mit Brennen, sowie *Rhus toxicodendron* bei Blasenbildung zeigen in den meisten Fällen rasch einsetzende Erfolge.
- Zur äußerlichen Linderung eignen sich *Heilerdepackungen* und Umschläge mit *Rivanol*. Wegen der nicht unerheblichen Allgemeinsymptomatik ist absolute Bettruhe und Schonung anzuraten. Wenn das homöopathische Mittel nicht greift und sich das Erysipel weiter ausbreitet, ist antibiotische Behandlung erforderlich.

6.4 Panaritium

Diese durch eiterbildende Bakterien hervorgerufene Entzündung des Nagelwalls kommt meistens an den Fingern, selten an den Zehennägeln vor. Im Volksmund wird das Panaritium *Nagelumlauf,* in der Medizin auch *Paronychie* genannt.

Definition

Das Panaritium ist eine eitrige Entzündung von Nagelbett oder Nagelwall, verursacht durch das Eindringen von Bakterien nach Bagatellverletzungen.

Ätiologie und Pathogenese

Die Entzündung wird ausgelöst durch eingedrungene Keime, in den meisten Fällen *Staphylokokken.* Seltener entsteht ein Panaritium durch eine Infektion mit dem zu den Hefepilzen gehörenden *Candida albicans* oder auch durch *Herpes simplex* Viren. Um in die Haut von Nagelbett und Nagelwall eindringen zu können, benötigen diese Keime eine Eintrittspforte, die fast immer eine kaum sichtbare Bagatellverletzung ist. Während die harmlose kleine Wunde sich rasch verschließt, vermehren sich die Bakterien unbemerkt und führen im weiteren Verlauf zur Entzündung im Gewebe. Typische, für das Panaritium ursächliche Verletzungen können bei unsachgemäßer Maniküre durch Abschneiden des Nagelhäutchens oder auch durch Nägelkauen entstehen. Manchmal entwickelt sich ein Panaritium nach einer winzigen Verletzung durch eingedrungene kleine Fremdkörper wie Rosendorne oder Holzsplitter.

Klinische Symptomatik

Die Krankheit beginnt akut und ist sehr schmerzhaft. Der Nagelwall rötet sich und schwillt an, das entsprechende Gebiet ist überwärmt und druckschmerzempfindlich. Bei weiterem Fortschreiten der Entzündung und als Zeichen der Eiterbildung nimmt die Druckschmerzhaftigkeit zu und es entsteht ein klopfender Dauerschmerz. Im weiteren Verlauf zeigt sich an der Eintrittspforte in vielen Fällen eine Eiterblase.

Komplikation
Gelingt es nicht die Eiterbildung zu unterbinden oder den gebildeten Eiter auszutreiben, droht die Gefahr der Ausweitung der Entzündung auf Knochen, Gelenke und Sehnen.

Diagnose

Die rote, heiße Schwellung des Nagelwalls ist die Grundlage zur Diagnosestellung. Nach der Inspektion sollte durch leichten Druck mit der Spitze einer Pinzette auf den Nagelwall der Hauptschmerzpunkt lokalisiert werden. Dieser Punkt ist die Eintrittspforte, an der nach eventuell eingedrungenen Fremdkörpern gesucht werden muss.

Therapie

Schulmedizin
Zunächst wird versucht die Entzündung durch antiseptische Lokalbehandlung zurückzudrängen, bei Eiterbildung erfolgt eine chirurgische Inzision.

Naturheilkunde

- Im Anfangsstadium des Panaritiums kann versucht werden, die Eiterbildung zu kupieren und die Entzündung zurückzudrängen. Dies gelingt häufig mit dem homöopathischen Einzelmittel *Hepar sulfuris* in hohen Potenzen.
- Gleichzeitig können *heiße Tauchbäder* bei ca. 45 °C zur Hyperämisierung gemacht werden, zusätzlich auch entzündungshemmende Umschläge mit *Rivanollösung*.
- Kommt der Patient erst bei schon fortgeschrittener Eiterbildung, wird *Hepar sulfuris* in niedrigen Potenzen helfen, die Reifung zu beschleunigen. Die Eröffnung der gebildeten Eiterblase und damit der Abfluss des Sekrets kann in vielen Fällen mit *Myristica sebifera*, dem „homöopathischen Messer" erreicht werden.
- Zur Unterstützung von Reifung und Sekretabfluss haben sich Salbenverbände mit *Ichthyol-Salbe* oder auch *Heilerdepackungen* bewährt.
- Zur Anregung der Abwehr können bei hoch entzündlichen Verläufen unspezifische Immunmodulatoren wie *Echinacea Urtinktur* und entzündungshemmende homöopathische Komplexmittel eingesetzt werden.
- War ein eingedrungener Fremdkörper die Ursache der Erkrankung, muss dieser natürlich zuerst entfernt werden. Hat der Patient den Splitter schon selbst herausgezogen, können eventuell noch Reste im Hautgewebe sein, die zur Austreibung gebracht werden müssen. Das geeignete Mittel hierzu ist *Silicea* in niedrigen Potenzen.
- Zeigen die beschriebenen Maßnahmen nicht innerhalb kurzer Zeit den gewünschten Erfolg und entwickelt sich zunehmend starker Klopfschmerz, wird eine chirurgische Intervention erforderlich.

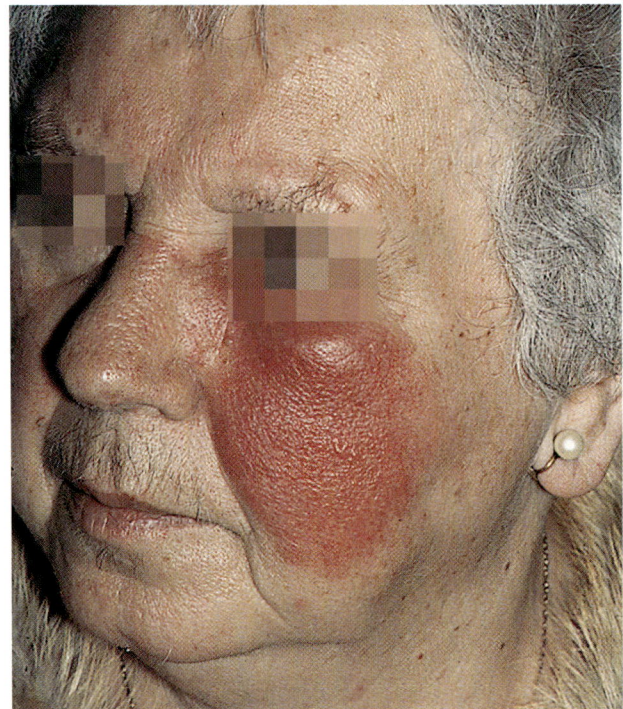

Abb. **13** Gesichtserysipel: hochrote, ödematöse Schwellung der linken Wange mit zungenförmigen Ausläufern über dem Nasenrücken.
[Aus: Jung, E. G. (Hrsg): Dermatologie. MLP Duale Reihe. 3. A. Hippokrates, Stuttgart 1995]

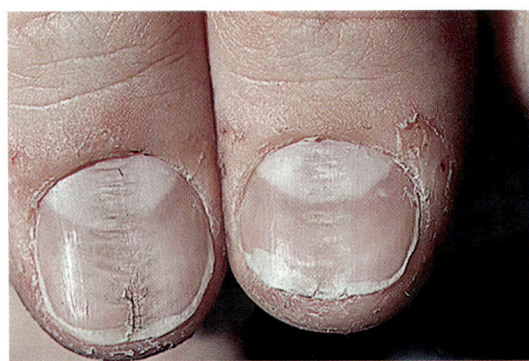

Abb. **14** Dauerhafte Nagelwachstumsstörung.
[Aus: Jung, E. G. (Hrsg): Dermatologie. MLP Duale Reihe. 3. A. Hippokrates, Stuttgart 1995]

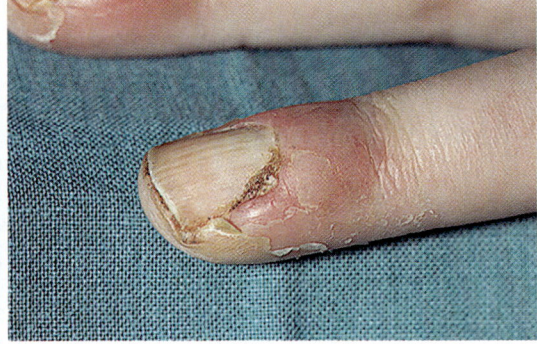

Abb. **15** Akutes Panaritium nach Verletzung des Nagelbettes.
[Aus: Jung, E. G. (Hrsg): Dermatologie. MLP Duale Reihe. 3. A. Hippokrates, Stuttgart 1995]

7. Virale Hauterkrankungen

Anders als Bakterien gehören Viren nicht zur physiologischen Hautflora und gelangen immer durch Infektion in den Organismus. Hier können sie teilweise persistieren und unter bestimmten Umständen reaktiviert werden. Der Schweregrad der durch Viren hervorgerufenen Erkrankungen und die Neigung zu Rezidiven werden wesentlich durch die Stabilität der Abwehrlage bestimmt. Durch Viren verursachte Hauterscheinungen können entweder durch direkte Infektion der Haut entstehen oder im Zusammenhang mit einer allgemeinen Viruskrankheit wie etwa bei den Windpocken auftreten.

7.1 Warzen

Warzen werden durch Humane Papilloma Viren (HPV) hervorgerufen, von denen zur Zeit über 70 verschiedene Arten bekannt sind. Alle verursachen auf der menschlichen Haut und teilweise auch auf den Schleimhäuten meist gutartige Neubildungen. Viele Mythen, Magien und Rituale ranken sich um Warzen und wie man sie zum Verschwinden bringen kann. So soll der Vollmond eine Rolle spielen, ein „Besprechen" der Warze soll helfen und es gibt sogar magische Formeln, mit denen sie auf eine andere Person übertragen werden können. Selbst schulmedizinische Lehrbücher schreiben: „… manchmal verschwinden sie durch Suggestion." Weltweit werden vor allem Kinder und Jugendliche von Warzen befallen. Da die Erkrankung teilweise Immunität hinterlässt, sind Erwachsene weitgehend vor erneuter Infektion geschützt.

Definition

Warzen sind durch HPV-Viren hervorgerufene epitheliale Hyperplasien mit mehr oder weniger starker Hyperkeratose.

Ätiologie und Pathogenese

Das Humane Papilloma-Virus kann von Mensch zu Mensch aber auch als Autoinfektion z. B. durch Kratzen übertragen werden. Die Kontaktinfektion findet in den Basalzellen der Epidermis statt, wodurch benigne Tumoren an Haut oder Schleimhäuten entstehen. Die Inkubationszeit schwankt beträchtlich und es finden sich Angaben von 4 Wochen bis hin zu mehreren Monaten.

Klinische Symptomatik

Die unterschiedlichen, für den Menschen pathogenen Papilloma-Viren, bilden verschiedene Warzen-Typen aus, von denen die folgenden für die Praxis die größte Relevanz haben:

Verruca vulgaris
Die „gemeine Warze" ist die häufigste Warzenform, sie kann einzeln aber auch in Gruppen stehend vorkommen. Die Verruca vulgaris ist eine stecknadelkopf- bis erbsengroße Papel mit zerklüfteter und durch die zunehmende Verhornung rauer Oberfläche. Die Warze ist hautfarben und zeigt charakteristische rötlich-braune Pünktchen. Bevorzugte Lokalisationen sind Finger und Hände, sie kann aber auch im Gesicht und anderen Körperregionen vorkommen. Nach dem 25. Lebensjahr nimmt die Inzidenz ab, bei Abwehrschwäche oder peripheren Durchblutungsstörungen gibt es jedoch chronisch-rezidivierende Verläufe oder ein erneutes Auftreten im Erwachsenenalter.

Verruca plantaris
Diese Warzen werden auch Fußsohlen- oder Dornwarzen genannt und stellen eine Sonderform der Verrucae vulgaris dar. Sie können an der Fußsohle als einzeln stehende Effloreszenz, als sich oberflächlich ausbreitende, beetförmige Mosaikwarzen oder in

der unangenehmsten Form unter Ausbildung eines Dorns in die Tiefe wachsend auftreten. Oberflächlich sichtbar ist ein rauer, *hyperkeratotischer Fleck*, die warzentypischen rötlich-braunen Pünktchen werden häufig erst nach Abtragen der obersten Schicht sichtbar. Die durch das Konfluieren mehrerer Plantarwarzen entstehenden *Mosaikwarzen* bleiben relativ oberflächlich und sind in der Regel schmerzlos. *Dornwarzen* können durch den beim Auftreten ausgeübten Druck erheblich schmerzhaft sein und das Gewebe bis in eine beträchtliche Tiefe hinein durchdringen. Fußsohlenwarzen werden besonders häufig in Schwimmbädern, Saunen oder Sportanlagen mit Gemeinschaftsduschen übertragen, weshalb manchmal halbe Schulklassen mit ihnen infiziert sind.

Verruca plana

Die *flachen* Warzen werden auch als juvenile = jugendliche Warzen bezeichnet und finden sich besonders häufig bei Kleinkindern und Kindern. Treten sie im Erwachsenenalter auf, so sind seltsamerweise meistens Frauen davon betroffen. Es handelt sich dabei um *rundliche* bis ovale 1–2 mm große Papeln, die *hautfarben* und *kaum verhornt* sind. Ihre Oberfläche ist glatt und stumpf, manchmal können diese Warzen jucken. Meist treten sie *multipel* auf, wobei bis zu Hunderten plötzlich erscheinen können. Bevorzugte Stellen für Verrucae planae sind Hände und Unterarme, aber auch das Gesicht ist nicht selten befallen.

Diagnose

Warzen sind durch reine Inspektion leicht zu diagnostizieren. Bei den Plantarwarzen ist differenzialdiagnostisch ein *Klavus*, die auch Hühnerauge genannte druckbedingte Hyperkeratose, zu unterscheiden.

Therapie

Schulmedizin

In der Schulmedizin werden Warzen durch keratolytische Pflaster und Einpinselungen mit Salicylsäure erweicht oder auch mittels Kryotherapie vereist. Besonders Fußsohlenwarzen werden häufig chirurgisch entfernt, die Hornmassen der anderen Warzenformen werden teilweise mit dem scharfen Löffel ausgehoben.

Naturheilkunde

- Die Therapie der Warzen in der Naturheilkunde ist eine der großen Domänen der *Homöopathie*. Anhand der Oberflächenstruktur und Lokalisation der Warzen lassen sich die in Frage kommenden Mittel sehr gut differenzieren. **Sehr harte Warzen,** besonders Dornwarzen an den Fußsohlen sprechen gut auf *Antimonium crudum* an. Ist die Oberfläche gezackt, die Warze selbst hart und hornig, kann *Causticum* in vielen Fällen erfolgreich eingesetzt werden, besonders wenn die Warzen an Händen oder Fingern sind. Die weichen, fleischigen **juvenilen Warzen**, die teilweise jucken oder auch nässen, können durch *Thuja* günstig beeinflusst werden. Bleiben Warzen über Jahre bestehen oder treten sie an bestimmten Stellen immer wieder auf, kann das ein guter Hinweis auf das sogenannte konstitutionelle Mittel sein und sollte bei den entsprechenden Arzneimittelbildern nachgeschlagen werden.
- Zusätzlich zur innerlichen homöopathischen Behandlung können die Warzen **äußerlich** mit *Thuja* oder *Chelidonium* (Schöllkraut) jeweils in der Urtinktur betupft werden. Bei **Fußsohlenwarzen** wirkt das Baden der betroffenen Hautstellen in *hypertoner Kochsalzlösung* unterstützend bei der Behandlung.

7.1.1 Mollusca contagiosa

Mollusca contagiosa werden zwar zu den Warzen gezählt, ihr Erreger ist aber ein DNS-Virus das nicht zu den humanen Papillomaviren, sondern zu den Pockenviren gehört. Die auch *Dellwarzen* genannten Mollusca treten vor allem bei Kindern auf, teilweise in regelrechten kleinen Epidemien. Im Erwachsenenalter sind vor allem Menschen mit Immunschwächen oder atopischen Ekzemen betroffen sowie HIV-Infizierte.

Definition

Mollusca contagiosa sind durch das Molluscum contagiosum-Virus ausgelöste virale Hauterkrankung mit epidermalen, zentral eingedellten Papeln, die meistens multipel auftreten.

Ätiologie und Pathogenese

Die Übertragung des Virus erfolgt durch Schmierinfektion von Mensch zu Mensch, wobei das Virus über minimale Epitheldefekte in die Haut gelangt. Außer durch unmittelbaren Hautkontakt kann die Schmierinfektion auch über Kleidungsstücke oder Handtücher erfolgen. Nach einer Inkubationszeit von 2–8 Wochen zeigen sich die typischen hautfarbenen Papeln.

Klinische Symptomatik

Molluca contagiosa treten an einigen Stellen bevorzugt auf. Hierzu gehören Gesicht, Hals und Augenlider, Anal- und Genitalbereich sowie die Achseln. Jedes einzelne Molluscum ist etwa 1–5 mm groß, perlartig und hautfarben bis zartrosa. Meistens treten die Mollusca in kleinen Gruppen auf, manchmal entwickelt sich auch nur eine einzeln stehende Papel. Charakteristisch ist die zentrale Eindellung, der die Effloreszenz den Namen Dellwarze verdankt. Nach Anritzen und Ausdrücken entleert sich aus den Papeln eine weißliche Masse, in der im Mikroskop sogenannte Molluscumkörperchen zu erkennen sind. Diese Körperchen sind die virusbefallenen Epidermiszellen. Mollusca contagiosa können stark jucken und durch den daraus resultierenden Kratzeffekt zu neuen Schmierinfektionen führen. Auch ohne Therapie heilen die Molluscen bei intaktem Immunsystem meistens spontan nach einigen Monaten ab.

Diagnose

Die Diagnose ergibt sich aus dem sehr typischen klinischen Bild und kann histologisch bestätigt werden.

Therapie

Schulmedizin
Da die Spontanheilungsrate hoch ist, ist bei nur vereinzelt auftretenden Molluscen keine Therapie erforderlich. Bei ausgedehntem Befall werden die Papeln mit dem scharfen Löffel abgetragen. Kosmetisch störende, einzeln stehende Molluscen werden häufig mit einem keratolytischen Salicylsäurepflaster behandelt.

Naturheilkunde

- Mollusca contagiosa sprechen in vielen Fällen gut auf homöopathische Mittel an.
- Bei Kindern lohnt sich ein Versuch mit *Calcium carbonicum*, wenn das Kind dem konstitutionellen Calcium-Typ entspricht.
- Häufig hilft wie bei den weichen juvenilen Warzen auch *Thuja*, vor allem wenn Juckreiz besteht. Thuja kann sowohl in niedrigen Potenzen innerlich gegeben werden, als auch in der Urtinktur auf die Molluscen aufgetupft werden.

7.2 Herpes simplex

Die im Volksmund „Fieberbläschen" genannten Infektionen an Haut und Schleimhäuten werden durch *Herpes-simplex-Viren (HSV)* verursacht, wobei der HSV Typ 1 meistens für den Lippen-Herpes und der HSV Typ 2 für den Genital-Herpes verantwortlich

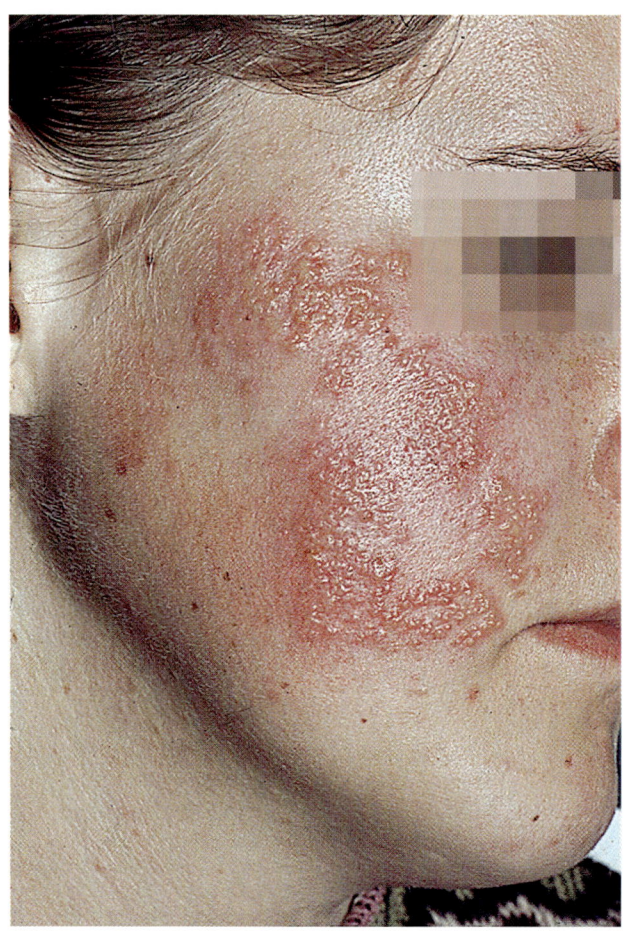

Abb. 16 Herpes simplex: Primärinfektion der rechten Wange. [Aus: Jung, E. G. (Hrsg): Dermatologie. MLP Duale Reihe. 3. A. Hippokrates, Stuttgart 1995]

ist. Der Durchseuchungsgrad mit Herpes-Viren ist hoch, etwa 90 % aller Menschen tragen das HSV Typ 1 in sich, etwa 30 % sind mit dem HSV Typ 2 infiziert.

Definition

Herpes simplex ist eine akute, primäre oder sekundäre Infektion der Haut oder der Schleimhäute durch Infektion mit Herpes simplex-Viren.

Ätiologie und Pathogenese

Durch *Tröpfchen- oder Schmierinfektion* über Haut und Schleimhäute kommt es zur Erstinfektion. Diese *Erstinfektion* erfolgt meistens bereits in früher Kindheit, etwa bis zum 5. Lebensjahr. Es folgt dann die Vermehrung und Ausbreitung der Viren über die sensiblen Nervenfasern in *sensible Ganglien*. Hier *persistieren die Viren* und können später durch endogene oder auch exogene Faktoren reaktiviert werden und dadurch *Rezidive* auslösen. Die Inkubationszeit bei der Erstinfektion beträgt 2–7 Tage, sie verläuft in 99 % aller Fälle unbemerkt und klinisch inapperent. Nur 1 % zeigen klinische Symptome, meistens in Form einer Gingivostomatitis herpetica, der Entzündung der Mundschleimhaut, die auch *Mundfäule* genannt wird. Sehr selten entsteht bei der Erstinfektion ein bedrohliches Bild wie etwa die Herpessepsis bei Neugeborenen oder auch eine Herpes simplex-Enzephalitis. Die weitaus meisten Fälle einer Herpes simplex-Erkrankung sind Rezidive, die durch eine Irritation der Neurone entstehen, in denen die Viren persistieren.

Endogene Faktoren

Belastungen des Immunsystems im Sinne einer Herabsetzung der Widerstandskraft sind häufige Auslöser für Herpes-Rezidive. Diese Belastungen können sowohl ein banaler Infekt – daher „Fieberbläschen" – als auch eine echte Immunschwäche sein. Auch *hormonelle Schwankungen*, wie sie in jedem Menstruationszyklus vorkommen, sind in der Lage die schlummernden Viren zu wecken. Dabei treten die Bläschen typischer weise kurz vor und während der Menstruation auf. Eine besondere Rolle scheint auch beim Herpes die *Psyche* zu spielen. Bei manchen Patienten reicht schon ein heftiger Ekel oder emotionaler Stress aus um eine erneute Manifestation auszulösen.

Exogene Faktoren

Sonnenlicht ist einer der größten Modulationsfaktoren für Herpes-Rezidive. Sowohl die natürliche Sonnenstrahlung als auch die künstliche Bestrahlung in einem Solarium sind häufig bei entsprechender Disposition die Initialzündung für das erneute Ausbrechen der Hauterscheinungen. Ein weiterer exogener Faktor sind auch Traumata, die offensichtlich eine Stresssituation für den Organismus darstellen.

Klinische Symptomatik

Die Inkubationszeit für Herpes simplex-Rezidive beträgt 2–5 Tage nach Einwirken der entsprechenden Provokationsfaktoren. Danach kündigt sich die Rezidiverkrankung etwa 24 Stunden vor Ausbruch der Hautsymptome mit *Kribbeln*, *Brennen* und *Spannungsgefühl* im betroffenen Bereich an. Nach diesem Prodromalstadium zeigt sich zunächst ein *Erythem*, auf dem sich rasch gruppiert stehende Bläschen bilden. Die *Bläschen* trüben sich im weiteren Verlauf *eitrig ein*, trocknen ein und *verkrusten* anschließend. Dabei können nässende Erosionen und später auch Ulzerationen entstehen.

Bevorzugt treten Herpes simplex-Infektionen an den Lippen und um den Mund herum auf, es gibt aber auch Manifestationen im Periorbitalbereich und auf den Wangen. Herpes simplex-Infektionen können in regelmäßigen Abständen wiederkehren und befallen dabei gerne immer wieder den selben Ort. Innerhalb von 8–14 Tagen heilen alle Hauterscheinungen narbenlos ab.

Diagnose

Die Diagnose ergibt sich aus dem typischen klinischen Bild. Eine Differenzialdiagnose ist nicht zu beachten.

Therapie

Schulmedizin

Das Mittel der Wahl bei Herpes simplex-Infektionen ist der Wirkstoff Aciclovir. Bei unkomplizierten Verläufen im Bereich des Gesichts wird Aciclovir lokal in Form von Salben aufgetragen, bei großflächiger Ausbreitung und schwerwiegenderen Krankheitsbildern innerlich in Tablettenform gegeben.

Naturheilkunde

- Bei einer ganzheitlichen Behandlung liegt der Ansatzpunkt für die Wahl der richtigen Therapie bei den auslösenden Faktoren. Eine Stärkung des Immunsystems durch eine *unspezifische Immunmodulation* ist in allen Fällen, die zu häufigen Rezidiven neigen, sinnvoll.

- Außer der systemischen Anwendung der entsprechenden Medikamente in Form von Tropfen oder Injektionen ist auch das äußerliche Betupfen der Bläschen mit Lösungen, die *Echinacin* enthalten, eine gute Unterstützung.

- Bei den homöopathischen Medikamenten ist im akuten Fall besonders an *Rhus toxicodendron* zu denken. Auch *Natrium muriaticum* und *Arsenicum album* haben einen großen Bezug zu Herpes-Erkrankungen. Entscheidend für die Wahl des richtigen Mittels sind die Lokalisation des Exanthems, die Empfindungen des Patienten (Jucken, Brennen etc.) und die Modalitäten.

- **Sehr wirkungsvoll** ist auch bei ausgeprägter Neigung zu Herpes-Rezidiven der Einsatz von *Herpes-Nosoden*, die wie eine Impfung wirken und den Organismus in homöopathischer Aufbereitung schrittweise desensibilisieren.
- Die aus dem Trockenextrakt von Melisseblättern hergestellte Salbe *Lomaherpan* wirkt äußerlich unterstützend ohne zu unterdrücken und wird von den meisten Patienten als angenehm und lindernd empfunden.

7.3   Herpes zoster

Die auch „Gürtelrose" genannte Herpes zoster-Infektion zeigt einen deutlich schwereren Verlauf als HSV-Infektionen und beeinträchtigt über die lokalen Symptome hinaus das gesamte Allgemeinbefinden. Ein Zoster tritt bevorzugt bei älteren Erwachsenen auf, der Erkrankungsgipfel liegt zwischen dem 60. und 70. Lebensjahr.

Definition

Herpes zoster ist eine neurotrope Viruskrankheit durch Reaktivierung der in den Gliazellen der Spinalganglien persistierenden Varicella zoster-Viren mit meist einseitigen, auf das Versorgungsgebiet eines Spinalnerven beschränkten Hauterscheinungen.

Ätiologie und Pathogenese

Ein Zoster kann sich nur bei vorhergegangener Infektion mit dem *Varizella zoster-Virus* entwickeln. Diese Primärinfektion findet meistens in der Kindheit in Form von *Windpocken* statt, wobei die Viren nach überstandener Krankheit lebenslang in den sensiblen Ganglien von Rückenmark und Gehirn persistieren. Von hier aus können sie vor allem bei Abwehrschwäche reaktiviert werden und in die Haut auswandern. Die genauen Mechanismen die zur Reaktivierung führen, sind nicht eindeutig geklärt. Man weiß jedoch, dass *äußerliche Einflüsse* wie Röntgen- und UV-Bestrahlung, heftige Erschütterung und Nervenverletzungen einen Zoster *provozieren* können. Auch *toxische Substanzen*, besonders Kohlenoxid und Arsenverbindungen können auslösend wirken. In jedem Fall scheint es sich um eine *Resistenzminderung des Organismus* zu handeln, die verantwortlich für die Entstehung des Krankheitsbilds ist.

Klinische Symptomatik

Da bei der Aktivierung der Viren die Entzündung des entsprechenden Nerven den Hautsymptomen vorausgeht, beginnt der Zoster mit *Schmerzen* oder *Brennen, Berührungsempfindlichkeit* und *Parästhesien* im Bereich des betroffenen Dermatoms ohne sichtbare Hautveränderungen. Gleichzeitig empfinden viele Patienten ein allgemeines Krankheitsgefühl mit Mattigkeit und Abgeschlagenheit, in manchen Fällen ist auch die Temperatur erhöht bis hin zu leichtem Fieber. Dieses Prodromalstadium kann etwa 7 Tage dauern. Anschließend bildet sich im Bereich des befallenen Segments ein *Erythem* aus, auf dem gruppierte *Bläschen* und *Pusteln* erscheinen. Diese Effloreszenzen können im weiteren Verlauf nekrotisieren oder sich hämorrhagisch umwandeln. Bei unkomplizierten Verläufen verkrusten die Bläschen nach etwa 2–3 Wochen und fallen ab. Im Prinzip kann jedes Nervensegment von Zoster befallen werden, die weitaus häufigste Lokalisation ist jedoch mit etwa 50 % der Fälle im thorakalen Bereich. In der Regel hinterlässt der Zoster lebenslange Immunität, nur in seltenen Fällen kommen Rezidive vor.

Komplikationen
Bei einem Befall des *Nervus trigeminus* kann es zu einer Mitbeteiligung des Auges kommen, die dauerhafte Schädigungen zur Folge haben kann.

Bei 10–15 % aller Zoster-Patienten bestehen die neuralgischen Schmerzen länger als 4 Wochen nach Abheilen der Hautveränderungen. Man spricht dann von einer *Post-Zoster-Neuralgie*, die mit heftigsten Schmerzen über mehrere Monate anhalten kann.

Diagnose

Die halbseitige segmentale Anordnung der Effloreszenzen sowie die Angaben des Patienten über Schmerzen und Missempfindungen im betroffenen Bereich führen zur Diagnosestellung. Differenzialdiagnostisch ist der Zoster von *Herpes simplex*, *Erysipel* und *Impetigo contagiosa* zu unterscheiden.

Therapie

Schulmedizin
Die Therapie besteht in austrocknenden Lokalbehandlungen wie etwa Zinkschüttelmixtur, bei im Vordergrund stehenden Schmerzen werden auch anästhesierende Puder und Salben angewendet. Zu Beginn der Erkrankung wird versucht mit innerlichen Gaben von *Aciclovir* den Verlauf zu verkürzen. Bei schwerwiegenden Krankheitsbildern, besonders bei Beteiligung des Nervus opticus wird auch *Kortison* eingesetzt. Die **Post-Zoster-Neuralgie** gilt als **nicht therapierbar** und der Patient erhält Analgetika um relative Schmerzfreiheit zu erreichen.

Naturheilkunde

- Da der Zoster primär eine durch Schwächung der Abwehrlage entstandene Nervenentzündung ist, gehört zu einer erfolgreichen Therapie immer die *Immunmodulation*. Durch die Aktivierung des Immunsystems kann der Verlauf gemildert und abgekürzt werden.

- Gleichzeitig empfiehlt sich der Einsatz von *Vitamin C* in einer Dosis von 750 bis 1000 mg täglich oral oder als Kurzinfusion. Vitamine des B-Komplexes, besonders *Vitamin B12* haben eine hohe Affinität zum Nervengewebe, daher sollten bei im Vordergrund stehenden neuralgischen Beschwerden auch Injektionen mit Vitamin B12-haltigen Präparaten eingesetzt werden.

- Aus der *Homöopathie* können besonders gezielt anhand der individuellen Symptomatik ausgewählte Medikamente angewendet werden. *Rhus toxicodendron* ist ein bewährtes Mittel, das sowohl die Hauteffloreszenzen als auch die neuralgischen Beschwerden gut beeinflusst. Das am häufigsten angezeigte homöopathische Medikament ist *Mezereum*. Es hilft sowohl gegen die Bläschen als auch gegen die Schmerzen und beugt anschließenden Neuralgien vor.

- Außer den homöopathischen Einzelmitteln bringen auch aus mehreren Homöopathika zusammengesetzte *Komplexmittel* gute Erfolge. Zur äußerlichen Unterstützung können juckreizlindernde und austrocknende Maßnahmen angewendet werden.

- Zur Behandlung der **Post-Zoster-Neuralgie** eignet sich eine Quaddelbehandlung über dem entsprechenden Segment. Hierzu können Lokalanästhetika wie *Meaverin* oder das homöopathische *Formicain* mit entzündungshemmenden Komplexmitteln gemischt und subkutan injiziert werden. Das homöopathische Mittel *Hypericum* hat einen großen Bezug zum Nervensystem und kann daher die Nervenentzündung günstig beeinflussen, auch *Rhus toxicodendron* und *Mezereum* kommen zur Behandlung der Neuralgie in Frage.

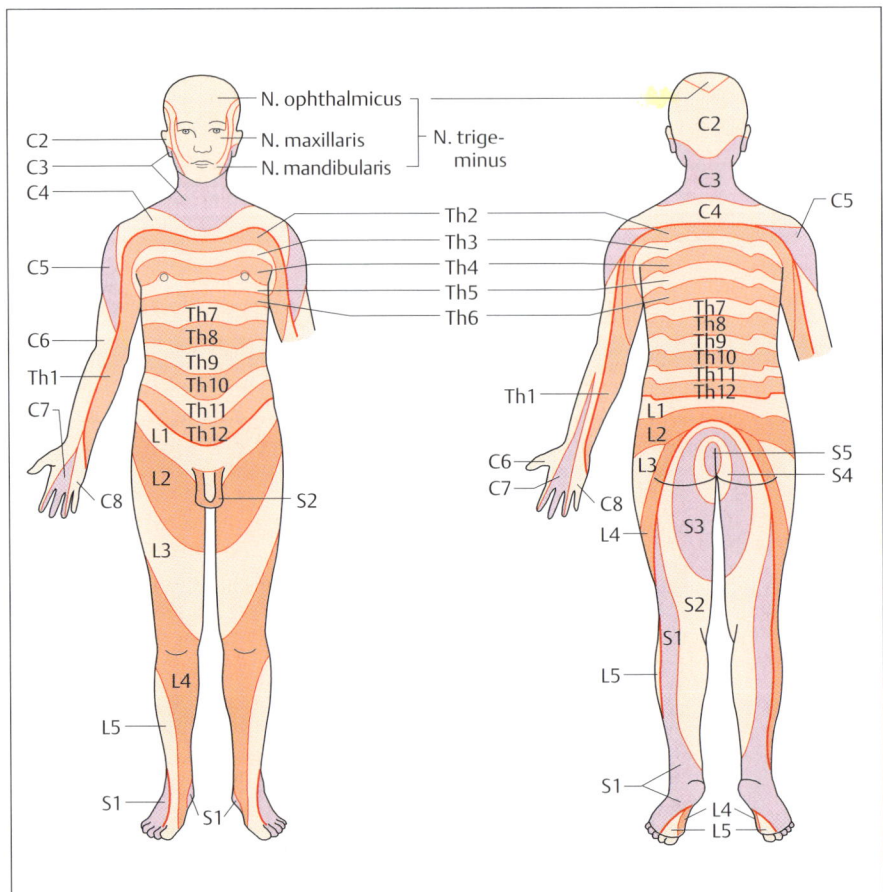

Abb. 17 Haut-
erkrankungen
durch Viren:
Dermatome.
(Aus: Sferry-
Paus, Checkliste
Dermatologie.
4. A. Thieme,
Stuttgart 2000)

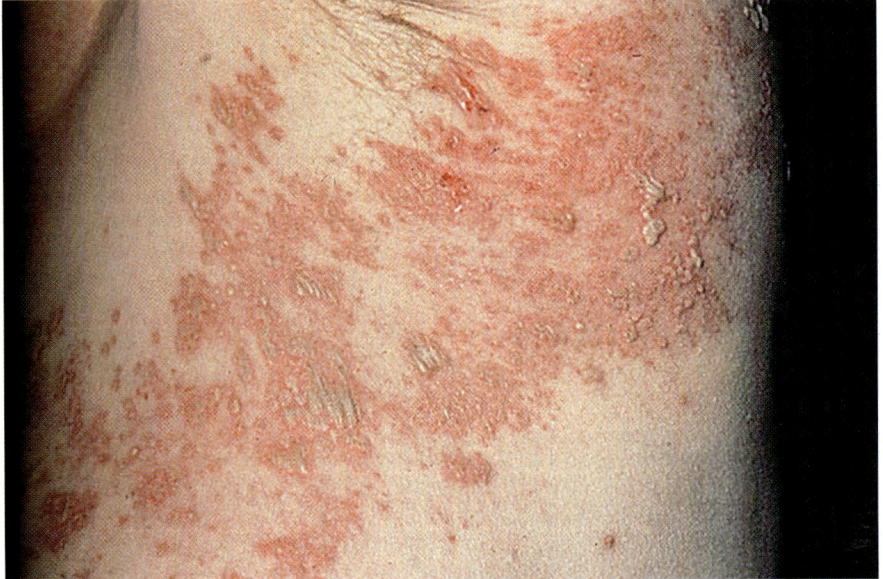

Abb. 18 Herpes
zoster mit typi-
scher Anordnung
einer „Gürtel-
rose".
[Aus: Jung, E. G.
(Hrsg): Derma-
tologie. MLP
Duale Reihe. 3. A.
Hippokrates,
Stuttgart 1995]

7.4 Exanthematische Viruserkrankungen

==Die durch Viren verursachten Exanthemerkrankungen werden auch „Kinderkrankheiten" genannt== und müssen in der Praxis häufig differenzialdiagnostisch erkannt werden. Sie gehören zwar zu den zyklischen Infektionskrankheiten die den gesamten Organismus betreffen, sind aber charakterisiert durch ihre typischen Exantheme im Organstadium.

7.4.1 Windpocken (Varizellen)

Windpocken sind weltweit verbreitet und haben einen sehr hohen ==Kontagionsindex,== etwa 98 % der Bevölkerung sind infiziert. Die Krankheit tritt vorwiegend in der Kindheit auf, kann jedoch auch im Erwachsenenalter vorkommen und zeigt dann einen deutlich schwereren Verlauf.

◄◄ Es besteht **Behandlungsverbot für Heilpraktiker** gemäß § 24 Infektionsschutzgesetz! Windpocken fallen auch unter den § 34, in dem zu treffende Maßnahmen beim Auftreten bestimmter Erkrankungen in Gemeinschaftseinrichtungen festgelegt werden. Auch aus der Nennung der Windpocken in diesem Paragraphen ergibt sich das Behandlungsverbot für HP.

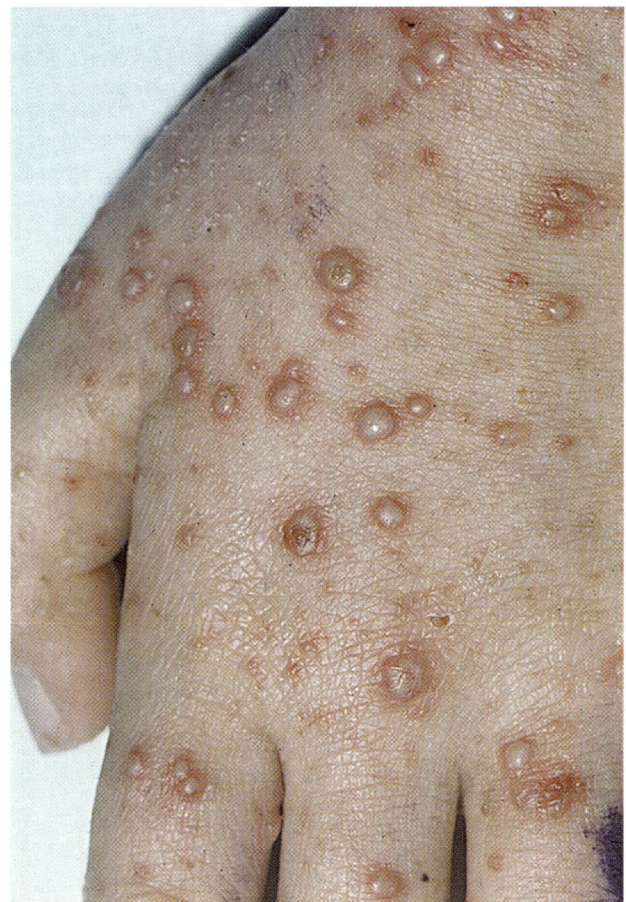

Abb. **19** Varizellen-Exanthem auf dem Handrücken.
[Aus: Jung, E. G. (Hrsg): Dermatologie. MLP Duale Reihe. 3. A. Hippokrates, Stuttgart 1995]

Definition

Infektionskrankheit durch Erstinfektion nicht immuner Personen mit Varizella zoster-Viren, die zur Ausbildung von Bläschen auf gerötetem Grund an Haut und Schleimhäuten führt.

Ätiologie und Pathogenese

Erreger der Windpocken ist das *Varizella zoster-Virus*, das zur Gruppe der *Herpes-Viren* gehört. Die Übertragung kann durch *Schmierinfektion* erfolgen, meistens jedoch durch *Tröpfcheninfektion* über die Luft. Diesem Infektionsweg verdankt die Krankheit auch den Namen Windpocken. Nach einer Inkubationszeit von 14–21 Tagen beginnt die Krankheit mit einem kurzen Prodromalstadium und zeigt dann die typischen Exantheme. Windpocken hinterlassen lebenslange Immunität, die Viren können aber unter ungünstigen Immunbedingungen als Herpes zoster reaktivieren. Eine Ansteckung kann bereits einen Tag vor Ausbruch des Exanthems erfolgen und bleibt bis zum Abfallen der Borken möglich.

Klinische Symptomatik

Bei Erkrankungen in der Kindheit ist das *Prodromalstadium* häufig unbemerkt, es zeigen sich nur leichte Symptome wie *Abgeschlagenheit* und geringfügige *Temperaturerhöhung*. Im Erwachsenenalter können zu Beginn Kopfschmerzen, Fieber und Erbrechen auftreten. Kurz darauf erscheint das Exanthem zunächst mit linsengroßen *rötlichen Flecken*, die sich innerhalb von Stunden zu Papeln und *Bläschen mit wasserklarem Inhalt* umwandeln. Das Exanthem ist über den ganzen Körper verteilt, bevorzugt tritt es aber am Stamm und auf der Kopfhaut auf, Hände und Füße bleiben fast immer frei. Regelmäßig sind auch die Schleimhäute betroffen, besonders im Mund aber auch an der Genitalschleimhaut. Über mehrere Tage entstehen im weiteren Verlauf immer neue Bläschen, die älteren trüben sich ein und *verkrusten*. Da zur gleichen Zeit unterschiedliche Reifestadien des Exanthems nebeneinander bestehen, ergibt sich das typisch bunte Bild, das als „*Sternenhimmel*" bezeichnet wird. Das letzte Stadium des Exanthems zeigt eine Kruste mit einkammeriger zentraler Eindellung. Nach etwa 2 bis 3 Wochen fallen die Krusten ab. Das Exanthem ist mit *starkem Juckreiz* verbunden, trotzdem sollte Kratzen vermieden werden, da es dadurch zu narbiger Abheilung kommen kann. Werden die Effloreszenzen nicht aufgekratzt, heilen die Windpocken ohne Narbenbildung ab.

Diagnose

Die Diagnose ergibt sich aus dem klinischen Bild des Exanthems, der Erregernachweis erfolgt über einen Abstrich aus dem Bläscheninhalt. Ein Antikörpernachweis aus dem Blut ist möglich.

Therapie

Die Therapie ist nur rein symptomatisch möglich und bezieht sich in erster Linie auf die Juckreizlinderung.

Schulmedizin
Es werden juckreizlindernde Puder angewendet oder auch austrocknende *Zinklotionen*. Ist der Juckreiz sehr stark, werden innerlich *Antihistaminika* gegeben.

Naturheilkunde

- Unterstützend können homöopathische Mittel gegeben werden, besonders *Rhus toxicodendron*, das bei Bläschenbildung und brennendem Jucken indiziert ist. Auch der kanadische Gelbwurz *Hydrastis canadensis* hat bei Windpocken positive Wirkungen gezeigt.
- Wie bei allen Virusinfektionen ist eine Anregung der körpereigenen Abwehrfunktionen therapeutisch sinnvoll. Hier haben sich die Komplexmittel *Engystol N* und *Echinacea compositum S* bewährt.

- **Äußerlich** werden juckreizlindernde, leicht austrocknende Anwendungen wie *Kartoffelmehl* als Puder oder Abwaschungen mit verdünntem *Obstessig* als wohltuend empfunden.

- Bei verzögerter Abheilung hat sich zum Abschluss der Erkrankung die einmalige Gabe von *Sulfur* in der *C30* bewährt.

7.4.2 Röteln (Rubeola)

Röteln sind eine an sich harmlose, zyklische Viruskrankheit von Kindern und Jugendlichen, die jedoch bei Erstinfektion in den ersten drei Monaten einer Schwangerschaft zu schweren embryonalen Schädigungen führen kann.

◄◄ Bei angeborener Rötelninfektion (konnatale Infektion) besteht gemäß § 7 Abs. 3 des Infektionsschutzgesetzes eine nicht namentliche Meldepflicht. Daraus folgt automatisch ein **Behandlungsverbot für Heilpraktiker!**

Definition

Röteln werden definiert als harmlose Infektion in der Kindheit und jungem Erwachsenenalter mit dem Rubeola-Virus ohne schwere Allgemeinsymptome. Der Kontagionsindex ist relativ gering, die Bedeutsamkeit der Röteln liegt allein in der Möglichkeit schwerer Fruchtschäden bei Erstinfektion in der Frühschwangerschaft.

Ätiologie und Pathogenese

Erreger der Röteln ist das *Rötelnvirus*, das durch Tröpfcheninfektion übertragen wird. Bei Erstinfektion der Mutter in der Schwangerschaft erfolgt die Übertragung auf den Embryo *diaplazentar*. Nach einer *Inkubationszeit von 2–3 Wochen* beginnt die Erkrankung mit leichten *katarrhalischen Erscheinungen* und subfebrilen Temperaturen. Diese prodromalen Erscheinungen dauern nur 1–4 Tage und werden meistens nicht bemerkt, in vielen Fällen fehlen sie auch ganz. Im Anschluss an diese Phase zeigt sich das Exanthem, das sich schnell entwickelt und bereits nach drei Tagen wieder verschwunden ist. Eine Ansteckung ist bereits 2–4 Tage vor Ausbruch des Exanthems möglich, die Kontagiosität dauert maximal bis zum Ende des Exanthemstadiums.

Klinische Symptomatik

Das Rötelnexanthem ist *klein bis mittelfleckig, hellrosa bis rot*, wobei die Effloreszenzen *einzeln stehend* sind und nicht konfluieren. Die Effloreszenzen zeigen sich zuerst meist schmetterlingsförmig angeordnet im Gesicht und hinter den Ohren, im weiteren Verlauf breiten sie sich auf Stamm und Extremitäten aus. Zeitgleich mit Auftreten des Exanthem *schwellen* die *Lymphknoten* im Nacken und hinter den Ohren. Die Lymphknotenschwellung kann generalisieren, in einigen Fällen kommt es auch zur Splenomegalie. Das Allgemeinbefinden ist nicht gravierend beeinträchtigt, meistens besteht in dieser Phase nur leichtes Fieber um 38 °C. Nach 2–3 Tagen blasst das Exanthem ab, der Verlauf der Krankheit ist fast immer problemlos.

Komplikationen
Rötelninfektionen in den ersten drei Schwangerschaftmonaten führen in 1/3 der Fälle zu schweren Missbildungen des Embryos. Das Vollbild der Rötelnembryopathie ist das *Gregg-Syndrom*, zu dem Blindheit, Taubheit und ein offener Ductus botalli gehören.

Diagnose

Die Diagnose ergibt sich aus dem makulopapulösen Ekzem und besonders auch aus der typischen retroaurikulären Lymphknotenschwellung. Von alten Kinderärzten ist überliefert, dass die Diagnose der Röteln auch im Dunkeln durch Palpation der Lymphknoten gestellt werden kann. Die Sicherung der Diagnose kann serologisch durch Antikörpernachweis (Titeranstieg) im Blut erfolgen.

Therapie

Im Normalfall ist keine besondere Therapie erforderlich.

Schulmedizin

Es gibt keine spezifische Therapie gegen Röteln, zur Vermeidung einer Rötelnembryopathie wird bei Mädchen vor der Pubertät eine *Impfprophylaxe* durchgeführt. Durch die aktive Immunisierung besteht lebenslange Immunität.

Naturheilkunde

- Ist der Beginn des Infektes heftig und kommt es zu klopfenden Schmerzen in den geschwollenen Lymphdrüsen, kann *Belladonna* hilfreich sein. Bei stechenden Schmerzen im Bereich der Schwellungen mit gleichzeitiger Berührungsempfindlichkeit lohnt sich ein Versuch mit *Apis*. Die Mittel sollten symptomatisch und daher in niedrigen Potenzen wie etwa C6 oder D12 gegeben werden.
- Zur Aktivierung der unspezifischen Abwehr kann *Engystol* als homöopathisches Komplexmittel den Heilungsverlauf positiv unterstützen.
- Zur Rückbildung der Lymphknotenschwellungen kann der lymphatische Abfluss mit den Komplexmitteln *Lymphomyosot* oder *Lymphdiaral* angeregt werden, eine zusätzliche Drainage wird durch die äußerliche Anwendung von *Lymphdiaral Drainagesalbe* erreicht.

7.4.3 Masern (Morbilli)

Masern sind eine sehr ansteckende Kinderkrankheit, der Kontagionsindex liegt bei 95 % und höher. Obwohl in der westlichen Welt durch die Masernimpfung Masern heute eher selten auftreten, sterben weltweit jährlich ca. 1 Million Kinder an Masern. ◄◄ Gemäß § 6 des Infektionsschutzgesetzes müssen der Verdacht auf Masern sowie Erkrankung und Tod gemeldet werden, ebenso besteht gemäß § 7 eine Meldepflicht bei Erregernachweis des Masernvirus. Masern werden auch im § 34 bzgl. Erkrankungen in Gemeinschaftseinrichtungen erwähnt. Daraus ergibt sich ein **Behandlungsverbot** der Masern **für Heilpraktiker!**

Definition

Masern sind eine akute Viruserkrankung des Kindesalters mit zyklischem Verlauf, die durch starke katarrhalische Erscheinungen und ein typisches Exanthem gekennzeichnet ist.

Ätiologie und Pathogenese

Masern werden durch das Masern-Virus, das zu den Paramyxoviren gehört, hervorgerufen. Die Erregerübertragung erfolgt durch Tröpfcheninfektion, die Inkubationszeit bis zum Ausbruch der Symptome beträgt 1 bis 2 Wochen. Die Ansteckung kann im katarrhalischen Stadium erfolgen und während der ersten Tage des Exanthems. Nach einmal überstandener Erkrankung besteht lebenslange Immunität.

Klinische Symptomatik

Die Krankheit zeigt einen zweigipfeligen Fieberverlauf (die sogenannte „Dromedarkurve") und beginnt mit schwerem Krankheitsgefühl und Fieber zwischen 38–40 °C. In diesem Stadium der Erkrankung, das etwa 3–4 Tage dauert, entwickeln sich zunehmend *eitriger Schnupfen, Konjunktivitis* und ein *bellender Husten*.
In dieser katarrhalischen Prodromalphase sehen die Kinder „verrotzt und verheult" aus und sind misslaunig und unruhig. Die Augen sind rot umrändert und es besteht extreme Lichtscheu. Am 2. oder 3. Tag erscheinen auf der Wangenschleimhaut gegenüber den Backenzähnen weiße, kalkspritzerartige Flecke, die *Koplik-Flecken*. Sie bleiben nur 1–2 Tage bestehen, gegen Ende des Prodromalstadiums sinkt die Temperatur ab.
Unter erneutem Fieberanstieg bildet sich anschließend das Masern-Exanthem aus, das im Gesicht und hinter den Ohren beginnt. Es breitet sich rasch auf Hals, Stamm und Extremitäten aus, auch die Handflächen und Fußsohlen können befallen sein. Das

Masernexanthem besteht aus *roten bis bräunlichen Flecken*, die wachsen und *konfluieren* können. Innerhalb von 3–4 Tagen klingt das Exanthem ab unter rascher, manchmal kritischer Entfieberung.

Komplikationen
Bronchopneumonien und *Otitis media* sind recht häufige Komplikationen bei einer Masernerkrankung. Seltener kann eine *Masernenzephalitis* oder ein *Masern-Krupp* folgen.

Diagnose

Durch das typische klinische Bild ist die Diagnose meist leicht. Sie kann durch einen Antikörpernachweis im Blut erhärtet werden. Als Differenzialdiagnosen sind die Masern von Röteln, Scharlach und Arzneimittel-Exanthemen abzugrenzen.

Therapie

Schulmedizin
Die Behandlung erfolgt symptomatisch, bei schweren Verläufen werden Immunglobuline und Antibiotika eingesetzt. Zur Prophylaxe wird ab dem 12.–15. Lebensmonat eine Impfung, meist in Kombination mit Mumps und Röteln empfohlen.

Naturheilkunde

- Im katarrhalischen Stadium kann *Euphrasia* in einer D6-Potenz die Symptome mildern, das Exanthemstadium spricht in vielen Fällen gut auf *Belladonna* an. Euphrasia lindert auch in Form von *Augentropfen* die Beschwerden der begleitenden Konjunktivitis.
- Das homöopathische Hauptmittel ist bei normalem Verlauf *Pulsatilla*, das gekennzeichnet ist durch dicke, milde Sekrete, Weinerlichkeit und Verlangen nach frischer Luft und kühlem Raum.
- Zur Anregung der körpereigenen Abwehr kann unterstützend das Komplexmittel *Echinacea compositum S* gegeben werden.
- Vor Ausbruch des Exanthems sollen keine Wadenwickel gemacht oder sonstige fiebersenkende Maßnahmen ergriffen werden, da dadurch die Gefahr der Unterdrückung des Ausschlags und Verlagerung der Erkrankung auf andere Organe besteht.
- Bei verzögerter Rekonvaleszenz und in der Nachbehandlung hat sich die Gabe der homöopathischen Masernnosode bewährt. Die einmalige Einnahme von *Morbillinum* in der C30 hilft auch bei Folgezuständen und anschließender Schwäche der Infektabwehr.

8. Dermatomykosen

Definition

Unter dem Begriff *Dermatomykosen* werden alle durch Pilze verursachten Hauterkrankungen zusammengefasst. Pilze sind pflanzenähnliche Mikroorganismen, die auf organisches Material angewiesen sind. Als Saprophyten sind sie in der gesamten Natur weit verbreitet, von den ca. 100.000 verschiedenen Pilzarten sind jedoch nur etwa 100 für den Menschen pathogen. Einige Pilze gehören zur normalen menschlichen Flora, wie z. B. **Candida albicans** in Mundhöhle und Gastrointestinaltrakt. Hautpathogen sind vor allem

- Dermatophyten
- Hefepilze
- Schimmelpilze

Aufgrund ihrer Anfangsbuchstaben werden diese Pilze auch die D-H-S-Gruppe genannt. Die durch diese pathogenen Keime entstehenden Dermatosen werden in *oberflächliche* und *tiefe Mykosen* unterteilt, je nach dem welche Hautschicht sie befallen. Oberflächliche Mykosen entstehen in der Epidermis und zeigen sich auch an Nägeln und Haaren. Sie werden durch Dermatophyten verursacht, da diese keratinophil sind und die Hornsubstanz zu ihrer Versorgung benötigen. Schimmel- und Hefepilze können sowohl oberflächliche als auch tiefe, die Dermis oder Subkutis befallende Mykosen auslösen.

Allgemeine Ätiologie

Eine pathologische Besiedelung der Haut mit Pilzen kann nur auf dem Boden eines gestörten biologischen Gleichgewichts erfolgen. Ätiologie und Pathogenese sind für alle Hautmykosen gleich, da zunächst durch endogene oder exogene Faktoren das Milieu geschaffen werden muss, welches Pilzen die Ansiedlung ermöglicht.

Endogene Faktoren

Pilzerkrankungen treten nicht selten in Kombination mit *Stoffwechselkrankheiten*, besonders Diabetes mellitus und auch bei *Durchblutungsstörungen* auf. Häufig ist eine *Fehlbesiedelung des Gastro-Intestinal-Trakts* Ursache für die gestörte Ökologie, die sich in manchen dieser Fälle nach Antibiotika-Behandlungen einstellt. Es scheint auch einen Zusammenhang zwischen Pilzbesiedelung und langjähriger Einnahme von Ovulationshemmern zu geben.

Exogene Faktoren

Der intakte Säureschutzmantel der Haut bietet eine wirkungsvolle Barriere gegen das Eindringen von Krankheitserregern aller Art. Wird diese natürliche Schutzschicht aus Horn, Talg, Schweißdrüsensekret und physiologischer Hautflora gestört, kann es zur Besiedelung der Haut mit Pilzen kommen. So bietet eine durch eine *chronische Dermatose* geschädigte Hautoberfläche eine ideale Angriffsfläche für Pilze. Zerstört werden kann die Schutzschicht auch durch *aggressive Reinigungssubstanzen*, zu häufiges Baden und Duschen mit seifenhaltigen Zusätzen und unsachgemäße Hautpflege. So wie jedes „Zuviel" an Hygiene das biologische Gleichgewicht stören kann, ist auch ein „Zu wenig" schädlich. Mangelhaft desinfizierte Schwimmbäder können einige Pilzinfektionen genau so begünstigen wie ein häufiger, unkontrollierter Wechsel des Sexualpartners. Besonders wohl fühlen sich Pilze in einem feucht-warmen Milieu, deshalb ist die *behinderte Verdunstung der Schweißsekretion* eine häufige Ausgangsbasis zur Pilzbesiedelung. Fehlende Verdunstungsmöglichkeiten entstehen z. B. an aufeinanderliegenden Hautfalten, durch das Tragen von Unterwäsche und Strümpfen aus synthetischen Materialien sowie bei Säuglingen durch Windeln mit Plastikfolie.

8.1 Tinea cutis

Durch Besiedelung der Haut mit Dermatophyten entsteht das Bild der Tinea cutis, die an jeder beliebigen Stelle des Körpers auftreten kann. Die Bezeichnung Tinea cutis stellt daher einen Oberbegriff oder auch Sammelbezeichnung dar und wird je nach der befallenen Körperregion weiter differenziert.

Definition

Durch Dermatophyten verursachte, auf die Epidermis beschränkte Mykose, die je nach Lokalisation speziell benannt wird:

- *Tinea capitis*
  Dermatophyteninfektion der behaarten Kopfhaut mit Befall des Haarschafts
- *Tinea corporis*
  Dermatophyteninfektion des Stammes und der Extremitäten mit Ausnahme von Fußsohlen, Handtellern und Inguinalregion

- *Tinea inguinalis*
  Dermatophyteninfektion in der Leistengegend und im Genitalbereich
- *Tinea faciei*
  Befall des Gesichts

Ätiologie und Pathogenese

Ätiologie und Pathogenese entsprechen den unter „allgemeine Ätiologie der Dermatomykosen" genannten Faktoren.

Klinische Symptomatik

Tinea cutis zeigt sich in Form von hellroten, scharfbegrenzten Herden, die *stark jucken* und mehr oder weniger ausgeprägte *Schuppenbildung* haben. Teilweise können sich auf den Herden kleine *Bläschen* und *Pusteln* bilden. Die befallenen Hautstellen sind zentral etwas abgeblasst, der *Randwall* ist leicht erhaben. Bei der Tinea capitis entstehen rundliche Areale von unterschiedlicher Größe über denen die Haare abgebrochen und glanzlos sind.

Diagnose

Die Diagnose ergibt sich aus der Art der Effloreszenzen und dem immer vorhandenen Juckreiz. Differentialdiagnostisch sind vor allem bei der Tinea corporis eine *Psoriasis* sowie andere mit Entzündungsreaktionen einhergehende *Ekzeme* abzugrenzen, die Tinea faciei ist manchmal schwierig von der *Impetigo contagiosa* zu unterscheiden.

Therapie

Schulmedizin
Die Therapie besteht in der Gabe von Breitspektrum-Antimykotika, die je nach Schwere des Krankheitsbilds innerlich oder äußerlich angewendet werden. Das bekannteste Mittel gegen Dermatophyten ist der Wirkstoff *Griseofulvin,* der die Pilzteilung und damit die Vermehrung hemmt.

Naturheilkunde

- Die kausale Therapie orientiert sich an der Wiederherstellung des ökologischen Gleichgewichts im Körperinneren und an der Hautoberfläche. Daher gehört die *Symbioselenkung* der Magen-Darm-Flora immer zur Basistherapie, besonders bei ausgedehnter oder rezidivierender Tinea corporis.
- Zusätzlich ist es für den Behandlungserfolg dringend erforderlich, das *physiologische Hautmilieu* wieder herzustellen und aufrecht zu erhalten, deshalb steht die Aufklärung des Patienten über die notwendigen *Hygienemaßnahmen* im Vordergrund. So sollen zum Waschen und Duschen ausschließlich Reinigungsprodukte mit saurem pH-Wert verwendet werden, zur Vermeidung von Feuchtigkeitsstau muss die Haut anschließend gründlichst abgetrocknet werden. Die Abdunstung behindernde Bekleidung aus luftundurchlässigen Materialien ist zu Gunsten von Naturmaterialien wie Baumwolle zu vermeiden.
- Äußerlich unterstützend und den Juckreiz lindernd sind Abwaschungen mit verdünntem *Obstessig* und *Grapefruitkern-Extrakt*.

8.2   Tinea pedis

Der Fußpilz ist streng genommen eine Form der Tinea corporis, denn auch er entsteht durch Dermatophyten. Tinea pedis gehört zu den häufigsten dermatologischen Erkrankungen, die Anzahl der Betroffenen wird in Deutschland mit 30 % angegeben.

Definition

Tinea pedis ist die Infektion der Füße und der Zehen mit Dermatophyten, der Erreger gehört zur Gruppe der Trichophyten.

Ätiologie und Pathogenese	Bei der Entstehung des Fußpilzes spielt das *feucht-warme Klima* durch *fehlende Verdunstungsmöglichkeit* im Schuh die Hauptrolle. Ein solches Klima wird u. a. erzeugt durch das Tragen von Turnschuhen oder Nylonstrümpfen. Die durch die entstandene *Hyperhidrosis* (Überfeuchtung) erweichte oder bereits *mazerierte Haut* der Füße bietet nun eine ideale Basis zur Ansiedelung der Pilze. Die Sporen der Dermatophyten sind monatelang virulent und finden sich in Schuhen, Badematten oder Teppichböden, so dass es bei vorgeschädigter Haut ständig zu neuen Infektionen kommen kann.
Klinische Symptomatik	Die Erkrankung beginnt meist mit *juckendem Erythem, Hautabschälung* und *Mazeration*. Im weiteren Verlauf kommt es zu *Schuppenbildung* und Hyperkeratose besonders an den Fußrändern und Fußsohlen. Es können schmerzhafte Erosionen und *Rhagaden* entstehen. Typisch ist der Befall der Zehenzwischenräume, am häufigsten der 3. und 4. Zehenzwischenraum, der Fußrücken ist nur sehr selten betroffen. Fußmykosen bestehen häufig über viele Jahre und sind meistens chronisch-intermittierend.

Komplikation
Die durch die Mykose geschädigte, mazerierte Haut bietet eine ideale Eintrittspforte für Bakterien. Als Komplikation kann es daher zur bakteriellen Superinfektion und zum Erysipel am Unterschenkel kommen. Häufig greift der Fußpilz auch auf die Hornsubstanz der Nägel über und führt zu Nagelmykosen.

Diagnose	Das klinische Bild ist typisch, abzugrenzen ist die Tinea pedis von einer *Candidose*, die sich eher als weißlich mazerierte Zehenzwischenräume zeigt. Auszuschließen ist auch ein *allergisches Kontaktekzem*.
Therapie	*Schulmedizin* Unter Hinweis auf die entsprechenden Hygienemaßnahmen wird rein lokal mit Antimykotika behandelt.

Naturheilkunde

- Da die Tinea pedis vor allem aufgrund eines begünstigenden Milieus entsteht, ist der wichtigste Teil der Behandlung die Beseitigung des feucht-warmen Klimas. Um eine Erweichung der Haut zu vermeiden müssen die Füße nach jeder Reinigung sehr gründlich getrocknet werden, besonders auch in den Zehenzwischenräumen. Die Patienten sollten ausschließlich Strümpfe aus Naturmaterialien tragen, die Schuhe müssen häufig gewechselt werden.
- Therapeutisch wirksam sind Fußbäder mit *gerbstoffhaltigen Extrakten*, nach sorgfältigem Abtrocknen können Fußsohlen und Zehenzwischenräume mit gerbstoffhaltigem Puder eingestäubt werden. Bei chronischer Fußmykose ist wie bei „Tinea corporis" beschrieben, an eine *Symbioselenkung* zu denken.

8.3 Candidose

Etwa 80 % aller Menschen tragen den Hefepilz Candida albicans als Standortflora in Mundhöhle und Gastrointestinaltrakt, ohne dass es zu einer Erkrankung kommt. Auf der Haut kann der Hefepilz unter normalen Bedingungen nicht überleben, denn er braucht Feuchtigkeit und hohe Temperaturwerte.

Definition	Candidosen sind durch Erreger der Hefepilz-Gattung Candida hervorgerufene Erkrankungen an Haut und angrenzenden Schleimhäuten.

Ätiologie und Pathogenese

Durch *aufeinanderliegende Hautfalten* und fehlende Verdunstungsmöglichkeit wird das Hautklima geschaffen, das Hefepilze zum Überleben benötigen. Gleichzeitig ist eine Candidose Ausdruck einer *Abwehrschwäche*, die durch die unterschiedlichsten Faktoren entstehen kann. Außer den für alle Mykosen geltenden Dispositionsfaktoren spielt bei Candida-Infektionen offenbar auch das *Lebensalter* eine Rolle, denn es sind in vielen Fällen entweder sehr junge oder sehr alte Menschen betroffen. Stärker als bei den durch Dermatophyten entstehenden Mykosen wird die Candidose durch *Medikamente* beeinflusst. Sowohl Antibiotika als auch Kortikoide und Anti-Baby-Pille scheinen das ökologische Gleichgewicht so zu stören, dass es zu einer Besiedelung mit Hefepilzen kommen kann.

Klinische Symptomatik

Hauptlokalisation sind alle anatomisch vorgegebenen *Hautfalten* wie sie unter den Achseln, in Finger- und Zehenzwischenräumen, bei Frauen unter der Brust oder in der Leistengegend vorkommen. Besonders bei Adipösen entsteht in diesen Bereichen und an den Bauchfalten ein begünstigendes Milieu. Es zeigen sich *flächenhaft gerötete Herde*, die *scharf begrenzt* und im Zentrum häufig erosiv und nässend sind. Der *Randsaum* kann mit kleinen Pusteln bedeckt sein und hat eine nach innen gerichtete *weiße Schuppenkrause*.

Diagnose

Lokalisation und Art der Effloreszenzen ergeben die Diagnose. In vielen Fällen kann auch durch eine Stuhluntersuchung eine Besiedelung des Darms mit Hefepilzen als Infektionsquelle nachgewiesen werden. Differentialdiagnostisch muss die Candidose von der *allergischen Kontaktdermatitis* unterschieden werden.

Therapie

Schulmedizin
Zur Beseitigung von Hefepilzen ist Nystatin der wichtigste Wirkstoff. Je nach Lokalisation und Ausprägung wird Nystatin entweder in Form von Salben und Lösungen oder auch innerlich angewendet.

Naturheilkunde

- Besonders bei den Candidosen ist die mikrobiologische Therapie im Sinne der *Symbioselenkung* wichtig, die nach vorangegangener Diagnostik anhand einer Stuhlprobe durchgeführt werden sollte. Durch diese Regulierung der physiologischen Flora wird sowohl die Abwehrlage gestärkt als auch die Ansiedlung pathologischer Keime erschwert.
- Gute Erfolge sieht man auch mit dem homöopathischen Mittel *Candida albicans*, das nach dem Ähnlichkeitsprinzip wirkt.
- Außer der Sanierung des inneren Milieus muss auch eine Beseitigung der äußerlich begünstigenden Faktoren erfolgen. Aufeinander liegende Hautfalten müssen „trocken gelegt" werden, eine Wiederherstellung des physiologisch sauren pH-Wertes ist wichtig.
- Unterstützend und lindernd sind daher Abwaschungen mit verdünntem *Obstessig* und das Einpudern der Hautfalten mit *Kartoffelmehl*.
- Außer den bei allen Mykosen einzuhaltenden Hygienemaßnahmen sollte besonders bei Hefepilz-Infektionen auf einen häufigen Wechsel der Zahnbürste geachtet werden, um eine Reinfektion aus dem Erregerreservoir der Mundhöhle zu vermeiden.

8.4 Windeldermatitis

Die Windeldermatitis ist eigentlich eine Erkrankung der Säuglinge, bei Inkontinenz kann sie aber auch in anderen Lebensaltern vorkommen.

Definition

Die Windeldermatitis ist definiert als flächenhafte entzündliche Hautreaktion an Gesäß und Genitalregion, ausgelöst durch endogene und exogene schädigende Faktoren.

Ätiologie und Pathogenese

Ursache für das Entstehen einer Windeldermatitis ist das Zusammenspiel mehrerer Faktoren. Zunächst bildet die Säuglingswindel mit ihrer äußeren Plastikfolie eine Okklusion und führt dadurch zu einem *Nässe- und Wärmestau*. In der Folge kommt es zu Veränderungen der oberflächlichen Hautbeschaffenheit mit *Verschiebung des pH-Wertes* zum Basischen und *Mazeration der Hornschicht*. Durch bakterielle Zersetzung entsteht aus dem mit dem Urin ausgeschiedenen *Harnstoff Ammoniak*, der für die bereits erweichte Haut eine zusätzliche chemische Reizung darstellt. Die so vorgeschädigte Haut bildet den idealen Nährboden für eine Besiedelung mit Hefepilzen. In etwa 70 % aller Fälle von Windeldermatitis kann daher *Candida albicans* nachgewiesen werden, der vom Säugling mit dem Stuhl ausgeschieden wird. Die Besiedelung des Darms mit Hefepilzen kann durch mütterliche Keimübertragung während der Geburt beim Säugling schon sehr früh erfolgen. Auch andere hautpathogene Keime wie *Streptokokken* und *Staphylokokken* können die physikalisch und chemisch geschädigte Haut superinfizieren. Außerdem wird die Windeldermatitis neben dem Milchschorf als erstes Anzeichen eines späteren atopischen Ekzems gesehen, was in den Anamnesen von Neurodermitis-Patienten häufig bestätigt wird.

Klinische Symptomatik

Das klinische Bild ist abhängig von der Konstellation der auslösenden Faktoren. Immer beginnt die Windeldermatitis mit *Erythemen,* auf denen sich bei fortschreitender Entzündung *Bläschen* bilden. Manche Formen zeigen am Rand Krustenbildung, die meisten Formen sind *nässend*. Bei Besiedelung mit Candida finden sich im Randbereich kleine weiße Pusteln, eitrige Pusteln sprechen für eine bakterielle Superinfektion. Die Effloreszenzen bilden sich zunächst perianal und gluteal, können sich aber im weiteren Verlauf auf die Inguinal- und Genitalregion ausdehnen, später sogar über den Windelbereich hinaus die Innenseite der Oberschenkel befallen. Eine Verstärkung oder ein Wiederaufflammen der Dermatitis entsteht häufig in Perioden der Zahnung sowie nach Impfungen, die offenbar eine immunologische Belastung darstellen.

Diagnose

Die Diagnose kann durch reine Inspektion gestellt werden. Abzuklären ist, ob es sich um eine rein physikalisch-chemische Schädigung handelt oder ob zusätzlich eine Superinfektion mit Pilzen oder Bakterien vorliegt.

Therapie

Schulmedizin
Die Schulmedizin rät zu Hautschutzsalben und häufigem Windelwechsel, bei Pilzbesiedelung werden lokale Antimykotika aufgetragen.

Naturheilkunde

- Ebenso wie das klinische Bild wird auch die Therapie von den auslösenden Ursachen bestimmt. In jedem Fall hat die Wiederherstellung der intakten Hautoberfläche oberste Priorität. Damit dies geschehen kann, ist ein langfristiger Urin-Haut-Kontakt unter Luftabschluss zu vermeiden, das heißt die Windeln müssen häufig gewechselt werden. Zur Reinigung dürfen keine alkalischen Seifen verwendet werden, da ihre Rückstände zur Ammoniakbildung infolge alkalischer Zersetzung des Urins führen.
- Empfehlenswert sind Abwaschungen mit *schwarzem Tee*, der in sehr schwachem Aufguss hergestellt wird und leicht adstringierend wirkt.

- Nach dem Reinigen muss die Haut sehr sorgfältig getrocknet werden. Eine Hautschutzsalbe, wie sie von vielen Dermatologen und Kinderärzten empfohlen wird, hat sich in der Praxis nicht als sinnvoll erwiesen, denn auch sie wirkt okklusiv und unterbindet den ungehinderten Luftaustausch. Besser bewährt haben sich *Aloe vera-Gel* und *Calendula-Puder*, die reizlindernd wirken und die Haut nicht versiegeln.
- Liegt ein Pilzbefall vor, muss auf jeden Fall der Darm mitbehandelt und eine *Symbioselenkung* vorgenommen werden.
- Zeigt die Dermatitis eine flammende, scharfrandige Rötung und neigt das Kind dazu, in der Knie-Ellenbogen-Lage oder auf dem Bauch zu schlafen, führt oft eine Gabe der homöopathischen Nosode *Medorrhinum* zu einer raschen Remission.
- Wenn eine genetische Vorbelastung aus dem atopischen Formenkreis besteht, zeigen sich gute Ergebnisse durch eine das Immunsystem regulierende Behandlung mit speziellen *Thymusextrakten*.

8.5 Pityriasis versicolor

Die auch *Kleieflechte* genannte Dermatose wird durch den *Hefepilz Pityrosporum ovale* verursacht, der häufig zur normalen Hautflora gehört. Erst bei überschießendem Wachstum erzeugt er pathologische Hauterscheinungen, die besonders auf gebräunter Haut sichtbar werden.

Definition

Pityriasis versicolor ist eine oberflächliche, nicht entzündliche Hefemykose der Haut mit kleinfleckigen Hyper- oder Hypopigmentierungen.

Ätiologie und Pathogenese

Ein gesteigertes, zur Erkrankung führendes Wachstum dieser Hefepilze ist nur bei *Hyperhidrosis* der Haut und gleichzeitiger *mangelnder Abdunstung* möglich. Der Erreger ist *lipophil*, die Krankheit tritt daher meist erst nach der Pubertät auf, wenn die Talgdrüsen stärker produzieren. Für die Ausbildung der Mykose förderlich sind auch übertriebene Hygiene mit zu häufigem Baden oder Duschen sowie das unzureichende Abtrocknen nach Saunagängen.

Klinische Symptomatik

Auf heller Haut erscheinen *hellbraune* bis rosa-bräunliche ein bis mehrere Zentimeter große *Flecken* mit *kleieartiger Schuppung*. Einzelne Herde können zu größeren Arealen *konfluieren*. Bevorzugte Lokalisation sind die sogenannten „Schweißrinnen" an *Brust und Rücken*, selten sieht man den Befall von Oberarmen und Gesicht. Nach Sonnenbestrahlung bräunen die befallenen Hautstellen nicht, was zu einer *Farbumkehr* der vormals bräunlichen Flecken führt, die jetzt gegenüber der gesunden, gebräunten Haut weiß erscheinen. Dieser Tatsache der fehlenden Pigmentierung verdankt die Erkrankung ihren Namen „versicolor" (umgekehrt gefärbt). Auch nach der Abheilung erfolgt die Repigmentierung erst nach erneuter Sonnenbestrahlung. Die Erkrankung hat eine sehr hohe Neigung zu Rezidiven.

Diagnose

Außer durch das klinische Bild lässt sich die Krankheit sehr leicht im Lichtmikroskop nachweisen. Im Hornschichtabriss mit einem Tesafilm zeigen sich die Sporen als kleine kugelige Haufen. Differentialdiagnostisch ist die Kleieflechte von der Vitiligo zu unterscheiden.

Therapie

Schulmedizin
Es werden antimykotische Duschgele und Lösungen angewendet, zusätzlich werden auch entsprechende Shampoos rezeptiert, da das Erregerreservoir häufig auf der behaarten Kopfhaut sitzt.

Naturheilkunde

- Wie bei allen anderen Mykosen auch, muss zunächst das physiologische Hautmilieu wieder hergestellt werden. Besonders ist auf eine ausreichende Verdunstungsmöglichkeit zu achten und eine eventuelle übermäßige Schweißbildung zu regulieren. Hier hat sich die Anwendung von *Salbei* in Form von Tees oder Fertigpräparaten bewährt.
- Äußerlich kann ein großflächiger Befall initial mit der folgenden Rezeptur eingepinselt werden:

  Rp.: Acidi salicylici
  Resorcini aa 3,0
  Spiritus 70 % ad. 100,0.
- Auch Abwaschungen mit *Essigwasser* können die Abheilung unterstützen.
- Bei hartnäckigem oder rezidivierendem Verlauf sollte eine *mikrobiologische Therapie* durchgeführt werden, eventuell auch eine Sanierung des Terrains mit *Ausleitungsverfahren*.
- Bei den *homöopathischen Komplexmitteln* stehen Präparate zur Verfügung, die als hautspezifische Umstimmungsmittel wirken und blockierte Fermentsysteme aktivieren.

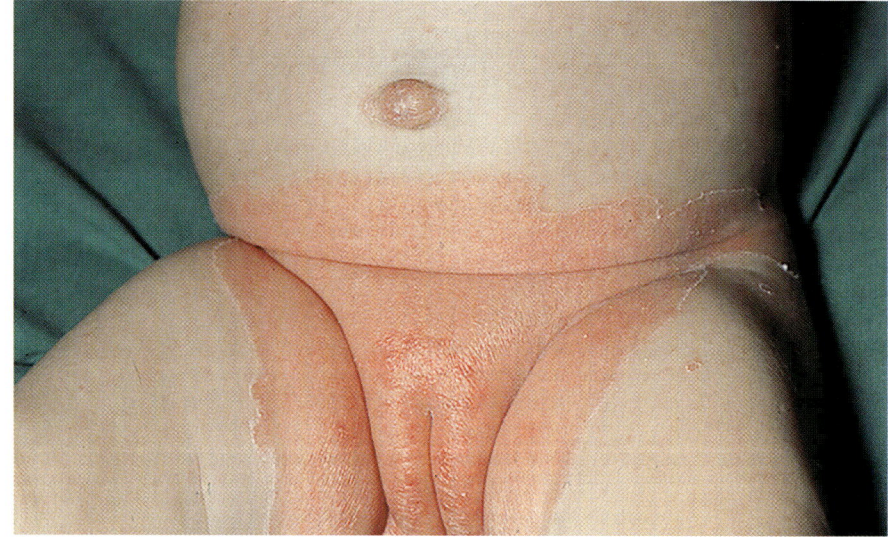

Abb. **20** Windeldermatitis [Aus: Jung. E. G. (Hrsg): Dermatologie. MLP Duale Reihe. 4. A. Hippokrates, Stuttgart 1995]

9. Parasitäre Hauterkrankungen

Nicht nur Viren, Bakterien und Pilze können Hautkrankheiten hervorrufen, auch einige Tiere verursachen jeweils spezifische Krankheitsbilder der Haut. Manche Tiere dringen in die Haut oder den Organismus ein. Sie werden *Protozoen* genannt, die durch sie verursachten Krankheiten heißen *Protozoonosen*. Andere Tiere leben als Parasiten auf der Hautoberfläche und führen zu *Epizoonosen* genannten Erkrankungen.

Alle parasitären Hauterkrankungen fallen nicht in das Gebiet der Naturheilkunde, teilweise besteht Behandlungsverbot für Heilpraktiker. Da aber auch in Mitteleuropa – u. a. durch Ferntourismus und Promiskuität – wieder eine Zunahme der Zoonosen zu verzeichnen ist, dürfen sie nicht übersehen werden und müssen diagnostisch erkannt werden können.

9.1 Krätze

Die Krätze wird auch nach ihrem Erreger *Scabies* genannt und ist medizinhistorisch von großer Bedeutung. Samuel Hahnemann sah in ihr das „Grundübel", die Psora. Seit je her gilt die Krätze als Ausdruck mangelnder Körperpflege und Hygiene.

◀◀ Es besteht **Behandlungsverbot für Heilpraktiker** gemäß § 34 Infektionsschutzgesetz!

Definition

Skabies ist eine durch Krätzmilben verursachte Epizoonose, die zu typischen Hautveränderungen führt.

Erreger

Erreger der Krätze ist die Krätzmilbe, *Sarcoptes scabiei,* die wie auch die Zecken zu den Spinnentieren gehört. Die weiblichen, halbkugelförmigen Milben sind etwa 0,4 mm groß und graben sich nach der Begattung durch die nur halb so großen Männchen einen Gang zwischen Hornschicht und Stratum granulosum der Epidermis. Am Ende dieses Ganges sitzt das Weibchen und legt dort Eier und Kot ab. Aus den Eiern entwickeln sich innerhalb von 3 Wochen wiederum geschlechtsreife Milben, die auf der Haut unter Hornschüppchen leben. Die männlichen Milben gehen nach der Begattung zugrunde.

Übertragung

Die Übertragung erfolgt durch *engen Körperkontakt,* besonders in der Bettwärme (Geschlechtsverkehr). Nicht nur durch Sexualkontakt, auch zwischen Kindern und durch den Kontakt Mutter-Kind werden Milben übertragen. Schlechte Lebens- und Wohnbedingungen scheinen eine Übertragung und Ausbreitung der Krankheit zu begünstigen.

Klinische Symptomatik

Nach der Übertragung der Milben zeigen sich bei Erstinfektion die Hautsymptome etwa nach 4 Wochen, bei Reinfektion bereits nach einigen Tagen als Zeichen einer allergischen Reaktion. Bevorzugte Stellen sind Hände, Genitalregion, Brust-Achsel-Bereich und die Fußsohlen. Hier zeigen sich die bis zu 1 cm langen *Milbengänge* als fadenförmig gewundene Hauterhebung, an deren Ende der *Milbenhügel* mit der lebenden Milbe sitzt. Sekundär entsteht ein *papulöses Exanthem* als immunologische Reaktion auf die Milbenantigene. Die Krätze verursacht *extremen Juckreiz,* der sich in der Bettwärme noch verstärkt. Durch Kratzen nehmen die entzündlichen Hautveränderungen zu, nicht selten kommt es zu bakteriellen *Superinfektionen.*

Diagnose	Starker, sich nachts steigernder Juckreiz sollte den Verdacht auf Krätze lenken. Der Nachweis wird mikroskopisch nach Entnahme einer Milbe aus einem intakten Gang erbracht. Da das klinische Bild den Symptomen anderer Ekzeme und Exantheme ähneln kann, wird die Krankheit in vielen Fällen erst spät erkannt.
Therapie	Die Behandlung erfolgt durch Einreibung des ganzen Körpers mit Antiskabiosa, die die Wirkstoffe Benzoylbenzoat oder Hexachlorcyclohexan (Lindan) enthalten. Bettwäsche und Schlafanzüge müssen gewechselt und desinfiziert werden.

9.2   Zecken (Erythema migrans)

Die auch zu den Spinnentieren gehörenden Zecken sind in Europa als Krankheitsüberträger von großer Bedeutung. Besonders der gemeine Holzbock *Ixodes ricinus* ist hier heimisch und hält sich in Bäumen und Sträuchern auf. Zu den durch einen Zeckenbiss übertragbaren Krankheiten gehören Rückfallfieber, Meningitis, Encephalitis, FSME und Borreliosen. Auf der Haut kann nach dem Biss das zur Lyme-Borreliose gehörende *Erythema migrans* auftreten.

◄◄   Heilpraktiker dürfen Zecken entfernen und die Bissstelle medizinisch versorgen. **Bei durch Zecken übertragenen nachfolgenden Infektionskrankheiten** besteht nach dem Infektionsschutzgesetz **Behandlungsverbot**!

Definition	Als *Erythema migrans* oder Wanderröte wird ein durch Zeckenbiss und Infektion mit Borrelia burgdorferi hervorgerufenes, von der Bissstelle ausgehendes Erythem bezeichnet, das zentrifugal fortschreitet.
Erreger	Zecken sind *blutsaugende Parasiten*, die sowohl Menschen als auch Tiere befallen können. Sie sind mit *Beißwerkzeugen* und einem *Saugrüssel* ausgestattet und können mit ihrem Geruchs- und Wärmesinn geeignete Wirte orten.
Übertragung	Die in Büschen, Sträuchern oder Bäumen lauernde Zecke lässt sich, nachdem sie ein geeignetes Opfer gefunden hat, fallen und bohrt ihr *Mundwerkzeug in die Haut* ein. Dies geschieht unbemerkt, da die Zecke beim Biss ein anästhesierendes und antikoagulierendes Sekret absondert. Mit den Widerhaken ihres Mundwerkzeugs in der Haut verankert kann eine Zecke *3–12 Tage saugen* und dabei mit ihrem Speichel Viren und Bakterien übertragen. Ist sie vollgesogen, zieht sie ihr Beißwerkzeug zurück und fällt vom Wirt ab.
Klinische Symptomatik	An der Bissstelle zeigt sich nach Abfallen oder Entfernung der Zecke ein *juckendes Erythem* oder auch eine *kleine Papel*. Diese Reaktion ist harmlos und muss nicht bedeuten, dass eine Infektion stattgefunden hat. Sind durch den Saugakt Borrelien übertragen worden, zeigt sich im weiteren Verlauf *ein hellroter*, langsam wachsender *Ring*. Die Rötung breitet sich schießscheibenartig aus, wobei sie im Zentrum abblasst. Diese als Erythema migrans bezeichnete Hauterscheinung gehört zum 1. Stadium der Lyme-Borreliose und ist begleitet von Allgemeinsymptomen wie Kopfschmerzen, Myalgien und leichtem Fieber.
Diagnose	Folgt eine wandernde Röte auf einen Zeckenbiss, ist die Diagnose das Erythema migrans. Der Erregernachweis erfolgt aus dem Blut.

Therapie

> Hat eine Übertragung von Borrelien stattgefunden, wird die Krankheit mit Antibiotika, meist **Doxycyclin**, behandelt. In den seltensten Fällen erfolgt die Übertragung von Krankheitserregern innerhalb der ersten 36 Stunden nach dem Biss. Daher besteht die beste Therapie in der Prophylaxe durch frühzeitiges Entfernen der Zecke.

Zeckenentfernung

> Zunächst wird die Haut gestrafft, dann mit einer Pinzette oder Zeckenzange die Zecke so hautnah wie möglich im Bereich ihres Mundwerkzeugs erfasst. Nach langsamem Herausziehen, wobei man die Pinzette leicht dreht, wird der Hautbereich desinfiziert. Niemals darf – wie es der Volksmund rät – Öl, Kleber o. ä. auf eine Zecke aufgebracht werden, da dies die Zecke zum „Erbrechen" bringt und vermehrte Erregerabsonderung zur Folge hat. Die Zecke muss unbedingt komplett entfernt werden. Bleiben Teile des Kopfes oder der Mundwerkzeuge in der Haut stecken, kann sich anschließend ein *Zeckengranulom* bilden.

9.3 Läuse

Läuse sind blutsaugende Parasiten, von denen einige auf den Menschen als Wirt spezialisiert sind. Laut Infektionsschutzgesetz gelten Läuse nicht als Krankheit sondern als Befall. Besonders der Kopflausbefall hat in den letzten Jahren in Westeuropa deutlich zugenommen, vor allem bei Kindern in Gemeinschaftseinrichtungen.

◄◄   Es besteht **Behandlungsverbot für Heilpraktiker** gemäß § 34 Infektionsschutzgesetz!

Erreger

Läuse sind *flügellose Insekten*, die als blutsaugende Parasiten auf der Haut leben. Mit ihrem *Saugrüssel* saugen sie täglich einige Milliliter Blut aus der menschlichen Haut, ohne frisches Blut überleben sie nur wenige Tage. Die befruchteten Weibchen kleben ihre *Nissen* genannten Eier mit einer wasserunlöslichen Kittsubstanz an Haaren oder Kleidern fest, wo die Larven nach etwa 8 Tagen schlüpfen. Etwa drei Wochen nach der Eiablage sind die Larven geschlechtsreif, eine neue Generation ist entstanden.
Drei Arten können den Menschen an unterschiedlichen Körperstellen befallen: *Kopflaus, Kleiderlaus* und *Filzlaus. Kopf-* und Kleiderlaus können die Infektionskrankheiten *Fleckfieber* und *Rückfallfieber* übertragen, Filzläuse übertragen keine Krankheiten.

Übertragung

Läuse werden von *Mensch zu Mensch* übertragen, mangelhafte Hygiene und enges Zusammenleben in Gemeinschaften begünstigen die Übertragung. Kopfläuse können auch durch vertauschte Kopfbedeckungen, gemeinsam benutzte Kämme oder Bürsten übertragen werden. Nicht selten kommt es in Kindergärten oder Schulen zu regelrechten kleinen Epidemien von Kopflausbefall. Da Kleiderläuse ihre Eier nicht auf der Haut sondern in der Kleidung ablegen, findet man einen Befall mit Kleiderläusen nur bei extremer Unhygiene. Filzläuse werden fast ausschließlich durch Geschlechtsverkehr übertragen.

Klinische Symptomatik

Kopfläuse
Bevorzugter Sitz der Kopfläuse ist die Gegend hinter den Ohren, im Nacken und an den Schläfen. Hier nehmen sie alle 2–3 Stunden durch ihren Saugrüssel Blut aus der Kopfhaut auf, was durch das Eindringen von Läusespeichel mit heftigem *Juckreiz* verbunden ist. Es bilden sich teilweise hochrote Papeln, durch Kratzen entstehen häufig Superinfektionen. Besonders im Nacken können sich dann durch Läusekitt und Entzündungsabsonderungen die Haare zum Weichselzopf verfilzen.

Kleiderläuse

Das Speichelsekret der Kleiderlaus führt nach dem meist unbemerkten Biss zu Rötung, Knötchen und Quaddelbildung verbunden mit *sehr starkem Juckreiz*. Das klinische Bild ergibt sich hauptsächlich aufgrund der *streifenförmigen Kratzeffekte*, von denen die Haut oft am ganzen Körper übersät ist.

Filzläuse

Hauptsitz der Filzläuse ist die Schambehaarung, aber auch Achselhaare und eine starke Brustbehaarung können befallen sein. Der *Juckreiz* der beim Biss der Filzlaus entsteht ist nicht so stark wie bei der Kleiderlaus, verstärkt sich aber in der Bettwärme. Als Folge der Filzlausstiche entstehen etwa linsengroße *blau-graue Flecke*, wahrscheinlich aufgrund kleiner Hämorrhagien.

Diagnose

Bei Verdacht auf Kopfläuse wird die Gegend hinter dem Ohr nach Nissen abgesucht. Die ovalen 0,8 mm großen Eier sind an die Haare angeklebt und lassen sich im Gegensatz zu Schuppen nicht ablösen. Der Nachweis der Kleiderlaus erfolgt über das Aufsuchen der Nissen in den Säumen und Nähten der Unterwäsche, die strichförmigen Kratzeffekte sind hinweisgebend. Bei Filzlausbefall sind die blau-grauen Flecken am Unterbauch der wichtigste diagnostische Hinweis. Beweisgebend ist der Nachweis der Läuse oder Nissen.

Therapie

Nicht nur die Läuse, sondern besonders auch die Nissen müssen vernichtet werden. Hierzu sind bei allen Läusen Mittel mit dem Wirkstoff Lindan oder der als *„Goldgeist forte"* bekannte Pyrethrumextrakt geeignet.

- Nissen an Haaren lassen sich mit einer Mischung aus 1 Esslöffel Essig auf 1 Liter Wasser ablösen.
- In allen Fällen ist die Bekleidung zu desinfizieren, bei Kopflausbefall auch Kämme und Bürsten.

10. Exogene Schädigungen

In der täglichen Praxis erscheinen nicht nur Patienten mit Dermatosen und entzündlichen Hauterkrankungen, sondern auch Patienten mit durch äußere Einwirkungen entstandenen Schädigungen der Haut. Bei Verletzungen des Alltags wie leichten bis mittelschweren Verbrennungen oder Wunden können die Methoden der Naturheilkunde rasch und sicher lindern und heilen.

10.1 Verbrennungen und Verbrühungen

Durch die lokale Einwirkung hoher Temperaturen – bereits über 50 °C – kommt es zu Schädigungen der Haut, den Verbrennungen und Verbrühungen. Meistens ist die Verbrennung gar nicht durch Feuer entstanden, sondern durch häusliche Ungeschicklichkeit im Umgang mit Herdplatte oder Bügeleisen oder auch geschmolzenem, heißem Wachs. Verbrühungen entstehen durch den Kontakt mit heißen Flüssigkeiten oder deren Dämpfen.

Definition

Verbrennungen und Verbrühungen sind durch thermische Einwirkung entstandene Gewebezerstörungen der Haut.

Ätiologie und Pathogenese

Durch die lokale Hitzeeinwirkung kommt es zur Denaturierung von Zellproteinen und Zirkulationsstörungen. Es entstehen Ödeme und im weiteren Verlauf durch die Freisetzung von Verbrennungstoxinen Gewebeschäden.

Klinische Symptomatik

Zur Beurteilung des Schweregrades werden Verbrennungen in 3 Grade eingeteilt, die jeweils eine unterschiedliche Symptomatik zeigen:

Verbrennung 1. Grades
Bei der leichtesten Form der Verbrennung zeigt die Haut im betroffenen Bereich die typischen Entzündungszeichen *Röte, Schmerz, Schwellung* und *Hitze*. Klinisch entspricht das einem Erythem mit Ödembildung. Die Hautschädigungen betreffen nur die Epidermis.

Verbrennung 2. Grades
Zusätzlich zu den Symptomen einer Verbrennung 1. Grades treten zusätzlich die für den 2. Verbrennungsgrad typischen *Brandblasen* auf. Außer der Epidermis ist jetzt auch die Dermis betroffen.

Verbrennung 3. Grades
Hat eine Verbrennung tiefgehende Destruktionen der Haut in der Dermis und darüber hinaus mit *Nekrose* oder Schorfbildung zur Folge, handelt es sich um eine Verbrennung 3. Grades. Diese Verbrennungen sind als Ausdruck der Gewebedestruktion schmerzlos.
Das zweite Kriterium zur Beurteilung der Schwere der Verletzung ist die Ausdehnung der Verbrennung, die nach der *Neunerregel* berechnet wird. Diese Regel teilt die Körperoberfläche in jeweils durch 9 teilbare Areale ein: auf den Kopf und jeden Arm entfallen 9 %, jedes Bein, die Vorderseite und die Rückseite des Rumpfes entsprechen je 18 %. Es verbleibt 1 % für die Genitalien.

▶ Sind mehr als 9 % der Körperoberfläche betroffen, droht Volumenmangelschock. Hier sind **Notfallmaßnahmen** und stationäre Einweisung erforderlich.

Therapie *Schulmedizin*
Oberste Priorität hat die sofortige Kühlung. Es wird so lange ca. 20 °C kaltes – niemals eiskaltes – Wasser über den verletzten Körperteil laufen gelassen, bis Schmerzlinderung einsetzt. Bei Verbrennungen 2. und 3. Grades erfolgt anschließend die Abdeckung mit metallinisierter Folie. Verbrennungen 1. Grades werden nach der Kühlung mit Brandsalben, eventuell kortisonhaltig, versorgt.

Naturheilkunde

- Auch die naturheilkundliche Behandlung beginnt mit der Kühlung mit kaltem Wasser als erster Sofortmaßnahme.
- Bei Verbrennungen ersten Grades wird die Haut danach mit einer pflanzlichen antiseptischen Tinktur wie *Calendula*- oder *Hamamelis*-Extrakt oder auch mit *physiologischer Kochsalzlösung* vorsichtig abgewaschen. Anschließend wird der verbrannte Bereich mit einer entzündungshemmenden Salbe oder *Aloe vera-Gel* versorgt.
- Gut geeignet bei leichten Verbrennungen ist auch die aus Bachblüten hergestellte *Rescue-Remedie-Salbe*.
- Verbrennungen zweiten Grades werden nach der Kühlung ebenfalls mit antiseptischen Lösungen abgetupft, hier kann *Hamamelis-Extrakt* oder auch *Rivanol-Lösung* benutzt werden. Blasen sollte man nicht gewaltsam eröffnen, da die intakte Blasendecke den besten Schutz vor Superinfektion bietet. Große Blasen können jedoch zur Druckentlastung mit einer sterilen Kanüle anpunktiert werden.
- Nach der Basisversorgung wird auf eine sterile Mullkompresse dick eine entzündungshemmende Salbe aufgetragen und die Kompresse ohne Druck mit einer Mullbinde fixiert.
- Die Heilung wird deutlich beschleunigt durch die Einnahme *homöopathischer* Medikamente. Im Stadium der heißen, schmerzhaften Rötung ist *Belladonna* in vielen Fällen hilfreich, bei starkem Brennen und Blasenbildung zeigt *Cantharis* gute Erfolge.

10.2 Wunden

Sofern es sich nicht um größere Wunden handelt, die chirurgischer Intervention bedürfen, kann der Verlauf der Wundheilung mit den Methoden der Naturheilkunde gut unterstützt und beschleunigt werden.

Definition Wunden sind akute mechanische Verletzungen der Haut, die durch Gewalteinwirkung von außen entstehen.

Ätiologie und Pathogenese Nach der Ursache der Verletzung werden die Wunden unterschieden in *Schnittwunden*, *Schürfwunden*, *Stichwunden* und *Quetschungen*. Entscheidend für den Verlauf ist immer die Wundheilung, die vier Phasen durchläuft:

❶ *Traumatische Phase*
Durch die Läsion entsteht eine *Blutung*, die nach einsetzender Blutgerinnung zum Stillstand kommt und verschorft.
❷ *Exsudative Phase*
Diese Phase ist gekennzeichnet durch die *Selbstreinigung der Wunde*. Dies erfolgt durch die Einwanderung von Leukozyten, später auch Makrophagen.
❸ *Proliferative Phase*
Es kommt zur *Gefäßeinsprossung* und Auffüllung des Gewebedefekts durch die Bildung von *Granulationsgewebe*.
❹ *Rekonstruktive Phase*

Das Gewebegefüge wird wieder hergestellt durch die *Bildung von Bindegewebe* und *Epithelisierung*. Am Ende der Wundheilung hat sich eine Narbe gebildet.

Klinische Symptomatik

Das klinische Bild ist abhängig von der Ursache der Verletzung.

Komplikation
Jede Wunde stellt eine potentielle Eintrittspforte für Bakterien dar. Die Erreger, meist *Staphylokokken* und *Streptokokken*, können entweder direkt bei der Verletzung eingedrungen sein oder im Verlauf der Wundheilung bei mangelhafter Wundversorgung als Superinfektion die Wunde besiedeln.

Therapie

Schulmedizin
Die lokale Wundbehandlung erfolgt mit Pflastern und antiseptischen Externa, größere oder klaffende Wunden werden chirurgisch versorgt. Infizierte Wunden werden mit Antibiotika behandelt.

Naturheilkunde

- Wundverlauf und Wundheilung hängen weitgehend von der richtigen Erstversorgung der Wunde ab. Auch bei Bagatellverletzungen und Schürfwunden ist alles zu verhindern oder zu beseitigen, was die Wundheilung stört, gleichzeitig muss die Proliferation angeregt werden.
- Zur Reinigung und Desinfektion kann bei Schnitt-, Schürf- und Stichwunden *Calendula-Tinktur* oder eine Lösung aus *Kaliumpermanganat* verwendet werden. Weiter wird die Wunde äußerlich mit einer entzündungshemmenden Wundsalbe versorgt, danach mit einem Wundpflaster oder Verband abgedeckt.
- Wesentlich unterstützt wird die Wundheilung durch die Gabe *homöopathischer* Mittel. Bewährte Indikationen sind:
  ▷ *Staphysagria*
  Glatte Schnitt- und Operationswunden, die durch scharfe Instrumente entstanden sind.
  ▷ *Arnica*
  Stumpfe Traumata wie Quetschungen und bei Bildung von Hämatomen.
  ▷ *Ledum*
  Punktförmige Wunden durch Stichverletzung, auch Tierbisse. Die Verletzung wird als kalt empfunden, Wärmeanwendung verstärkt trotzdem den Schmerz.
  ▷ *Hypericum*
  Bei Verletzung von nervenreichem Gewebe wie etwa bei Quetschungen der Finger.
  ▷ *Silicea*
  Silicea fördert bei Splitterverletzungen die Abstoßung von Fremdkörperresten und hilft bei schlechter Wundheilung.
  ▷ *Hepar sulfuris*
  Bei verunreinigten Wunden und drohender Eiterbildung.
  ▷ *Calendula*
  Bei entzündlichen Hautabschürfungen und Risswunden sowie zur Förderung der Granulation.
  ▷ *Lachesis*
  Bei bläulicher Verfärbung der Wundumgebung und drohender Ausbreitung einer Wundinfektion.

10.3 Insektenstiche

Die meisten Insektenstiche sind harmlos und bedürfen keiner medizinischen Behandlung. In manchen Fällen treten jedoch heftige entzündliche oder auch allergische Reaktionen auf, die behandelt werden müssen. Diese Reaktionen entstehen vor allem nach Wespen- und Bienenstichen.

Ätiologie und Pathogenese

Bienen und Wespen bringen beim Stich zusammen mit ihrem Gift auch Substanzen wie Histamin, Serotonin und Phospholipasen in die Haut ein. Diese Stoffe können allergieauslösend wirken und je nach dem Grad der Sensibilisierung zu unterschiedlich schwerwiegenden allergischen Reaktionen führen. Derartige Reaktionen gehören zu den *allergischen Reaktionen vom Soforttyp*, treten innerhalb von Sekunden bis Minuten nach dem Stich, selten später auf und können sich in einer gesteigerten Lokalsymptomatik aber auch als *anaphylaktische Reaktionen* bis hin zum Schock äußern. Außer dieser allergischen Symptomatik, die nur bei sensibilisierten Menschen auftritt, kommt es bedingt durch die Toxine des Insekts zu *Entzündungsreaktionen* an der Einstichstelle.

Klinische Symptomatik

Die *toxische Wirkung* des Insektengifts führt zu einer *Rötung* und *Schwellung* um die Einstichstelle herum. Gleichzeitig entwickelt sich *Juckreiz*, der von *schmerzhaftem Brennen* begleitet sein kann. Starke Reaktionen auf das Gift zeigen sich in einer örtlichen Entzündungsreaktion, deren *Durchmesser über 10 cm* beträgt und *länger als 24 Stunden* anhält. Dies gilt als Zeichen für eine *lokale allergische Reaktion*.

Komplikationen
Bei entsprechender Vorsensibilisierung können außer den Lokalsymptomen auch *Allgemeinsymptome* wie Hitzegefühl, Kreislaufstörungen, Tachykardie und Atemnot auftreten. Dies sind Anzeichen *einer systemischen allergischen Reaktion* und können Vorboten eines anaphylaktischen Schocks sein.

▷ Zeigen sich Hinweise auf eine drohende Schocksymptomatik, sind **sofort** die erforderlichen **Notfallmaßnahmen** einzuleiten!

Bei heftigen Entzündungsreaktionen auf das Toxin, die nicht nur nach Wespen- und Bienenstichen sondern auch nach dem Stich von Mücken oder Schnaken auftreten können, kann sich eine *Lymphangitis* entwickeln. Dies wird als von der Stichstelle ausgehender roter Streifen zentripetal sichtbar. Durch Aufkratzen des entzündeten Hautbereichs können auch bakterielle Superinfektionen entstehen.

Therapie

Schulmedizin
Bei rein entzündlichen oder lokal allergischen Symptomen werden Antihistaminika und auch Kortikoide äußerlich angewendet. Systemische Reaktionen werden als Notfall mit Glukokortikoiden und eventuell Adrenalin behandelt.

Naturheilkunde

- Eine systemische allergische Reaktion mit drohender Schocklage muss selbstverständlich notärztlich behandelt werden.
- Bei allen anderen Fällen müssen therapeutische Maßnahmen getroffen werden, die entzündliche Vorgänge abmildern, eine bakterielle Superinfektion verhindern und überschießenden allergischen Reaktionen entgegenwirken.
- Bei banalen Insektenstichen sind juckreizlindernde, leicht entzündungshemmende Anwendungen wie Umschläge mit *verdünntem Obstessig*, Auflage frischer *Zwiebelscheiben* oder *Aloe vera-Gel* ausreichend.

- Bei starker Schwellung und entzündlichen Veränderungen wirkt ein Umschlag mit *Rivanol-Lösung* antiseptisch, kühlend und beugt bakteriellen Superinfektionen vor.
- Zusätzlich zur äußerlichen Versorgung leistet ein am klinischen Bild orientiertes homöopathisches Medikament gute Hilfe. Das potenzierte Bienengift *Apis* ist indiziert bei hellroter, ödematöser Schwellung mit stechendem Schmerz, der bei Kälteanwendung gemildert wird. Bei Wespenstichen ist nach dem Ähnlichkeitsgesetz oft das potenzierte Gift der Wespe, *Vespa crabro* hilfreich.
- Besteht im Bereich des Insektenstichs eine stärkere ödematöse Schwellung, können proteolytische Enzyme den Heilungsprozess beschleunigen.
- Bei sensibilisierten Patienten kann zur Prophylaxe eine *homöopathische Desensibilisierung* durchgeführt werden. Die Desensibilisierung beginnt mit *Apis D6*, das 2-mal wöchentlich so lange als subkutane Quaddel injiziert wird, bis die Injektionsstelle keine Reaktion mehr zeigt. Die Quaddelbehandlung wird anschließend in absteigender Reihe mit D4, D3, D2 und D1 fortgesetzt, wobei die gleiche Potenz so lange angewendet wird, bis vollständige Reaktionslosigkeit entstanden ist. Durch dieses Vorgehen lernt der Organismus langsam über die einzelnen Verdünnungsstufen, sich mit dem Allergen auseinander zu setzen und es schließlich zu tolerieren.

10.4 Lichtdermatosen

Sonnenlicht setzt sich zusammen aus UV-Strahlen, sichtbarem Licht und Infrarotstrahlen und wird von der Haut teilweise reflektiert, teilweise aber auch absorbiert. Für die Absorption sind u. a. die Melanozyten sowie die DNS zuständig. Je nach Art der Zelle (Keratinozyten, Bindegewebszellen, Immunzellen) die die Strahlen absorbiert hat, können durch das Sonnenlicht positive aber auch negative Wirkungen entstehen. Zu den erwünschten Auswirkungen gehören die Vitamin-D-Synthese, antimikrobielle Effekte, die Stimulierung des Immunsystems und eine generelle psychische Aufhellung durch Sonnenlicht. Gleichzeitig sind die im Sonnenlicht enthaltenen UV-Strahlen potentiell hautschädigend und dem hauteigenen Schutz durch das Pigmentsystem und enzymatische Reparaturmechanismen Grenzen gesetzt. Wird die Lichttoleranz, die je nach Hauttyp individuell sehr unterschiedlich sein kann überschritten, sind solare Dermatosen die Folge.

10.4.1 Sonnenbrand (Dermatitis solaris)

Abhängig vom genetischen Hauttyp, der Dauer der Lichtexposition, dem Grad der Sonnengewöhnung und den Umweltbedingungen kann Sonnenbestrahlung auf der Haut ein akutes Erythem auslösen. Mehr oder weniger starken Sonnenbrand hat wohl jeder Mensch mindestens einmal gehabt, häufige und starke Sonnenbrände können zu bleibenden Lichtschäden mit degenerativen und proliferativen Veränderungen führen.

Definition   Als Dermatitis solaris wird ein akuter Lichtschaden der Haut bezeichnet, der hauptsächlich durch UV-B-Strahlen verursacht wird.

Ätiologie und Pathogenese   Besonders durch UV-B-Strahlen aber auch durch UV-A- und die bei künstlicher Besonnung (Solarium) vorkommende UV-C-Strahlung entsteht eine *Schädigung der epidermalen Zellen* mit nachfolgender Entzündungsreaktion. In der oberen Dermis kommt es durch die Freisetzung von Mediatoren (Prostaglandin und Zytokine) zur *Weitstellung der Gefäße* mit *perivaskulären Ödemen*. Besonders stark ist die Wirkung der UV-Strahlen am Meer, im Schnee und im Hochgebirge zum einen durch Reflektion der Strahlung zum anderen durch das Fehlen UV-absorbierender Dunst- und Staubteilchen.

Klinische Symptomatik   Sonnenbrand beginnt akut 4–6 Stunden nach der Sonnenexposition und erreicht seinen Höhepunkt nach 12–24 Stunden. Zuerst entsteht eine intensive *Hautrötung* mit leichter *Schwellung* und starkem *Hitzegefühl*. Bei geringem Sonnenbrand folgt im weiteren Verlauf eine *Schuppenbildung* auf *entzündlich gerötetem Grund*. Schwere Formen gehen nach dem Erythemstadium in Bläschen- und *Blasenbildung* über. Bei sehr langer und starker Sonneneinstrahlung können zusätzlich Allgemeinsymptome wie Übelkeit, Kopfschmerzen und Kreislaufprobleme bis hin zum Kollaps auftreten.

Therapie   *Schulmedizin*
Außer lokal kühlenden Cremes und Lotionen wird innerlich Acetylsalizylsäure, in schweren Fällen auch ein nicht-steroidales Antiphlogistikum oder *Kortison* verabreicht.

Naturheilkunde

- Ein leichter Sonnenbrand kann äußerlich sehr gut mit *Aloe vera-Gel* behandelt werden, da es kühlend und entzündungshemmend wirkt. Ein altbewährtes Mittel aus der Naturheilkunde sind auch *Quarkauflagen*.
- Bei stärkerer Symptomatik ist auf reichliche Flüssigkeitszufuhr, am besten in Form von Mineralwasser zu achten, bei stark entzündlicher Schwellung können *proteolytische Enzyme* hilfreich sein.
- Schnelle Hilfe bietet auch die Homöopathie. Im Erythemstadium mit heißer Rötung der Haut ist meistens *Belladonna* das angezeigte Mittel, bei zusätzlicher ödematöser Schwellung werden die Symptome durch *Apis* gebessert. Zeigt sich Blasenbildung wird *Cantharis* den brennenden Schmerz lindern und die Heilung beschleunigen.
- Aus der *Komplexhomöopathie* sind entzündungshemmende Salben, bei heftiger Entzündungsreaktion auch i. m. Injektionen der entsprechenden Mittel wie etwa *Traumeel S* und *Belladonna Homaccord* wirkungsvoll.

10.4.2 Sonnenallergie (Polymorphe Lichtdermatose)

Der gebräuchliche Begriff „Sonnenallergie" ist eigentlich nicht zutreffend, da bis heute nicht geklärt ist, ob es sich um eine echte Allergie handelt. Die Erkrankung ist recht verbreitet, wobei Frauen 10-mal so häufig darunter leiden wie Männer. In den meisten Fällen kommen die Betroffenen vor Urlaubsbeginn mit der Bitte um prophylaktische Maßnahmen in die Praxis da sie fürchten, dass ihr Urlaub durch die unangenehmen Hauterscheinungen verdorben würde und sie sich nur im Schatten aufhalten könnten.

Definition   Die polymorphe Lichtdermatose ist eine vorwiegend durch UV-A-Strahlen ausgelöste Hautreaktion mit papulösen und vesikulären Effloreszenzen, die von Juckreiz begleitet sind.

Ätiologie und Pathogenese   Die Ätiologie ist bis heute unbekannt. Auch über die Pathogenese gibt es nur Vermutungen, angenommen wird eine zellvermittelte immunologische Reaktion vom verzögerten Typ.

Klinische Symptomatik   Typischerweise tritt die Erkrankung bei den ersten intensiven Sonnenbestrahlungen im Frühsommer nach den Wintermonaten oder zu Urlaubsbeginn in südlichen Ländern auf. Die Hautveränderungen erscheinen dann wenige Stunden bis einige Tage nach einem intensiven Sonnenbad und beginnen mit *stark juckenden* kleinfleckigen *Erythemen*. Die sich im Verlauf bildenden Effloreszenzen sind individuell sehr unterschiedlich (polymorph = vielgestaltig), beim einzelnen Patienten jedoch bei jedem weiteren Rezidiv konstant gleichartig. Es können *Papeln*, *Bläschen*, *Quaddeln* oder *Plaques* entstehen, bevorzugte Lokalisationen sind Dekolleté, Oberarme, Oberschenkel und die seitlichen Gesichtspartien. Wird darauf hin die Sonne gemieden, bilden sich die Erscheinungen innerhalb einiger Tage spontan zurück. Bei vielen Patienten läßt sich auch ein Gewöhnungseffekt beobachten, so dass im Laufe des Sommers nach einiger Zeit auch intensivere Sonnenbäder vertragen werden. Bei den Betroffenen kommt es in den folgenden Jahren immer wieder zu Rezidiven.

Diagnose   Die Diagnose ergibt sich aus der Anamnese.

Therapie   *Schulmedizin*
Es wird versucht zur Prophylaxe eine stufenweise Lichtkonditionierung mit einem Gemisch aus UV-B- und UV-A-Bestrahlung zu erreichen, den Patienten wird empfohlen, UV-A-absorbierende Lichtschutzmittel zu verwenden. Bei akuter Sonnenallergie werden Antihistaminika gegen den Juckreiz verordnet sowie kortisonhaltige Salben.

Naturheilkunde

- Bei den ersten Anzeichen der juckenden Erytheme lindert *Aloe vera-Gel* äußerlich, zur innerlichen Anwendung eignen sich besonders gut homöopathische Medikamente.
- Vor allem *Natrium muriaticum* hat in seinem Arzneimittelbild die Beschwerden nach Sonneneinwirkung und ist daher bei Sonnenallergie bewährt.
- Stehen brennendes Jucken und ein Bläschenausschlag im Vordergrund, wird *Apis* die Symptome schnell bessern.
- Da ein immunologischer Zusammenhang vermutet wird, kann eine Prophylaxe mit das Immunsystem stabilisierenden unspezifischen *Immunmodulatoren* versucht werden. Manche Autoren empfehlen auch die Unterstützung des Mukosa-Immunsystems mit der Gabe speziell aufbereiteter *Coli-Bakterien*.
- Eine Prophylaxe mit β-Carotin hat sich nicht als wirkungsvoll erwiesen, auch die Gabe von Kalzium zeigt nur bedingt Erfolg. Sinnvoll ist sicher die langsame Adaptation an die Sonne durch dosierte Bestrahlungen in einem Solarium. Hierdurch wird die Lichtschwelle erhöht, was zu deutlich gesteigerter Lichttoleranz führt.

11. Erkrankungen der Haare

Die wie auch die Nägel zu den Hautanhangsgebilden gehörenden Haare und die behaarte Kopfhaut können eine Reihe krankhafter Störungen zeigen. Haarausfall und Haarwachstumsstörungen sind hier die häufigsten Probleme mit denen Patienten Hilfe beim Heilpraktiker suchen. Da volles, gesundes Haar seit alters her als Zeichen von Vitalität und Attraktivität gilt, sind sichtbare Erkrankungen in diesem Bereich eine besondere psychische Belastung für die Betroffenen.

11.1 Alopezie

Haarausfall und dünner werdendes Haar können – besonders Frauen – an den Rand der Hysterie führen. Um die psychischen Auswirkungen zu minimieren, ist daher rasche und wirksame Hilfe notwendig, auch wenn die Erkrankung an sich in den meisten Fällen harmlos und temporär ist.

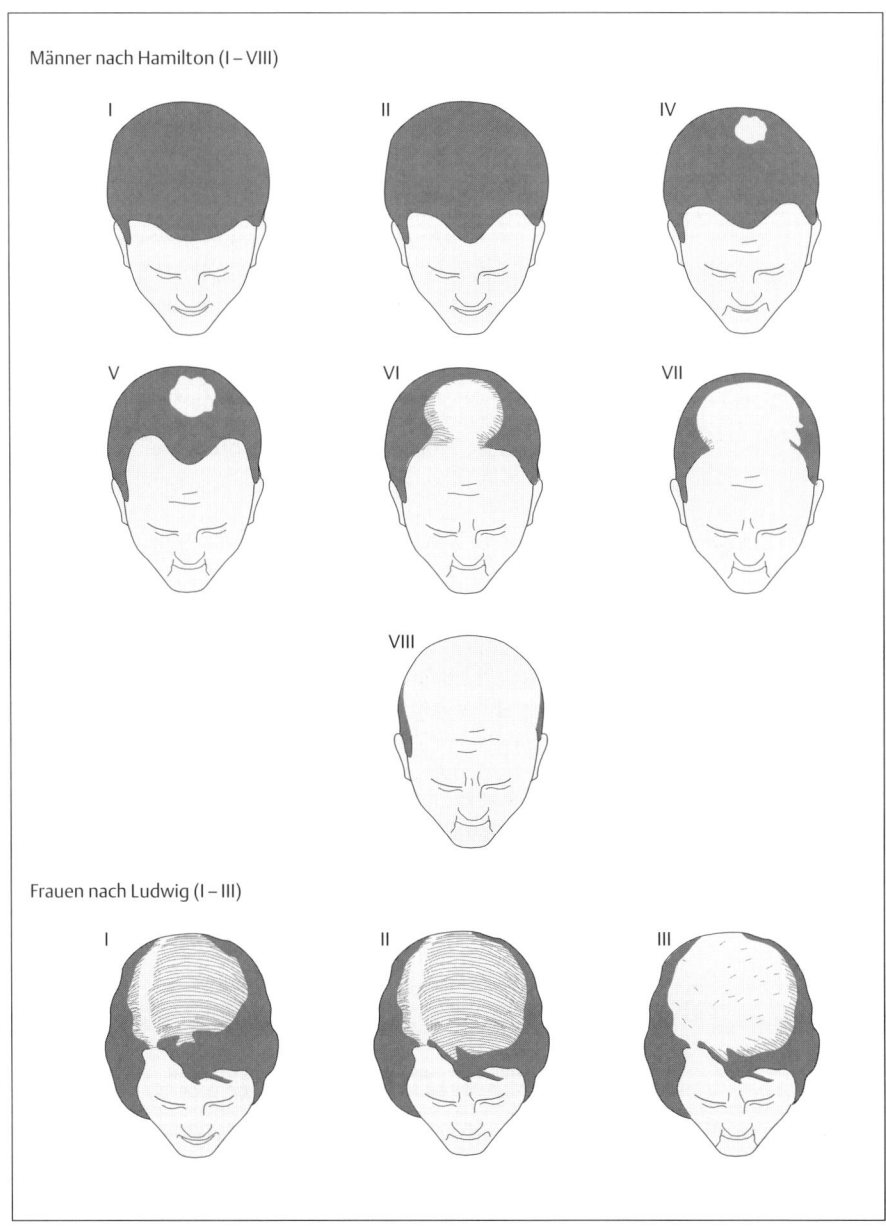

Abb. 21 Andro-
genetische Alo-
pezie. „Male pat-
tern" (Hamilton)
und „female pat-
tern" (Ludwig).
(Aus: Sterry-
Paus, Checkliste
Dermatologie.
4. A. Thieme,
Stuttgart 2000)

Definition

Als Alopezie wird ein krankhaft vermehrter Haarausfall von über 100 Haaren am Tag bezeichnet. Je nach Lokalisation und Ursachen werden drei verschiedene Formen unterschieden: Alopezia areata, Alopezia diffusa und androgenetische Alopezie.

Ätiologie und Pathogenese

Auch gesundes Haar fällt ständig aus, ein Effluvium von 40–100 Haaren in 24 Stunden gilt daher als normal. Pathologisch und damit behandlungsbedürftig ist erst ein Verlust von mehr als 100 Haaren täglich über einen längeren Zeitraum hinweg. Die Ursachen hierfür sind bei den einzelnen Formen unterschiedlich, in jedem Fall kommt es aber durch verschiedene Einflüsse oder Noxen zu Phasenumschaltungen im Haarzyklus, verbunden mit Störungen und Einstellung der Haarbildung.

Diagnose

Das *Trichogramm*, die Betrachtung ausgerissener Haare unter dem Lichtmikroskop, gibt Aufschluss über die prozentuale Verteilung der Haarzyklen und die Beschaffenheit der Follikel. Eine *Haarmineralanalyse* zeigt eventuelle Schadstoffbelastungen oder Mangelzustände auf.

11.1.1 Alopezia areata

Bis heute sind die genauen Ursachen für den kreisrunden Haarausfall nicht eindeutig geklärt. Vermutet werden *Autoimmunprozesse*, da diese Alopezie häufig im Zusammenhang mit anderen Autoimmunkrankheiten wie Hashimoto-Thyreoiditis, Colitis ulcerosa u.a. auftritt. Es gibt auch Erstmanifestationen nach *Streptokokkeninfekten* oder *schweren psychischen Traumen*. Trotz des häufig dramatischen Haarausfalls sterben die meisten Haarfollikel nicht ab, können also reaktiviert werden.

Klinische Symptomatik

Der kreisrunde Haarausfall beginnt meist mit einem einzelnen *runden bis ovalen Herd*, dem im Verlauf weitere folgen. Der Befall der gesamten Kopfhaut ist selten, aber möglich. In über 50 % der Fälle kommt es innerhalb von 2 Jahren zu Spontanremissionen.

Therapie

Schulmedizin
Es gibt bisher keine kausale Therapie, daher wird versucht die autoimmunen Prozesse durch Glukokortikoide einzudämmen.

Naturheilkunde

- Da der Alopecia areata offensichtlich fehlgeleitete immunologische Prozesse zu Grunde liegen, lohnt sich ein Versuch mit einer *spezifischen Immunmodulation* mit Thymuspräparaten.
- Auch die *klassische Eigenblutbehandlung* zeigt in einigen Fällen Erfolg, wobei meistens mehrere Behandlungszyklen erforderlich sind.
- Unterstützend können *Enzyme* gegeben werden, die nachweislich eine immunstimulierende Wirkung haben.

11.1.2 Alopezia diffusa

Ursachen

Als Ursache für die Alopezia diffusa kommen eine Vielzahl endogener und exogener Einflüsse in Frage. Die wichtigsten sind:
- *Äußere mechanische und chemische Schädigungen*
  Aggressive chemische Substanzen in Dauerwellflüssigkeiten oder Haarfarben können Haarschaft und Haarwurzel so stark schädigen, dass ein vermehrter diffuser Haarausfall entsteht. Auch ständiger Zug durch zu straffe Haarbänder und unsachgemäßes Kämmen mit scharfrandigen Bürsten und Kämmen schädigen den Haarboden.
- *Internistische Erkrankungen*
  Dünner werdendes Haar und Haarausfall gehören zum klinischen Bild der Anämien, Schilddrüsenerkrankungen und anderer Stoffwechselkrankheiten. Auch nach überstandenen Infektionskrankheiten kann einige Wochen später ein diffuser Haarausfall einsetzen.
- *Mangelerscheinungen*
  Einseitige Ernährung und Defizite in der Versorgung mit Vitaminen und Mineralstoffen können vorzeitigen Haarausfall zur Folge haben. Besonders im Bereich der Aminosäu-

ren, der Vitamine des B-Komplexes und des Vitamin H führt eine Mangelernährung der Haarfollikel zu Haarausfall.

- *Stress*
  Seelischer Kummer, Schockerlebnisse und psychischer Stress äußern sich meistens erst ein paar Monate später plötzlich in anhaltender diffuser Allopezie.
- *Intoxikationen*
  Hinter einer diffusen Alopezie kann auch eine Belastung durch Giftstoffe stecken. Eine versteckte toxische Belastung stellen in einigen Fällen amalgamhaltige Zahnfüllungen dar.
- *Medikamente*
  Eine Reihe allopathischer Medikamente zeigen als Nebenwirkung Haarausfall. Dieser lässt zwar nach einiger Zeit von selbst nach, trotzdem ist es sinnvoll die Neubildung der Haare durch entsprechende Unterstützung anzuregen.
- *Hormonelle Schwankungen*
  Ein plötzlicher Abfall des Östrogenspiegels wie er nach Geburten, auch nach Schwangerschaftsabbrüchen vorkommt, zieht einige Zeit später diffusen Haarausfall nach sich. Auch das Absetzen oder ein Wechsel der Anti-Baby-Pille kann die gleichen Auswirkungen haben.

Klinische Symptomatik

Bei den diffusen Alopezien fallen die Haare gleichmäßig über den Kopf verteilt aus. Der Haarausfall kann plötzlich einsetzen oder sich zunehmend entwickeln.

Diagnose

Im Trichogramm wird eine erhöhte Rate der Telogenhaare sichtbar. In einer gründlichen Anamnese müssen mögliche Auslöser gesucht werden.

Therapie

Schulmedizin
Patienten werden aufgeklärt, dass das Haarwachstum innerhalb von 6 Monaten wieder einsetzt. Eine spezifische Therapie gibt es nicht, liegen internistische Grunderkrankungen oder Mangelerscheinungen zu Grunde, werden diese natürlich behandelt. Bei Frauen werden östrogenhaltige Haarwässer verschrieben.

Naturheilkunde

- Besonders beim diffusen Haarausfall können gute Erfolge mit der *Klassischen Homöopathie* erreicht werden, wenn das Mittel entsprechend der Ätiologie ausgewählt wird. Die folgende kleine Auswahl gibt Anhaltspunkte zur Arzneimittelwahl:
  → Folge von Allgemeinerkrankungen: *Arsenicum album, Thallium*
  → Nach Entbindung und im Klimakterium: *Sepia*
  → Bei Hyperthyreose: *Jodum*
  → Als Folge von Arzneimitteln: *Sulfur*
  → Nach psychischem Trauma: *Acidum phosphoricum, Staphysagria, Natrium muriaticum.*
- Eine *Ausleitung* angesammelter Schadstoffe, die alleine schon durch Umwelteinflüsse entstehen, reinigt das Terrain und gehört zu den wichtigen therapeutischen Maßnahmen.
- Da der Haarzyklus in vielen Fällen durch eine Schwäche des Immunsystems wie etwa nach abgelaufenen Infektionen gestört wird, ist eine immunologische Stärkung mit *Thymus*-Präparaten sinnvoll.
- Zur äußerlich unterstützenden Anwendung stehen auch Shampoos und Haarkuren mit Thymusextrakt zur Verfügung.

- Ist der Auslöser eine hormonelle Veränderung gewesen, sollte eine *hormonelle Regulation* vorgenommen werden.
- Um Haarbildung und Haarwachstum anzuregen, muss die Haarmatrix optimal ernährt werden. Neben einer Basisversorgung mit einem ausgewogenen Vitamin-Mineralstoff-Präparat ist besonders die Zufuhr von *Vitamin H* (Biotin) und *Vitaminen des B-Komplexes* wichtig. In Kombination mit der Aminosäure *Cystein* fördern sie die Keratinsynthese und führen zu einer Zunahme der Anagenhaare bei gleichzeitiger Abnahme der Telogenrate. Deutlichen Einfluss auf die Haarbildung hat nachgewiesener Maßen auch das Spurenelement *Zink*.
- Eine punktförmig-kreisende Bindegewebsmassage der Kopfhaut mit den Fingerkuppen erhöht die Durchblutung und damit die Aufnahmefähigkeit der Haarwurzel für die zugeführten Aufbaustoffe.
- Aus der Phytotherapie wird die tägliche Massage der Kopfhaut mit *Brennnessel-* oder *Birkensaft* empfohlen, bei trockenem Haar auch Einreibungen mit *Klettenwurzelöl*.

11.1.3 Androgenetische Alopezie

Die androgenetische Alopezie ist häufig. Leichte Formen zeigen 80 % aller Männer und immerhin 60 % der Frauen vor Erreichen des 60. Lebensjahres.

Definition

Als androgenetische Alopezie wird ein Haarverlust im Bereich des Kopfes durch eine erhöhte Androgenempfindlichkeit des Haarfollikels oder eine Erhöhung des Testosteronspiegels im Blut bezeichnet.

Ätiologie und Pathogenese

Unter Androgeneinfluss erfolgt bei Männern und Frauen eine *Umwandlung der Haarfollikel* vom Terminalhaarfollikel zum Vellushaarfollikel. Gleichzeitig erhöht sich die Telogenrate, so dass es zu einer deutlichen Reduktion der Haardichte kommt. Die Überempfindlichkeit der Haarwurzel gegenüber Androgenen und damit die Anlage zum androgenetischen Haarausfall wird polygen vererbt, erhöhte Testosteronspiegel im Blut können aber auch durch hormonelle Schwankungen entstehen. Bei Frauen findet sich häufig um das Klimakterium herum ein hormonelles Ungleichgewicht zu Gunsten der Androgene. Dabei muss der Testosteronspiegel nicht erhöht sein, ausschlaggebend ist das Verhältnis der weiblichen Hormone zu den männlichen. Bei der Frau ist die androgenetische Alopezie von der *androgenen* Alopezie zu unterscheiden, die auf einer manifesten Erhöhung der männlichen Hormone basiert, oft in Kombination mit mehr oder weniger ausgeprägtem *Hirsutismus*.

Klinische Symptomatik

Anders als die diffuse Alopezie zeigt der hormonell bedingte Haarausfall ein typisches Befallsmuster, wobei ein männlicher und ein weiblicher Typ unterschieden werden. Beim Mann kann der androgenetische Haarausfall bereits in jungem Erwachsenenalter beginnen, zunächst frontal im Schläfenbereich, später erfolgt die weitere Ausdehnung auf den Scheitelbereich und Hinterkopf. Am Ende steht die typische männliche Glatze mit verbleibendem Haarkranz. Bei der Frau zeigt sich diese Alopezie häufig erst im Klimakterium mit gelichteten Seiten und Scheitel.

Diagnose

Das typische Befallsmuster und der Nachweis von Vellushaaren im Schläfenbereich weisen auf die Diagnose, die durch eine Hormonuntersuchung im Blut erhärtet werden kann.

Therapie

Schulmedizin
Bei Männern wird vorwiegend das eigentlich zur Blutdrucksenkung entwickelte *Minoxidil* eingesetzt, Frauen erhalten die Androgene supprimierende Tabletten oder auch

direkte Antiandrogene. Zusätzlich werden lokal östrogenhaltige Haarwässer angewendet.

Naturheilkunde

- Da die Causa hier klar erkennbar ist, zeigen sich gute Erfolge mit einer *hormonellen Regulation*. Eine gezielte Beeinflussung der hormonproduzierenden Drüsen kann mit einer individuell angepassten *Biomolekularen Therapie* erreicht werden.
- Gleichzeitig sollten alle die Haarwurzel ernährenden Vitalstoffe wie *Zink, Biotin, Aminosäuren* und *B-Vitamine* zugeführt werden.

12. Erkrankungen der Nägel

Der Zustand der Nägel kann manchmal deutliche Hinweise auf die Konstitution eines Menschen sowie auf eventuelle Erkrankungen und Mangelzustände geben. Veränderungen in Form, Farbe und Struktur der Nägel sind häufig Ausdruck krankhafter Störungen im Organismus. Ernsthafte Infektionen, Stoffwechselstörungen, Anämien und Herz-Lungenerkrankungen hinterlassen sichtbare Spuren an den Nägeln. Die folgenden Auffälligkeiten sollten beachtet werden:

Zustandsformen

▷ *Uhrglasnägel*
Sie kommen meist in Zusammenhang mit *Trommelschlegelfingern* vor. Auf dem deutlich verdickten Fingerendglied wölbt sich der Nagel nach allen Seiten hin konvex. Diese erworbene Veränderung hat schon Hippokrates bei Patienten mit Emphysem beschrieben. Allgemein gelten Uhrglasnägel als Hinweis auf *zyanotische Herz-* und *Lungenerkrankungen.*

▷ *Löffelnägel (Koilonychie)*
Löffelartige, konkave Einsenkungen mit meistens dünner Nagelplatte sind fast immer ein Zeichen für *Eisenmangelanämien*, können aber auch durch Stoffwechsel- und Mangelkrankheiten entstehen.

▷ *Längsrillen*
Ausgeprägte Längsrillen finden sich bei *Vitaminmangel* und *Stoffwechselstörungen*. Auch Magen-Darm- und Lebererkrankungen können diese Veränderung der Nagelplatte nach sich ziehen.

▷ *Querrillen (Beau-Querfurchen)*
Quer verlaufende Furchen in der Nagelplatte sind ein Zeichen für eine Unterbrechung des Nagelwachstums. Sie treten auf nach *Infektionen*, schweren Allgemeinerkrankungen, können aber auch Folge einer *Nagelbettverletzung* durch unsachgemäße Nagelpflege sein.

▷ *Weiße Nagelflecke (Leukonychie)*
Kleine weiße Fleckchen sind harmlos, es handelt sich dabei um eine veränderte Lichtreflexion, die durch eine gestörte Verhornung entsteht. Färbt sich der ganze Nagel milchig weiß (*Milchglasnägel*) kann eine *Leberzirrhose* oder *Colitis ulcerosa* zu Grunde liegen.

Zu isolierten Erkrankungen der Nägel kann es vor allem durch mechanische Schädigung, aber auch durch eine Besiedelung mit Keimen kommen.

12.1 Eingewachsene Nägel

Eingewachsene Nägel können ein schmerzhaftes Dauerproblem darstellen und bei unsachgemäßer Behandlung in Entzündungen und Vereiterungen von Nagelfalz und Nagelwall übergehen.

Definition

Es handelt sich um ein Einwachsen der Nagelplatte in den seitlichen Nagelfalz, in dessen Folge es zu Entzündungsreaktionen kommt.

Ätiologie und Pathogenese

Einwachsende Nägel entstehen durch *mechanischen Druck* oder *unsachgemäße Pediküre*, oft auch durch eine Kombination beider Faktoren. Durch das Rundschneiden der Fußnägel können die seitlichen Nagelkanten nicht mehr über das Nagelbett hinauswachsen und schneiden sich in den Nagelfalz ein. Zu enges, schlechtes Schuhwerk begünstigt durch den Druckeffekt das weitere Einwachsen. Bei sehr rund gewölbter Nagelplatte kommt es recht häufig zu einwachsenden Nägeln. Durch das Einschneiden der Nagelkante in den Nagelfalz entsteht eine schmerzhafte *Rhagade*, die sich leicht infiziert. In der Folge kann sich überschießendes *Granulationsgewebe* bilden und eine *chronische Entzündung* entstehen.

Klinische Symptomatik

Betroffen ist meist die Großzehe und hier häufiger der innere Rand. Es besteht starke Druckschmerzempfindlichkeit des seitlichen Nagelfalzes, der fast immer entzündlich gerötet ist.

Therapie

Schulmedizin
Es wird eine sogenannte Emmert-Plastik vorgenommen, bei der der laterale Nagelfalz mit dem entzündlichen Gewebe keilförmig herausgeschnitten wird.

Naturheilkunde

- Wenn einwachsende Nägel ein konstitutionelles Problem sind, helfen in vielen Fällen homöopathische Arzneimittel, zu deren Arzneimittelbild eingewachsene und deformierte Nägel gehören. Bei dicken, hornigen Nägeln, deren Nagelplatte leicht in Schichten abblättert, kann *Graphites* oft erfolgreich eingesetzt werden. Bei einer Neigung zu einwachsenden Zehennägeln mit gleichzeitig schweißigen Füßen sollte auch an *Silicea* gedacht werden.
- Zur äußerlichen Behandlung eignet sich die Methode nach *Voisin*. Hierbei wird ein kleiner Mullstreifen mit einer Mischung aus *Hydrastis∅* und Wasser im Verhältnis 1:30 getränkt und an der eingewachsenen Stelle unter den Nagelrand geschoben. Um den Nagel zu erweichen, muss vorher ein heißes Fußbad mit einer Seifenlösung gemacht werden, der eingelegte Streifen verbleibt für einige Tage unter dem Nagel.
- Hat sich durch den eingewachsenen Nagel der Nagelfalz bereits entzündet und klagt der Patient über klopfende Schmerzen, werden die bei der Behandlung des Panaritiums angegebenen Methoden angewendet.

12.2 Verhornungsstörungen

Weiche, splitternde oder brüchige Nägel sind zwar keine ernsthafte Erkrankung, können aber besonders für Frauen ein echtes Problem darstellen.

Definition

Als *Onychoschisis* wird das schichtweise Abblättern der Nagelplatte parallel zur Oberfläche bezeichnet, eine erhöhte Brüchigkeit mit Splitterung und Spaltung am freien Nagelrand ist die *Onychorrhexis*.

Ätiologie und Pathogenese

Eine gestörte Verhornung, die sich in mangelhafte Festigkeit oder auch mangelnder Elastizität der Nagelsubstanz äußert, ist häufig auf eine mangelhafte Versorgung der Nagelmatrix mit Vitaminen und Nährstoffen zurückzuführen. Defizite im Bereich der Vitamine A und B sowie Eisen- und Kalziummangel können zu Veränderungen der Nagelplatte führen. Besonders das auch als *Biotin* bekannte Vitamin H ist für die Keratinbildung und damit die Verhornung der Nägel notwendig, ebenso einige Aminosäuren wie Cystein. Einseitige Ernährung, Alkoholkonsum und Diäten führen zu einem Absinken des Biotinspiegels im Blut, was eine Störung der Keratinisierung von Nägeln und Haaren zur Folge hat. Brüchige Nägel gehören auch zu den Symptomen der Hyperthyreose, hier oft in Kombination mit Haarausfall. In den meisten Fällen liegt jedoch keine Erkrankung sondern eine mechanische Schädigung zu Grunde. Durch den häufigen Umgang mit Wasch- und Putzmitteln oder übermäßiges Entfetten durch acetonhaltige Nagellackentferner trocknen die Nägel aus und die Nagelsubstanz wird auf Dauer geschädigt.

Klinische Symptomatik

Bei unzureichender Mineralisierung sind die Nägel weich und biegsam, Eisenmangel äußert sich vor allem im schichtweisen Abblättern der Nagelplatte vom freien Rand aus zur Basis hin. Einreißen, Splittern und vorzeitiges Abbrechen entsteht meistens durch eine Kombination von Unterversorgung der Nagelmatrix und exogenen Schädigungen.

Therapie

Schulmedizin
Verhornungsstörungen der Nagelplatte gehören in der Schulmedizin eher in den kosmetischen Bereich, da sie in den seltensten Fällen auf der Grundlage einer Erkrankung entstehen.

Naturheilkunde

- Ist eine Hyperthyreose oder Stoffwechselstörung ausgeschlossen bzw. behandelt worden, besteht die Therapie in einer Förderung der Mineralisierung und Keratinisierung der Nägel. Dies gelingt gut mit einer Kombination aus *Vitamin H* und *aminosäurehaltigen Präparaten*.
- Unterstützend kann sich auch die Einnahme von *Kieselerde*, die direkten Einfluss auf das Bindegewebe hat auswirken, ebenso wie auch *Gelatine*. Die Wirkung der Kieselerde kann auch in homöopathischer Form genutzt werden durch die Gabe von *Silicea*. Besonders bei mangelhafter Assimilation trotz guter Ernährung werden splitternde Nägel, die häufig Rillen, Furchen und weiße Tüpfelung zeigen, deutlich verbessert.
- Äußerlich helfen Nagelbäder in warmem *Olivenöl* die Nagelsubstanz geschmeidig zu halten und einer durch äußere Einflüsse entstandenen Entfettung entgegenzuwirken.

12.3 Nagelmykosen (Abb. S. 88)

Die keratophilen Dermatophyten können nicht nur die Epidermis befallen, sondern auch an der Hornsubstanz der Nagelplatte zu Mykosen führen, den *Onychomykosen*. Zwar gibt es auch Nagelerkrankungen durch Hefe- und Schimmelpilze, mit über 90 % der Erkrankungen sind aber die Dermatophyten-Onychomykosen die größte Gruppe der Nagelmykosen.

Definition

Eine Onychomykose ist der Befall von Finger- oder Zehennägeln mit pathogenen Pilzen, der zu Nagelverfärbungen und subungualer Hyperkeratose führt.

Ätiologie und Pathogenese

Nagelmykosen können sowohl durch *Übergreifen* einer Tinea pedis als auch als eigenständige Erkrankung entstehen. Gesunde, intakte Nägel auf einem physiologischen Hautmilieu werden nicht von Pilzen befallen, denn wie die Hautmykosen benötigen auch Nagelmykosen *Veränderungen im Hautmilieu* oder eine *Schädigung der Hornsubstanz*. Eine *Hyperhidrose* mit fehlender Abdunstungsmöglichkeit wie sie beim Tragen von Turnschuhen oder Gummistiefeln entsteht, schafft dieses begünstigende Klima. Manchmal sind auch internistische Erkrankungen wie *Diabetes mellitus* oder unbehandelte *Durchblutungsstörungen* verantwortlich für Pilzerkrankungen der Nägel. Ein erhöhter Blutglukosespiegel und Mikroangiopathien erzeugen in diesen Fällen das für das Pilzwachstum günstige Terrain. Ebenso ist wie bei allen anderen Mykosen auch bei den Nagelmykosen häufig die *Abwehrlage geschwächt* und damit generell eine Ansiedelung von Mikroorganismen erleichtert. Auf der Grundlage eines so gestörten Hautmilieus und ungünstiger Immunlage, bietet dann in den meisten Fällen eine *leichte Traumatisierung* durch unsachgemäße Nagelpflege oder unpassendes Schuhwerk die Eintrittspforte zur Besiedelung.

Klinische Symptomatik

Häufiger als die Fingernägel werden die Fußnägel von Mykosen befallen. Die Nägel werden *glanzlos* und zeigen *weiße oder gelbliche Verfärbungen*. Im weiteren Verlauf verdickt sich die Nagelplatte, wird bröckelig und rau. Unter dem freien Rand sammeln sich Abschilferungen an, die Nagelplatte beginnt sich vom Nagelbett abzulösen. Unbehandelt kann es zur vollständigen Zerstörung des betroffenen Nagels kommen.

Diagnose

Nagelmykosen sind nicht immer leicht von den Nagelveränderungen zu unterscheiden, die im Rahmen einer *Psoriasis* vorkommen. Auch bei der Nagelpsoriasis kann die Nagelplatte bröckelig zerfallen und es zeigen sich vorher gelbliche Verfärbungen, die *Ölflecken*. Eine gründliche Anamnese und eventuell der mikroskopische Pilznachweis geben diagnostische Sicherheit.

Therapie

Schulmedizin
Leichtere Fälle werden mit antimykotischem Nagellack behandelt, bei ausgedehntem Befall wird der Nagel zuerst mit 40%igem Harnstoff aufgeweicht und anschließend mit lokalen Antimykotika versorgt.

Naturheilkunde

- Grundlage der Therapie ist die Ausschaltung der auslösenden Faktoren. Die Patienten müssen darüber aufgeklärt werden, dass feucht-warme Verhältnisse die Pilzerkrankungen fördern und die Einhaltung der unter „Tinea pedis" beschriebenen Hygienemaßnahmen Voraussetzung für den Behandlungserfolg sind. Schäden in der Hornsubstanz müssen mit einer Sandpapierfeile geglättet werden, schadhafte Nagelsubstanz so weit wie möglich gekürzt und entfernt. Unter dem Nagelrand angesammelte Abschilferungen und Ablagerungen werden mit einem Excavator ausgeräumt.

- Anschließend kann der Nagel mit *Grapefruitkern-Extrakt* bepinselt werden, wobei darauf zu achten ist, dass der Extrakt auch unter die Nagelplatte gelangt.

- Um das Herauswachsen der schadhaften Nagelsubstanz zu beschleunigen und das Wachstum gesunder Substanz zu fördern, sollte *Biotin* in einer Dosierung von 5 mg täglich gegeben werden.

- Bei chronischem Befall ist von einer geschwächten Abwehrlage auszugehen, daher sollte immer an eine eventuelle Fehlbesiedelung des Darms gedacht werden. Die gezielte *Symbioselenkung* stabilisiert die physiologische Flora und schafft dadurch ein für die Pilzbesiedelung ungünstiges Terrain. Gleichzeitig wird durch die mikrobiologische Therapie die Abwehr gestärkt.

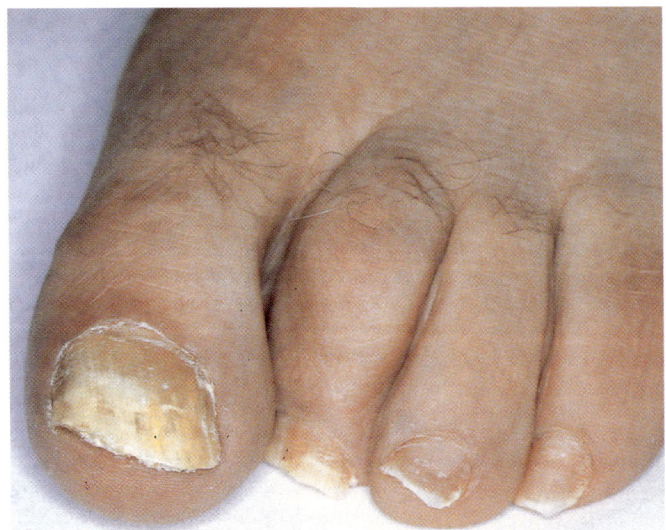

Abb. **22**   Ausgedehnte distale subunguale Onychomykose (häufigste Form) – DI (Aus: Isaak-Effendi, Nagelmykosen. Thieme, Stuttgart 2001)

13. Erkrankungen des Pigmentsystems

Die im Stratum basale der Epidermis angesiedelten Melanozyten bilden das Pigmentsystem. Sie synthetisieren kontinuierlich Melanine, die sie in Form kleinster Granula an die sie umgebenden Keratinozyten abgeben. Jeder Melanozyt versorgt ca. 36 Keratinozyten und bildet mit ihnen eine funktionelle Einheit. Ihre wichtigste Aufgabe ist der Lichtschutz der Haut und sie beeinflussen die Hautfarbe durch die Pigmentierung nach Sonnenbestrahlung. Störungen in der Melaninpigmentierung können entstehen durch eine Veränderung der Melanozytenzahl, durch unzureichenden Transfer der Melaningranula in die Keratinozyten oder durch eine gesteigerte oder verminderte Melaninsynthese. Ein Beispiel für eine vermehrte Melaninsynthese bei gleichbleibender Melanozytenzahl sind Sommersprossen. Hier produzieren einige Melanozyten schneller und größere Mengen Melanin als die anderen in der umgebenden Haut.

13.1   Gutartige Veränderungen

Gutartige Veränderungen im Pigmentsystem zeigen sich in Form von verstärkter oder verminderter Pigmentierung in einzelnen Hautbereichen. Die so entstehenden Flecken und Verfärbungen können optisch und kosmetisch störend sein, tragen aber bis auf einige Naevi kein Risiko in sich.

13.1.1 Chloasma

Das Chloasma gehört zu den erworbenen Pigmentveränderungen im Gesicht und betrifft vorwiegend Frauen. Es wird – obwohl harmlos – von den Betroffenen als kosmetisch sehr störend empfunden.

Definition   Als Chloasma wird eine großfleckige epidermale Hyperpigmentierung im Stirn-, Wangen- oder Oberlippenbereich bezeichnet.

Ätiologie und Pathogenese   Die Ursachen für die Entstehung eines Chloasmas sind vielfältig, in allen Fällen liegt jedoch eine *erhöhte Melaninbildung* im betroffenen Bereich vor. Bekannt ist das *Chloasma gravidarum* als physiologische Veränderung in der Schwangerschaft. Zusammen mit einer Hyperpigmentierung an der Linea alba der Bauchhaut und den Brustwarzenhöfen bildet sich bei vielen Frauen auch ein Chloasma im Gesicht aus. Auch durch hormonelle Störungen, die Einnahme von Ovulationshemmern oder hormonproduzierende Ovarialzysten kann sich ein Chloasma bilden. Dieses *Chloasma hormonale* entsteht offensichtlich durch den Einfluss der *Östrogene*. Nicht selten sind auch Kosmetika schuld an der fleckförmigen Hautverfärbung. Besonders *vaselinehaltige Cremes* und das photosensibilisierende *Bergamotteöl* führen zum *Chloasma cosmeticum*. Auch durch die langfristige Einnahme einiger Medikamente können chloasmaartige Veränderungen induziert werden.

Klinische Symptomatik

Die Hyperpigmentierung zeigt sich durch scharf begrenzte, *gelblich bis braune Flecken*, die *unregelmäßige Formen* haben. Es kann sowohl ein einzelner isolierter Fleck auftreten als auch mehrere konfluierende. Häufig sind die Hautveränderungen symmetrisch angeordnet, was dem Gesicht einen maskenhaften Charakter geben kann. Das Chloasma verläuft in den meisten Fällen chronisch oder chronisch-rezidivierend, durch Sonneneinstrahlung verstärkt sich die Symptomatik.

Therapie

Schulmedizin
Das Chloasma gilt schulmedizinisch als schwer behandelbar. Empfohlen werden im Sommer Lichtschutzsalben, in den sonnenarmen Monaten werden zur Hemmung der Melaninsynthese Cremes mit Azelainsäure eingesetzt.

Naturheilkunde

- Hyperpigmentierungen können häufig sehr gut mit einer *Kräuterschälkur*, die bis in tiefe epidermale Schichten vordringt, gemildert oder ganz beseitigt werden.
- Sind Chloasmen aufgrund hormoneller Ungleichgewichte entstanden, zeigt bei vielen Frauen das homöopathische Medikament *Sepia* sehr gute Erfolge. Der „braune Sattel über der Nasenwurzel" ist eines der Leitsymptome dieses Mittels.
- Auch eine *hormonelle Regulation* kann in den Fällen, die durch Hormonstörungen entstanden sind als kausale Behandlung durchgeführt werden.

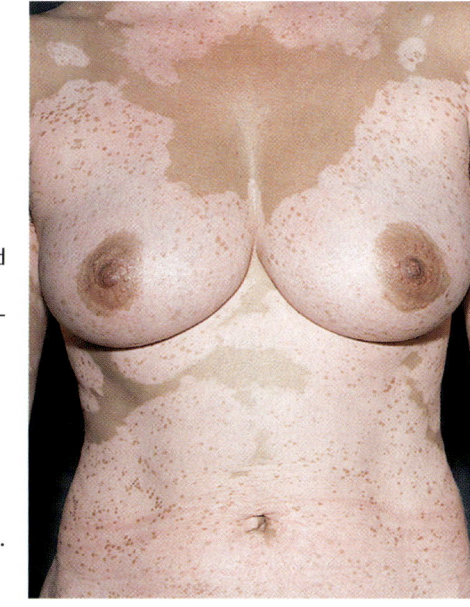

Abb. **23** Symmetrische Vitiligo mit großer Ausdehnung und bizarren Rändern. In den weißen Bereichen sieht man follikuläre Repigmentierung. [Aus: Jung, E. G. (Hrsg): Dermatologie. MLP Duale Reihe. 3. A. Hippokrates, Stuttgart 1995]

13.1.2 Vitiligo

Etwa 1 % der Weltbevölkerung erkrankt an Vitiligo, der Weißflecken-Krankheit. Über die Hälfte der Betroffenen sind am Beginn der Krankheit jünger als 20 Jahre, grundsätzlich ist die Manifestation aber in jedem Lebensalter möglich.

Definition

Vitiligo ist eine erworbene fleckförmige Depigmentierung der Haut, die durch das völlige Fehlen von Melanozyten gekennzeichnet ist.

Ätiologie und Pathogenese

Die Ätiologie ist bis heute unklar. Diskutiert werden zur Zeit Autoimmunprozesse, die zur Zerstörung der Melanozyten führen, neurogene Ursachen sowie eine stoffwechselbedingte „Selbstzerstörung" der Melanozyten. Vitiligo tritt häufig zusammen mit anderen Erkrankungen auf, vor allem Patienten mit Schilddrüsenkrankheiten, pernitiöser Anämie und Diabetes mellitus scheinen eine besondere Affinität zu dieser Pigmentstörung zu haben. Es scheint auch eine gewisse genetische Disposition zu geben, denn bei etwa 30 % der Patienten sind auch weitere Familienmitglieder betroffen.

Klinische Symptomatik

Primär entstehen *linsengroße*, rundliche *weiße Flecke*, die scharf begrenzt und unregelmäßig sind. Durch Größenwachstum und Zusammenfließen bilden sich größere Herde, meistens in einem begrenzten Bezirk. Der Verlauf ist nicht vorhersehbar, die Depigmentierung kann zum Stillstand kommen, manchmal finden auch Teilremissionen statt. In einigen Fällen verläuft die Vitiligo progredient und hinterlässt am Ende die totale Leukodermie (Weißfärbung der Haut). Vitiligo kann sich auch außerhalb der Haut manifestieren. Es können die Schleimhäute befallen sein, die Haare in Form einer einzelnen weißen Strähne, in seltenen Fällen auch Organe wie Auge, Innenohr und ZNS.

Diagnose

Die Diagnose ergibt sich aus dem klinischen Bild und der Anamnese. Differenzialdiagnostisch muss eine *Pityriasis versicolor* in Betracht gezogen werden.

Therapie

Schulmedizin
Bisher ist keine zufriedenstellende Behandlung bekannt. Außer der kosmetischen Abdeckung der Herde mit Camouflage wird durch die Gabe von β-Carotinen versucht, zumindest eine Gelbfärbung der betroffenen Bezirke zu erreichen. Zur Zeit sind Melanozyten-Transplantationen im Versuchsstadium.

Naturheilkunde

- Auch in der Naturheilkunde gibt es keine gesicherte Therapie. Gelegentlich erweisen sich die homöopathischen Mittel *Sepia, Arsenicum album* und *Silicea* als wirkungsvoll, wobei nicht auszuschließen ist, dass es sich in den beschriebenen Fällen um Spontanremissionen gehandelt hat.

13.1.3 Naevi

Jeder Mensch hat mehrere der als Muttermale oder Leberflecken bekannten Naevi, im Durchschnitt etwa 20. Sie sind zwar nicht erblich, können aber bereits bei der Geburt vorhanden sein. Es gibt eine Vielzahl unterschiedlich benannter Naevi, die nach ihrer Farbe, Oberflächenstruktur oder der Hautschicht in der sie entstehen, typisiert werden. Zu den Störungen des Pigmentsystems zählen vor allem der *Pigmentzellnaevus* und der *Naevuszellnaevus*.

Definition	Die Definition des Naevus ist in der Fachliteratur recht uneinheitlich. Übereinstimmend spricht man von einer angeborenen oder später auftretenden, scharf umschriebenen Fehlbildung der Haut mit herdförmiger Ansammlung veränderter Melanozyten oder melanozytenähnlicher Zellen.
Ätiologie und Pathogenese	*Pigmentzellnaevi* entstehen durch eine *übermäßige Anzahl an Melanozyten* oder *gesteigerte Aktivität* der Melanozyten. Die normalerweise in der Basalschicht der Epidermis stationierten Melanozyten können bei diesen Naevi während der Embryonalzeit in der Dermis „steckenbleiben" und von hier aus die Farbveränderungen im umschriebenen Bereich hervorrufen. *Naevuszellen* sind den Melanozyten eng verwandte Zellen, die ebenfalls Melanin synthetisieren können. Normalerweise kommen sie nicht in der Epidermis der Haut vor, finden sich aber beim *Naevuszellnaevus* in nestartiger Ansammlung vor. Die genaue Abgrenzung der beiden Naevus-Formen voneinander ist kaum möglich. Erworbene, sich erst nach der Geburt manifestierende Naevi sind zum größten Teil durch UV-Bestrahlung induziert, man findet sie nie im immer bedeckten „Badehosen-Bereich".
Klinische Symptomatik	Naevi können an jeder beliebigen Stelle des Körpers auftreten. Ihre Größe reicht bei angeborenen Naevi von Stecknadelkopf- bis Handflächengroß, erworbene Naevi sind nicht größer als 5 mm. Sie können sowohl *flach* im Hautniveau liegen als auch *papulös* aussehen, ihre Oberfläche ist glatt. Die Pigmentierung ist *homogen* und zeigt eine *regelmäßige Begrenzung*, wobei die Farbe eine Bandbreite von *hautfarben bis dunkelbraun* annehmen kann.
Diagnose	Jeder Naevus trägt das potentielle Risiko der Entartung in sich, etwa 1/3 aller Melanome entwickeln sich aus einem bestehenden Naevus. Daher sollten Naevi genau beobachtet und kontrolliert werden. Anzeichen für ein malignes Geschehen sind nach der ABCDE-Regel:

A. **a**symmetry (Unregelmäßigkeit)
B. **b**order (Begrenzung)
C. **c**olor (Farbe)
D. **d**iameter (Durchmesser)
E. **e**levation / enlargement (Erhabenheit / Vergrößerung)
Weitere Warnsignale sind *Juckreiz* und *Blutungen* aus einem Naevus.

Therapie	Naevi, die keinerlei atypische Anzeichen haben, sind grundsätzlich gutartig und bedürfen keiner Therapie. Bei Verdacht auf Frühzeichen einer beginnenden Entartung werden sie chirurgisch entfernt und histologisch untersucht.

13.2 Bösartige Veränderungen

Nicht alle Veränderungen der Pigmentierung sind harmlos. Von den Melanozyten können auch bösartige Neubildungen ausgehen, am bekanntesten ist hier das *maligne Melanom*. Die Inzidenz hat in den letzten Jahrzehnten alarmierend zugenommen. Lag die Wahrscheinlichkeit an einem Melanom zu erkranken 1960 noch bei 1:600, war im Jahr 2000 das Risiko bereits auf ein Verhältnis von 1:75 gestiegen. Bei rechtzeitiger Diagnose im sehr frühen Stadium sind die Heilungschancen mit 90–100 % sehr gut, daher ist die Früherkennung von größter Bedeutung.

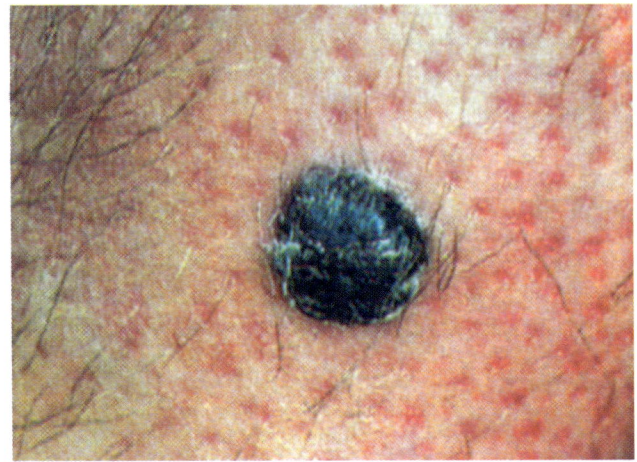

Abb. **24** Super-
fiziell spreiten-
des malignes
Melanom.
(Aus: Steigleder,
G. K., Dermato-
logie und Vene-
rologie. 6.
A. Thieme, Stutt-
gart 1992)

13.2.1 Malignes Melanom

Da bei dieser bösartigen Erkrankung der pigmentbildenden Zellen die größte Chance
der Bekämpfung in der Vermeidung durch Prophylaxe sowie in der Früherkennung
liegt, sind genaue Kenntnisse über Aussehen und Entwicklung des malignen Melanoms
von größter Wichtigkeit.

Definition

Das maligne Melanom ist ein von den Melanozyten oder Naevuszellen ausgehender
bösartiger Tumor von hohem Malignitätsgrad.

**Ätiologie und
Pathogenese**

Maligne Melanome können entweder aus einer bereits bestehenden Pigmentverän-
derung oder als De-novo-Melanom auf unveränderter Haut entstehen. Die genaue
Ätiologie ist noch nicht bekannt, es gibt jedoch *Risikofaktoren*, die eine erhöhte Wahrscheinlichkeit zur Ausbildung erwarten lassen. Zu diesen Faktoren zählen *häufige
Sonnenbäder* mit *Sonnenbränden vor dem 20. Lebensjahr*, eine angeborene oder erworbene *Anzahl Naevi von über 50* sowie eine durch *positive Familienanamnese* zu ver-
mutende genetische Disposition.

Das maligne Melanom beginnt mit einer *horizontalen Wachstumsphase*, wobei sich in
der Basalschicht der Epidermis vermehrt atypische Melanozyten mit Kern- und Zellveränderungen bilden. Diese veränderten Melanozyten durchsetzen im weiteren Verlauf
auch die weiteren Epidermisschichten und breiten sich horizontal aus. Irgendwann,
nach einer nicht vorhersehbaren Zeit, beginnt das *vertikale Wachstum*. Die bösartig
veränderten Melanozyten brechen durch die Basalmembran, dringen in die Dermis ein
und wachsen von da aus in alle Richtungen. Maligne Melanome metastasieren früh-
zeitig meist auf dem Lymphweg, seltener über die Blutbahn.

**Klinische
Symptomatik**

Entwickelt sich ein Melanom aus einem bestehenden Naevus heraus, zeigen sich Veränderungen in Farbe und Form oder im Wachstum des Naevus. Bei einer Neuent-
wicklung entsteht auf normaler Haut ein Pigmentfleck, der die atypischen Veränderungen der ABCDE-Regel zeigt. Der Durchmesser dieser De-Novo-Melanome ist fast
immer größer als 6 mm. Melanome treten bei Männern häufig am Rumpf auf, bei
Frauen ist eine bevorzugte Lokalisation am Unterschenkel zu beobachten.

Diagnose

Für die Früherkennung ist die Anamnese wichtig. Der Patient kann beobachten, ob sich ein neuer, auffällig brauner Fleck gebildet hat oder ob er Veränderungen an einem bestehenden Naevus bemerkt hat. Bei der Inspektion sind atypische Zeichen in Form, Farbe und Ausdehnung eines Naevus **Warnsignale** für eine **beginnende Malignität**.

Therapie

Verdächtige Pigmentveränderungen werden chirurgisch entfernt und histologisch untersucht. Kontrolluntersuchungen des gesamten Hautorgans sind alle 6 – 12 Monate notwendig.

III Therapeutische Praxis

▶ Aus dem großen Arsenal der Naturheilkunde sind einige Methoden besonders effizient bei Hautkrankheiten. Die folgenden Therapieformen sind wie Bausteine zu sehen, sie können einzeln angewendet aber auch synergistisch eingesetzt werden. Viele der beschriebenen Methoden ergänzen sich gegenseitig und sind gut miteinander kombinierbar.

1. Grundlagen der ganzheitlichen Therapie

Der ganzheitliche Therapieansatz unterscheidet sich wesentlich von der allopathischen Medizin, die in erster Linie Symptome bekämpft. In der dermatologischen Schulmedizin gilt jedes auf der Haut sichtbare Symptom als zu beseitigende Störung, Viren und Bakterien als zu bekämpfende Feinde. Dementsprechend beginnen auch viele Medikamente mit der Vorsilbe „anti"= gegen. Antibiotika, Antimykotika, Antiallergika und Antihistaminika werden als Waffe gegen einen in den Körper eingedrungenen Mikroorganismus oder gegen ein bestimmtes Symptom eingesetzt.

Die ganzheitliche arbeitende Naturheilkunde orientiert sich im Gegensatz dazu nicht ausschließlich am Symptom oder dem eingedrungenen Keim. Sie versucht vielmehr zu hinterfragen, **warum** ein Keim in einem Organismus den Nährboden zur Ansiedlung finden konnte und warum ein Hautsymptom entstanden ist. Hierbei wird der Mensch immer als **Einheit** von Körper, Seele und Geist gesehen, wobei alle drei Bereiche in ständiger Wechselwirkung zueinander stehen. Auch wenn nur ein Bereich merkliche Beschwerden zeigt, werden gleichzeitig alle anderen in Mitleidenschaft gezogen. Schon der berühmte griechische Arzt *Hippokrates* wusste, dass möglichst ganzheitlich die gestörte Harmonie des Organismus wieder hergestellt werden muss und lehrte, dass die Natur selbst der beste Arzt sei. So wird in der ganzheitlichen Naturheilkunde versucht, diesen „**inneren Arzt**" zu wecken und zu aktivieren.

Der menschliche Organismus verfügt über unzählige Steuer- und Regulationsmechanismen, die sich in ihrer Zusammenarbeit ergänzen und die Homöostase aufrecht erhalten. Ist dieses Gleichgewicht wieder hergestellt, gibt es keine Notwendigkeit zur Ausprägung krankhafter Symptome, die immer ein Zeichen eines blockierten oder gestörten Energieflusses sind. So versucht die Ganzheitsmedizin die Gesamtpersönlichkeit eines Menschen zu erfassen und die krankmachenden Ursachen zu berücksichtigen. Alle Naturheilverfahren sind Maßnahmen zur Unterstützung und Regulation der physiologischen Abläufe und haben die Anregung oder Verstärkung der Selbstheilungskräfte zum Ziel.

Ganzheitliche Medizin arbeitet daher nicht mit „Anti-Medikamenten", sie sucht zunächst nach den **Ursachen** und **auslösenden Faktoren** um dann den notwendigen Reiz zu setzen, der zur Regulation der zu Grunde liegenden Störung führt.

Ist ein Organismus mit Schlacken und Schadstoffen überlastet und in seinen Ausscheidungsfunktionen überfordert, wird die Naturheilkunde zunächst die Entgiftungs- und Ausscheidungsvorgänge aktivieren. Bei hormonellen Störungen werden die entsprechenden hormonaktiven Drüsen stimuliert und nicht hormonell unterdrückt wie es etwa durch die Gabe von Antiandrogenen geschieht. Auch ein „Aufforsten" der physiologischen Darmflora mit Probiotika entspricht dem ganzheitlichen Ansatz, im Gegensatz zu einer Behandlung pathologischer Keime mit Antibiotika. Nach dem gleichen Prinzip und Denkansatz wird auch das Immunsystem gestärkt und stimuliert, anstatt von ihm nicht bewältigte Keime oder überschießende Reaktionen zu vernichten und abzublocken.

Die **Grenzen der ganzheitlichen** Therapie liegen oft im Patienten selbst. Reicht seine Lebenskraft und Regenerationsbereitschaft nicht mehr aus, können die therapeutischen Reize nicht mehr beantwortet werden. Auch unwiederbringlich zerstörtes Gewebe kann nicht vollständig ersetzt werden. In einigen Fällen verhindern auch Lebensumstände, die nicht zu verändern sind oder die der Patient nicht ändern will, Heilung und Erhaltung der Gesundheit.

2. Homöopathie

Hahnemann

→„*Similis similibus curantur*"

Die von *Samuel Hahnemann* (1755–1843) begründete Homöopathie hat lange Jahre ein Schattendasein geführt und war von der Lehrmedizin fast vergessen. Heute erlebt diese Medizin, die mittels stofflich nicht mehr analysierbarer Informationen behandelt, eine echte Renaissance. Mit den Mitteln der modernen Quantenphysik ist es nun auch in jüngster Zeit gelungen, die energetischen Strukturen der potenzierten Medikamente nachzuweisen.

Entwicklung

Der Begriff *Homöopathie* leitet sich aus den griechischen Wörtern hómoion = *ähnlich* und pathos = *Leiden* ab und spiegelt den Grundgedanken „Ähnliches soll mit Ähnlichem geheilt werden" wider. Diesen in der Medizin seit alters her bekannten Grundsatz entdeckte der deutsche Arzt, Apotheker und Chemiker *Samuel Hahnemann* 1790 durch seinen berühmten Selbstversuch aufs neue. Zur damaligen Zeit war es üblich, das häufig vorkommende Wechselfieber Malaria mit Chinarinde zu behandeln. Hahnemann übersetzte eine in England erschienene medizinische Abhandlung zu diesem Thema und stieß auf die Behauptung, der Effekt der Chinarinde beruhe auf einer stimulierenden Wirkung auf den Magen. Weil er diese Begründung anzweifelte entschloss er sich, als Gesunder eine Dosis Chinarinde einzunehmen. Zu seinem Erstaunen entwickelte er an sich selbst alle Symptome die er von seinen Patienten mit Wechselfieber kannte, ohne dass er Fieber hatte. Da er durch diesen Versuch die toxische Wirkung der Ursubstanz an sich erfahren hatte begann er, den Wirkstoff zu verreiben und zu verschütteln um Giftigkeit und Nebenwirkungen zu vermeiden. Er unternahm weitere Selbstversuche mit anderen Substanzen und zeichnete ihre Wirkungen genau auf. So entstanden die ersten „Arzneimittelbilder".

Homöo-pathie und Haut

Homöopathie sieht die äußerlich sichtbaren Erscheinungen auf der Haut als Manifestation einer **gesundheitlichen Störung des gesamten Individuums**. Dies bringt *Hahnemann* bereits 1810 in seinem *Organon der Heilkunst* zum Ausdruck:

„Und dennoch ist schon bei geringem Nachdenken einleuchtend, dass kein (ohne sonderliche Beschädigung von außen entstandenes) äußeres Uebel ohne innere Ursachen, ohne Zuthun des ganzen (folglich kranken) Organismus entstehen und auf seiner Stelle verharren, oder wohl gar sich verschlimmern kann. Es könnte gar nicht zum Vorschein kommen, ohne die Zustimmung des ganzen sonstigen Befindens und ohne die Theilnahme des übrigen lebenden Ganzen (d. i. des, in allen anderen, empfindlichen und reizbaren Theilen des Organismus waltenden Lebens-Princips) ja dessen Emporkommen lässt sich, ohne vom ganzen (verstimmten Leben) dazu veranlasst zu seyn, nicht einmal denken, so innig hängen alle Theile des Organismus zusammen und bilden ein untheilbares Ganzes in Gefühlen und Tätigkeiten. Kein Lippen-Aus-

schlag, kein Nagelgeschwür gibt es, ohne vorgängiges und gleichzeitiges inneres Übelbefinden des Menschen."
S. Hahnemann, Organon der Heilkunst § 189

Aufgrund dieser Erkenntnisse ist das Ziel der homöopathischen Behandlung, die innerliche Störung der wie *Hahnemann* es nennt „Lebenskraft" zu beheben und nicht das Hautsymptom zu unterdrücken. Über die erfolgreiche Behandlung von Hautkrankheiten schreibt *Hahnemann*:
„Denn erstlich darf, wenn der Arzt gewissenhaft und verständig verfahren will, kein Haut-Ausschlag, gar keiner, er sei von welcher Art er wolle, durch äußere Mittel vertrieben werden. Die menschliche Haut bringt aus sich allein, ohne Zuthun des übrigen, lebenden Ganzen, keinen Ausschlag hervor, wird auch auf keine Weise krank, ohne vom allgemein krankhaften Befinden, von der Innormalität des ganzen Organismus dazu veranlasst und genöthigt worden zu seyn. Allemal liegt ein ungehöriger Zustand des ganzen, inneren, belebten Organismus zum Grunde, welcher daher zuerst zu berücksichtigen und also auch nur durch innere, das Ganze umändernde, bessernde und heilende Arzneien zu beheben ist, worauf dann auch der, auf der inneren Krankheit beruhende Ausschlag, ohne Beihülfe eines äußeren Mittels, von selbst heilt und verschwindet, oft schneller, als durch äußere Mittel."
S. Hahnemann, Die chronischen Krankheiten, Band I.

2.1 Klassische Homöopathie

Definition

Als Klassische Homöopathie wird die homöopathische Behandlung streng nach *Samuel Hahnemann* mit einem **Einzelmittel** bezeichnet. „Macht es nach, aber macht es richtig nach" hat *Hahnemann* seinen Schülern mit auf den Weg gegeben, so folgt die Klassische Homöopathie den von ihrem Entdecker gelehrten Grundregeln.

Theoretische Grundlagen

Die Klassische Homöopathie basiert im wesentlichen auf drei Grundlagen, dem Ähnlichkeitsprinzip, der Potenzierung und der Arzneimittelprüfung am Gesunden.

Ähnlichkeitsprinzip
Das im Versuch mit der Chinarinde entdeckte Ähnlichkeitsprinzip bedeutet, dass ein Mittel, das bei einem Gesunden bestimmte Erscheinungen hervorruft einen Kranken heilen kann, der an den gleichen Erscheinungen leidet. Das Erscheinungsbild der Krankheit und die im Arzneimittelbild aufgezeichneten Symptome, die das Mittel am Gesunden verursacht müssen so genau wie möglich übereinstimmen. Krankheit und Arzneimittel verhalten sich dabei wie Schloss und Schlüssel. So wie nur der passende Schlüssel das Schloss öffnen kann, wird auch nur das ähnlichste homöopathische Mittel die Krankheit heilen. Dieses ähnlichste Mittel wird *Simile* genannt.

Potenzierung
Die zweite Säule der Klassischen Homöopathie ist der Grundsatz der Potenzierung. Um giftige und schädliche Wirkungen zu vermeiden wird der Wirkstoff so lange verrieben oder verschüttet, bis der krankmachende Reiz in einen heilenden umschlägt. Durch das Verdünnen wird die Ursubstanz entmaterialisiert zu Gunsten der stärker zutage tretenden Energie. Die Verdünnung erfolgt in genau festgelegten Schritten, drei verschiedene Potenzierungsstufen sind heute gebräuchlich.

❶ Dezimalpotenz *(D-Potenz)*

> Die Herstellung der D-Potenzen erfolgt in Zehnerschritten. 1 Tropfen der Ausgangs-substanz wird mit 9 Tropfen Weingeist verdünnt und 10 mal kräftig und rhythmisch verschüttelt. Durch diesen Vorgang ist die **D1** entstanden. Wird nun 1 Tropfen dieser Lösung wiederum mit 9 Tropfen Alkohol verdünnt und verschüttelt entsteht die **D2**.

Theo-retische Grundlagen

❷ Centesimalpotenz *(C-Potenz)*

> C-Potenzen werden im Verdünnungsverhältnis 1:100 hergestellt, wobei genauso ver-fahren wird wie bei den D-Potenzen.

❸ Quinquagintamillepotenz (Q-Potenz oder LM-Potenz)

> Ausgangsmaterial für die Q- oder LM-Potenzen ist die **C3** als Verreibung, von der 60 mg in 500 Tropfen Alkohol gelöst werden. Von dieser Lösung wird 1 Tropfen mit 100 Tropfen Alkohol verdünnt und 100 mal geschüttelt. Das Ergebnis ist die **Q1-Potenz**. Mit einem Tropfen dieser Q1 werden anschließend 500 Milchzuckerkügelchen, die Globuli, befeuchtet. Eines dieser Globuli wird in einem Tropfen Wasser aufgelöst und mit 100 Tropfen Alkohol 100 mal verschüttelt. Die so entstandene Q2 kann nun nach dem gleichen Verfahren weiter potenziert werden.

> Heute am gebräuchlichsten sind bei den D-Potenzen die Stufen **D6** und **D12**, bei den C-Potenzen **C6**, **C12**, **C30**, **C200** und **C1000**. Q-Potenzen gelten als sehr sanft, häufig angewendet werden sie als **LM-Potenzen** in Tropfenform in den Stärken **LM VI**, **LM XII** und **LM XVIII**. Potenzen bis zu D oder C6 werden als **niedrig**, bis zu D oder C12 als **mittlere Potenz** bezeichnet. **Ab der C30** spricht man von höheren oder **Hochpo-tenzen**. Tiefpotenzen arbeiten auf der rein körperlichen Ebene, Hochpotenzen er-reichen auch den seelisch-geistigen Bereich.

Arzneimittelprüfung
Um die genauen Symptome herauszufinden, die ein Arzneimittel an einem gesunden Menschen verursacht, haben Hahnemann und seine Nachfolger in Selbstversuchen die unterschiedlichsten Substanzen eingenommen. Inzwischen sind von engagierten Ho-möopathen über 2500 pflanzliche, tierische und mineralische Substanzen geprüft worden, wobei alle Ergebnisse genau aufgezeichnet wurden. Die gesammelten Ergeb-nisse der Prüfungen und Wirkungen der Mittel ergeben die Arzneimittelbilder, die in den **Arzneimittellehren** nachzulesen sind.

Praktische Anwendung

Eine Behandlung nach den Regeln der Klassischen Homöopathie ist keine 5-Minuten-Medizin. Alleine die homöopathische Anamnese benötigt im Durchschnitt mindestens eine Stunde und erfordert konzentrierte Aufmerksamkeit. Grundvoraussetzung ist die Bereitschaft unvoreingenommen wahrzunehmen und den Patienten in seiner Gesamt-heit erfassen zu wollen.

Homöopathische Fallaufnahme
Die homöopathische Fallaufnahme geschieht durch eine gründliche Anamnese. Da die Klassische Homöopathie keine einzelnen Symptome sondern vielmehr den ganzen Menschen behandelt, muss in diesem Gespräch möglichst das Besondere und Indivi-duelle des Patienten erfasst werden. Pathognomonische (zur Krankheit gehörende) Symptome sind unbrauchbar, dass eine Neurodermitis juckt ist normal und damit kein verwertbarer Anhalt. Wichtig für die homöopathische Arbeit sind dagegen die Modali-täten, denn hier zeigen sich typische Reaktionen des Organismus. Alle Einflüsse, die

Ausprägung der Krankheit oder das Empfinden verändern, die verbessern oder verschlechtern, geben wichtige Anhaltspunkte. Um den Menschen in seiner Gesamtheit zu erkennen, sind in besonderem Maße die Gemüts- und Allgemeinsymptome wichtig, denn nicht jeder Mensch reagiert auf die selben Beschwerden mit den gleichen psychischen und körperlichen Auswirkungen. Ist eine klare Ursache für die Erkrankung erkennbar, müssen die Umstände der auslösenden Faktoren genau beleuchtet werden. Bei der homöopathischen Fallaufnahme soll der Patient möglichst frei und ungehindert sprechen, erst im Anschluss an den Spontanbericht stellt der Behandler ergänzende Fragen um die Symptomatik zu vervollständigen. Die während der Fallaufnahme erhaltenen Informationen werden sorgfältig notiert.

Hierarchisieren und Repertorisieren
Im Anschluss an die Anamnese werden die aufgezeichneten Informationen nach der Reihenfolge ihrer Wichtigkeit sortiert. Dieser Vorgang heißt Hierarchisieren. Um das gesamte Bild des Falles zu erhalten, wird nach der folgenden **Rangordnung** gewertet:

❶ **auffallende Symptome**
In § 153 des „Organon" sagt *Hahnemann*, dass die seltenen, merkwürdigen und sonderbaren Symptome die wichtigsten seien. Ein solches sonderbares und seltenes Symptom ist z. B. die Besserung eines heißen, brennenden Hautausschlags durch die Anwendung von heißem Wasser.

❷ **Ursachen**
Eines der hochwertigsten Symptome ist der auslösende Faktor, die Causa. Ist etwa ein Hautausschlag in Folge von Kummer entstanden, muss dieser Faktor unbedingt bei der anschließenden Repertorisation berücksichtigt werden.

❸ **Gemüts- und Allgemeinsymptome**
Da diese Symptome etwas über den ganzen Menschen aussagen, sind sie wichtiger als lokale Symptome. Zu den Gemütssymptomen zählen u. a. Ängste, Vorlieben und Abneigungen sowie psychische Reaktionen auf die Krankheit. Allgemeinsymptome betreffen die allgemeine Reaktion des Menschen auf äußerliche und innere Einflüsse wie Jahreszeiten, Wetter, Kälte und Wärme, Menstruationszyklus oder auch auf Nahrungsmittel.

❹ **Begleitsymptome**
Tritt die Hautkrankheit im Zusammenhang mit anderen Erkrankungen oder Missempfindungen auf, müssen diese zeitgleichen Beschwerden mit aufgenommen und verwertet werden.

❺ **Lokalsymptome**
An letzter Stelle stehen die Lokalsymptome, die möglichst genau und individuell erfasst werden müssen.

Nach der Auswahl der zu verwertenden Angaben des Patienten und unter Einbeziehung der eigenen Beobachtung eventueller psychischer und körperlicher Auffälligkeiten, werden die verbleibenden Symptome in einem **Repertorium** aufgesucht. Das Repertorium ist die Zusammenstellung von allen in den Arzneimittelprüfungen aufgetretenen und am Patienten geheilten Symptomen, die homöopathische Arzneimittel in ihrer Wirkung gezeigt haben.

Auswahl des Mittels
Ist die Wahl getroffen, welche Symptome zur Auswahl des passenden Mittels verwendet werden sollen und sind alle Rubriken im Repertorium nachgeschlagen worden, müssen die unter den einzelnen Symptomen aufgeführten Arzneimittel entweder in einer Strichliste markiert oder in einem entsprechenden Computerprogramm aufgelistet werden. Es zeigen sich nun einige Mittel, die in die engere Wahl kommen. Das Mittel, das die meisten Symptome abdeckt und damit der Totalität des Falles entspricht,

ist das **Simile,** das dem Patienten die Energie geben kann die er benötigt, um seine Selbstheilungskräfte anzuregen.

Dosierung
Bei der Dosierung ist zu unterscheiden, ob es sich um einen akuten Fall oder eine schon lange bestehende, chronische Erkrankung handelt.

▶ *Akute Behandlung*
Bei der Behandlung akut auftretender Beschwerden wie etwa einem Wespenstich werden in der Regel tiefere Potenzen wie **C6** oder **C12** bis zur **C30** eingesetzt. Hiervon nimmt der Patient 1 Gabe in Form von 3–5 Globuli trocken auf die Zunge. Bei heftigen Beschwerden und im Notfall kann mit einer Wasserauflösung gearbeitet werden. Dazu werden 5 Globuli des Arzneimittels in einem Glas mit abgekochtem Wasser oder Mineralwasser ohne Kohlensäure aufgelöst und mit einem Plastiklöffel (kein Metall!) kräftig verrührt. Von dieser Lösung nimmt der Patient etwa alle 15 Minuten einen kräftigen Schluck bis zum Eintritt der Besserung. Durch den Vorgang der Lösung und das anschließende Verrühren entstehen leichte Schwankungen in der Potenzierung, wodurch eine schnellere Wirkung erreicht wird.

▶ *Chronische Behandlung*
Eine chronische oder chronisch-rezidivierende Erkrankung benötigt in den meisten Fällen eine konstitutionelle Behandlung. Um auch den seelischen Hintergrund zu erfassen, werden in diesen Fällen Hochpotenzen wie **C200** oder **C1000** angewendet. Diese Arzneimittel werden initial einmal in Form von 3–5 Globuli gegeben. Eine häufigere Wiederholung würde die Wirkung nicht steigern, da hohe Potenzen einen starken Reiz setzen und dadurch Heilungsprozesse in Gang bringen, die Zeit benötigen. Für die **Langzeitbehandlung** sind auch **LM-Potenzen gut** geeignet, sie werden täglich eingenommen und können in der Dosierung genauer angepasst werden als C-Potenzen. Man beginnt in der Regel mit einer täglichen Gabe von drei Tropfen, die je nach Reaktion erhöht oder erniedrigt werden kann.

Potenz	Verdünnung	Wirkdauer	Wirkung
tiefe	Ø – D/C 6	bis 6 h	organbezogen
mittlere	D/C 8 – D/C 12	12 – 24 h	funktionsbezogen
hohe	ab D/C 30	24 h bis Wochen	personenbezogen

Bewährte Präparate

Homöopathische Einzelmittel werden von verschiedenen Herstellern angeboten. Im Bereich der niedrigen Potenzen sind am problemlosesten die Einzelmittel der *DHU* über jede Apotheke zu beziehen. Hochpotenzen in Form von Globuli oder Granuli liefert die Firma *Homeoden-Heel* direkt an die Praxis. Bei den LM-Potenzen haben sich die Tropfen von *Dr. Zinsser* bewährt, die rezeptiert und über eine Apotheke dem Patienten ausgehändigt werden.

2.2 Komplexhomöopathie

Homöopathische Arzneimittel, die mehrere potenzierte Arzneisubstanzen enthalten werden Komplexmittel genannt. Die Arbeit mit Komplexmitteln ist weniger an der Gesamtheit des Patienten als an seiner Symptomatik orientiert und denkt mehr in klinischen Indikationen.

Theoretische Grundlagen	Komplexmittel arbeiten auch nach dem **Ähnlichkeitsgesetz** und greifen auf die in den Arzneimittelprüfungen gefundenen Symptome zurück. Anders als die Klassische Homöopathie sind sie jedoch nicht personen- sondern **symptombezogen**. Die Präparate sind **spezielle Kombinationen** aus pflanzlichen, mineralischen oder animalischen Einzelmitteln in niedrigen Potenzen oder auch in Mischung mit einer Ursubstanz. Es werden meistens D-Potenzen verwendet, in der Regel von D2 bis maximal D12. Damit liegt der therapeutische Ansatz der Mittel im **körperlichen** und **funktionellen Bereich**, die psychische und konstitutionelle Situation des Patienten muss nicht zwingend mit den einzelnen Arzneimittelbildern übereinstimmen.

Die verschiedenen Komplexmittel können synergistisch eingesetzt und damit mehrere Organbereiche gezielt stimuliert werden. So ist es u. a. möglich, einen entzündungshemmenden Komplex und ein die Fermentsysteme aktivierendes Komplexmittel gleichzeitig anzuwenden. Da die Komplexhomöopathie die einzelnen klinischen Aspekte und nicht wie die Klassische Homöopathie die Totalität des Falles im Auge hat, ist die Auswahl der Mittel weniger zeitaufwendig und einfacher. Eine spezielle Art der Anwendung homöopathischer Komplexmittel ist ihr Einsatz im Zusammenhang mit einer **Eigenblutbehandlung**, der modifizierten Eigenblutbehandlung nach *Reckeweg*.

Praktische Anwendung	Die Arbeit mit homöopathischen Komplexmitteln benötigt keine zeitaufwendige „große" Anamnese, es werden in der Hauptsache die klinischen Symptome sowie eventuell bekannte Ursachen für die Erkrankung aufgenommen. Besonderer Wert wird bei der Fallaufnahme auf die Diagnose und Art der Effloreszenzen gelegt.

Auswahl des Mittels
Die Kompendien der einzelnen Hersteller homöopathischer Komplexmittel führen in einem therapeutischen Index alphabetisch geordnet alle Erkrankungen auf und geben jeweils die dazu passenden spezifischen. Komplexmittel an. Je nach dem angestrebten therapeutischen Schwerpunkt können dann aus der Zusammenstellung der bei der entsprechenden Krankheit angegebenen Präparate die zur aktuellen Symptomatik passenden Mittel ausgewählt werden. Homöopathische Komplexmittel werden in Form von Tropfen, Tabletten oder auch als Ampullen zur Injektion angeboten.

Dosierung

Zur **Akutbehandlung** bei plötzlich auftretenden Beschwerden sind häufige Gaben des Komplexmittels angezeigt. In der Regel werden **als initiale Stoßtherapie** in den ersten 2 Stunden alle 15 Minuten 1 Tablette oder 10 Tropfen empfohlen. Injektionen werden pro Tag einmal durchgeführt. Nach einsetzender Besserung wird die Dosis reduziert.

Bei einer **Langzeitbehandlung** und bei chronischen Erkrankungen nehmen die Patienten die Präparate dreimal täglich ein, Injektionen werden 1–2-mal wöchentlich angewendet. Homöopathische Tropfen und Tabletten werden in der Hauptsache über die Mundschleimhaut aufgenommen, daher sollen sie nicht geschluckt, sondern möglichst lange im Mund behalten werden.

Bewährte Präparate	Als Basistherapeutikum bei entzündlichen Vorgängen und Verletzungen hat sich in der Praxis *Traumeel S* bewährt. Dieses Mittel kann sowohl oral als auch in Form von Injektionen angewendet werden und zeigt eine rasche antiphlogistische Wirkung. Weitere homöopathische Komplexmittel werden im Rahmen der entsprechenden Therapiekonzepte genannt.

2.3 Ausgewählte homöopathische Arzneimittel

Einige homöopathische Mittel haben einen engen Bezug zur Haut und ihren Krankheiten. Im Prinzip kann jedoch jedes homöopathische Mittel ein „Hautmittel" sein, entscheidend ist die Ähnlichkeit des Arzneimittels mit der Totalität der Symptome. Alleine in der Rubrik „Akne" sind im Repertorium *„Synthesis"* 91 verschiedene Mittel aufgeführt, die erfolgreich angewendet worden sind. Die folgende Auswahl gibt nur die charakteristischen Symptome im Bereich der Haut und bewährte Indikationen an, das genaue Arzneimittelbild kann in einer Arzneimittellehre nachgelesen werden.

Apis

Das aus dem Gift der Honigbiene gewonnene Arzneimittel kann bei allen Hauterscheinungen angewendet werden, die den Symptomen eines Bienenstichs gleichen: Die Haut ist im betroffenen Bereich *hellrot, heiß* und zeigt eine deutliche *ödematöse Schwellung.* Die *stechenden,* brennenden *Schmerzen* werden durch *kalte Anwendungen gebessert.*
  ▶ Bewährte Indikationen: → Insektenstiche, Urticaria, Kontaktekzem

Arnica

Das erste und wichtigste Mittel bei *Verletzung* ist Arnica. Besonders stumpfe Verletzungen wie *Quetschungen* und *Prellungen* sprechen gut auf Arnica an. Die Haut ist *berührungsempfindlich* und fühlt sich wund an. *Bewegung verschlimmert,* Ruhe und Liegen verbessern die Beschwerden.
  ▶ Bewährte Indikationen: → Verletzungen

Arsenicum album

Hauterkrankungen die Arsenicum album benötigen, zeigen *brennende Schmerzen* und meistens *Trockenheit* und *Schuppung. Nach Kratzen* können die Effloreszenzen *nässen.* Alle Beschwerden werden *besser durch Wärme* oder sogar Hitzeanwendung, durch Kälte und auch *nachts verschlechtern* sie sich.
  ▶ Bewährte Indikationen: → Neurodermitis, Psoriasis, Kontaktekzem, Herpes simples, Zoster

Belladonna

Charakteristisch für Belladonna sind *heiße,* fiebrige *Röte* und *pulsierender Schmerz.* Die Beschwerden treten *plötzlich* auf und sind *heftig.* Berührung und Erschütterung verschlechtern alle Symptome.
  ▶ Bewährte Indikationen:
    → Furunkel, entzündliche Dermatosen im akuten Schub, Erysipel

Cantharis

Cantharis ist gekennzeichnet durch *starken Brennschmerz* und Rötung der Haut mit *Bläschen- oder Blasenbildung.* Der brennende Schmerz wird durch Kälte gebessert.
  ▶ Bewährte Indikationen: → Verbrennungen, Herpes zoster

Graphites

Bei *trockenen* und *rissigen* Hautausschlägen, deren klebrige Absonderungen *honiggelb verkrusten,* wird oft Graphites benötigt. Die Haut neigt zu *Rhaghaden,* besonders an den Übergängen von Haut zu Schleimhaut zeigen sich *juckende Ausschläge.*
  ▶ Bewährte Indikationen: → Ekzeme, Impetigo contagiosa, eingewachsene Nägel

Hepar sulfuris

Eines der Hauptmittel bei *Eiterungen* ist Hepar sulfuris. Selbst geringfügige Verletzungen eitern, wobei der Patient *stechende Schmerzen* wie von einem Splitter empfindet. Es besteht Neigung zu Schweißen, trotzdem werden alle Beschwerden durch Kälte verschlechtert. In hohen Potenzen vermag Hepar sulfuris eine beginnende Eiterung zu kupieren, tiefe Potenzen beschleunigen die Reifung und treiben den Eiter aus.
  ▶ Bewährte Indikationen: → Furunkel, Akne, Panaritium

Medorrhi-num	Die aus dem Sekret der Gonorrhoe hergestellte Nosode zeigt starkes *Hautjucken*, besonders nachts. Als wichtigstes sykotisches Mittel ist auch jedes *überschießende Wachstum* wie Warzen oder Hauttumore im Arzneimittelbild enthalten. Besonders typisch sind *Ekzeme seit der Säuglingszeit* und ein hochroter nässender Ausschlag in der Perianalgegend.

▶ Bewährte Indikationen: → Windeldermatitis

Mercurius	Auf der Haut entstehen Bläschen und *Pusteln*, häufig destrukive, *eiternde* und *ulzerierende* Prozesse. Die Effloreszenzen *jucken* stark, können auch brennen. Alle Beschwerden werden *nachts* und in der Bettwärme *schlimmer*, auch *Schwitzen verschlechtert* die Symptome.

▶ Bewährte Indikationen: → Akne, Furunkel, Ekzeme

Mezereum	Hauterkrankungen, die auf Mezereum ansprechen sind meistens durch *unerträglichen Juckreiz* gekennzeichnet. Hautausschläge ulzerieren, der Juckreiz geht in *Brennen* über, typischerweise entstehen *Bläschen* auf gerötetem Grund. Das Jucken wird durch Hitze und Bettwärme verschlimmert.

▶ Bewährte Indikationen: → Herpes simplex, Herpes zoster, Ekzeme

Natrium muriaticum	Natrium muriaticum zeigt trockene Schleimhäute, *weiße Kopfschuppen*, *Haarausfall* und eine *ölige* Seborrhoe der *Gesichtshaut*. Die bevorzugte Lokalisation der Hautausschläge ist an der *Haargrenze*. Dieses Mittel sollte immer in Betracht gezogen werden, wenn die Krankheit durch *Kummer* ausgelöst worden ist.

▶ Bewährte Indikationen: → Neurodermitis, Herpes simplex, Akne, Alopezien

Sepia	Sepia ist in der Hauptsache ein Frauenmittel und leistet gute Dienste bei Hauterscheinungen, die durch *endokrinologische Störungen* hervorgerufen worden sind. Bekannt sind die als bräunlicher Nasensattel bezeichneten *Pigmentstörungen* der Sepia-Frau und das häufig *androgen* betonte Behaarungsmuster. Ekzematöse Hautveränderungen sind typischerweise in den *großen Gelenkbeugen* lokalisiert.

▶ Bewährte Indikationen: → Neurodermitis, Akne, Alopezien, Chloasma

Silicea	Silicea wirkt besonders auf das Bindegewebe und ist in der Lage *Fremdkörper auszutreiben* und Narbengewebe zu beeinflussen. Es ist daher häufig indiziert bei *schlecht heilenden Wunden* mit Eiterbildung und Indurationen. Silicea wirkt auch bei *Wachstumsstörungen der Haare und Nägel*. Zusätzlich hat Silicea in seinem Arzneimittelbild starke *Schweißbildung* an Händen und Füßen, wobei der Schweiß so scharf sein kann, das er Löcher in die Socken frisst.

▶ Bewährte Indikationen: → Akne, Furunkel, Panaritium, Verhornungsstörungen an Haaren und Nägeln, Tinea pedis

Sulfur	Von allen homöopathischen Mitteln hat Sulfur den größten Bezug zur Haut, denn es gilt nach *Hahnemann* als klassisches Mittel der Psora. Viele Hautkrankheiten benötigen im Laufe der Behandlung eine oder mehrere Gaben Sulfur, besonders wenn vorher eine lange allopathische Behandlung stattgefunden hat. Als großes „*Reinigungsmittel*" hilft Sulfur, Unterdrückungen wieder an die Oberfläche zu bringen und damit therapierbar zu machen. Die Hautausschläge, die Sulfur benötigen sind meist *trocken* und schuppig, *jucken stark* und werden heftig aufgekratzt. Es können sich *mehrere Furunkel* nacheinander bilden, die Haut sieht insgesamt unrein aus.

▶ Bewährte Indikationen: → Akne, Furunkulose, Ekzeme, nach Unterdrückung von Hautausschlägen

Thuja

Thuja ist neben Medorrhinum der stärkste Vertreter der Sykosis und hat daher großen Bezug zu *überschießendem Wachstum* und Proliferation. Thuja wird auch erfolgreich eingesetzt, wenn als Auslöser für eine Hauterkrankung eine *Impfung* zu vermuten ist.

▶ Bewährte Indikationen: → Warzen, Nagelwachstumsstörungen, Psoriasis

3. Eigenbluttherapien

Eigenblutbehandlungen gehören zu den Regulations- und Umstimmungstherapien, die immunologische Reaktionen auslösen. „Blut ist ein besonderer Saft" ließ *Goethe* seinen *Mephisto* sagen und in der Tat ist das Blut das wichtigste Lebenselixier, das seit alters her zu Heilzwecken verwendet wurde. Bereits 1500 v. Chr. wurden in Ägypten Behandlungen mit Blut als Heilmittel durchgeführt und auch in der überlieferten Literatur des westlichen Abendlandes aus dem Mittelalter finden sich viele Hinweise auf die heilende Wirkung des Blutes. Die Anwendung von Eigenblut als Injektion wurde Ende des 19. Jahrhunderts erstmals eingesetzt und ihre Methodik im Laufe des 20. Jahrhunderts weiterentwickelt.

Blut ist **Träger der immunologischen Information** und enthält alle Antikörpermuster, nicht bewältigte Schadstoffe und Toxine und ist daher das beste Medium zur Konfrontation des Immunsystems mit seinen eigenen Schwachstellen.

3.1 Klassische Auto-Sanguis-Therapie

Die klassische Eigenblutbehandlung ist die ursprünglichste Form der Auto-Sanguis-Therapien. Sie entspricht einer „Impfung" mit der Auto-Nosode Blut und wird auch von der Schulmedizin unumstritten angewendet.

Theoretische Grundlagen

Bei der klassischen Auto-Sanguis-Therapie werden dem Körper die im eigenen Blut gespeicherten immunologischen Informationen in unveränderter Form zugeführt. Der Organismus wird dadurch gezwungen, sich mit unbewältigten Komplexen auseinander zu setzen und die entsprechende Immunantwort zu finden. Durch die intramuskuläre Reinjektion des aus der Vene entnommenen Blutes, entsteht an der Injektionsstelle eine sterile, lokale Entzündungsreaktion. Diese Entzündungsreaktion führt zu einer Erhöhung der Leukozyten, Anstieg der Körpertemperatur, gesteigertem Stoffwechsel und Immunreaktionen. Gleichzeitig kann eine vegetative Umstimmung beobachtet werden, die *F. Hoff* bereits 1930 als **„vegetative Gesamtumschaltung"** beschrieb.

Die klassische Eigenblutbehandlung ist eine Reiztherapie für den Organismus, es kann daher in einigen Fällen zu Erstreaktionen wie subfebrilen Temperaturen, Herdaktivierungen und einer anfänglichen Verstärkung der Hautsymptomatik kommen. Entscheidend für die Stärke der Reaktion sind die Reaktionslage des Patienten und die Dosis. Hierzu haben der Psychiater *Arndt* und der Pharmakologe *Schulz* bereits im 19. Jahrhundert die nach ihnen *Arndt-Schulz* benannte, heute noch gültige Regel für den Verlauf biologischer Prozesse aufgestellt:

- schwache Reize fachen die Lebenskraft an
- mittelstarke fördern sie
- starke hemmen sie
- und stärkste heben sie auf.

Da durch die Eigenblutbehandlung ein die Lebenskraft aktivierender und unterstützender Reiz gesetzt werden soll, werden heute nicht mehr die früher üblichen hohen

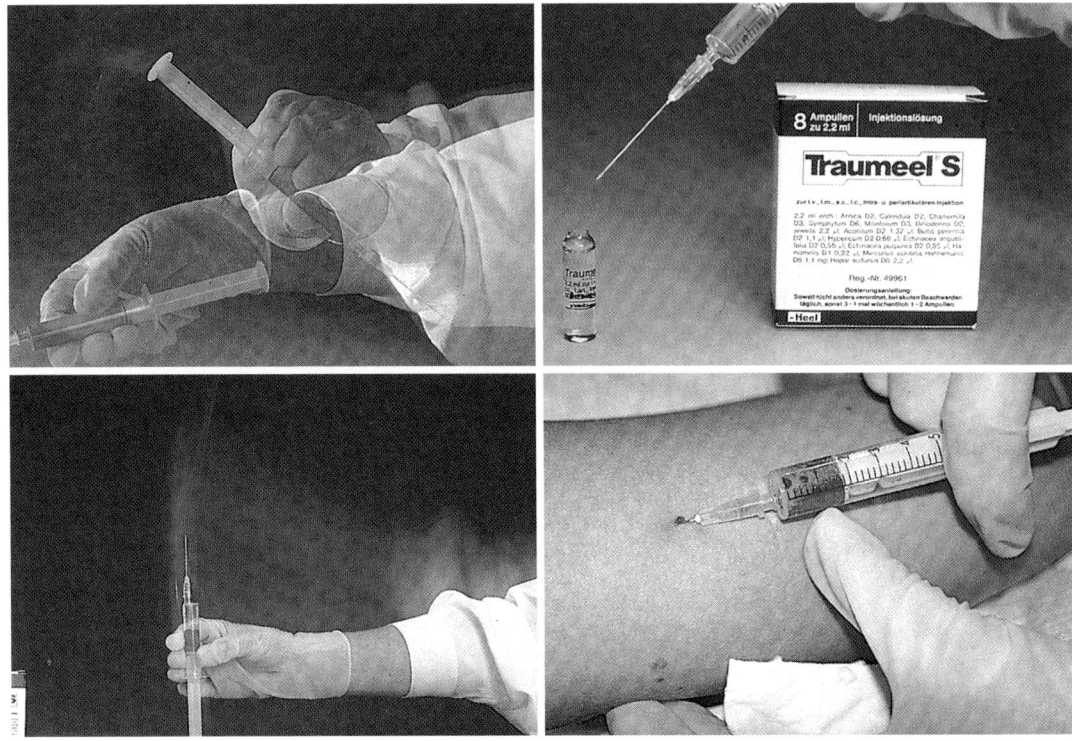

Abb. 25a–d   (a) Blutentnahme (b) Zugabe des Heilmittels (c) Verschüttelung (d) Injektion
(Aus: Lanninger, D.: Blut als Heilmittel. 2. A., Sonntag in MSV Medizinverlage, Stuttgart 2003)

Dosen von bis zu 20 ml pro Injektion eingesetzt, sondern mit **kleinen Mengen** eine positive Stimulierung erreicht.

Praktische Anwendung   Die klassische Auto-Sanguis-Therapie wird über **5 Wochen zweimal wöchentlich** durchgeführt, am besten **immer montags und donnerstags**. An diesen Tagen wird zunächst die angezeigte Menge venösen Blutes entnommen und anschließend sofort auf der Gegenseite intramuskulär reinjiziert. Am Anfang der Behandlung wird die entnommene Blutmenge kontinuierlich gesteigert, in den letzten drei Wochen bleibt die Dosis konstant. In den meisten Fällen ist nach Abschluss der Behandlung das Therapieziel erreicht. Sollte der Erfolg noch nicht vollständig befriedigend sein, kann die gesamte **Kur nach 6 Wochen wiederholt** werden. Das folgende Therapieschema hat sich in der Praxis bewährt:

	1. Woche	2. Woche	3. Woche	4. Woche	5. Woche
Montags	0,5 ml	1,5 ml	2,5 ml	2,5 ml	2,5 ml
Donnerstags	1,0 ml	2,0 ml	2,5 ml	2,5 ml	2,5 ml

3.2   Eigenblut-Therapie nach Reckeweg

Die Eigenblutbehandlung nach *Reckeweg* stellt eine modifizierte Sonderform der klassischen Auto-Sanguis-Therapie dar. Sie wurde auf dem Boden der von *Reckeweg* entwickelten Homotoxinlehre aufgebaut und basiert gleichzeitig auf den Wirkprinzipien der Homöopathie.

Theoretische Grundlagen

Der homöopathische Arzt *Reckeweg* (1905–1985) prägte den Begriff der **Homotoxine**, zusammengesetzt aus den Wörtern homo = Mensch und Toxine = Gifte. Nach seiner Lehre sind Krankheiten biologisch zweckmäßige Regulationsmechanismen und Abwehrvorgänge zur Eliminierung dieser Homotoxine, also aller für den Menschen schädlichen Stoffe. Als Homotoxine können alle von außen in den Organismus eingedrungenen schädigenden Substanzen, aber auch im körpereigenen Stoffwechsel anfallende Abbau- und Zerfallsprodukte wirken. Um dem Körper bei der Abwehr und Eliminierung dieser Stoffe zu helfen, wird das entnommene Blut mit homöopathisch aufbereiteten Substanzen verschüttelt und so eine gezielte Gegenwirkung gegen exogene und endogene Homotoxine erreicht.

▶ Die für diese Therapie geeigneten Präparate sind homöopathische Einzel- und Komplexmittel, Nosoden, Biokatalysatoren oder auch Organpräparate. Die Auswahl der während einer Behandlung anzuwendenden Mittel richtet sich nach dem klinischen Bild, der Phase der Erkrankung und der Reaktionslage des Patienten. Die wichtigsten Präparate für Hauterkrankungen enthalten Mischungen zur Anregung blockierter Fermentsysteme, zur Aktivierung des Abtransports über die Lymphbahn sowie zur Stimulierung der unspezifischen Abwehr und Entzündungshemmung.

Praktische Anwendung

Die modifizierte Eigenblutbehandlung läuft in mehreren Stufen ab, die alle während einer Behandlung durchgeführt werden. Streng genommen besteht die Behandlung aus 4 Stufen, bei Hautkrankheiten hat sich jedoch eine 3-stufige Behandlung bewährt, die folgendermaßen durchgeführt wird:

Stufe 0

▷ Es werden 2 ml venöses Blut in einer 5ml-Spritze entnommen.

▷ Danach wird der Kolben der Spritze bis zum Anschlag zurückgezogen und das Blut durch Kippbewegungen in der Spritze verteilt.

▷ Ist das Innere der Spritze gleichmäßig benetzt, wird das restliche Blut ausgespritzt und verworfen.

Stufe 1

▷ Jetzt wird mit der gleichen Spritze und durch die gleiche Kanüle das geeignete Medikament aufgezogen.

▷ Wieder wird der Kolben ganz zurückgezogen und der Inhalt bei senkrecht gehaltener Spritze etwa 10 mal kräftig und rhythmisch verschüttelt.

▷ Die Kanüle wird jetzt gewechselt und die Mischung aus homöopathischem Mittel und potenziertem Blut auf der Gegenseite der Blutentnahmestelle intramuskulär oder subkutan injiziert.

Stufe 2

▷ Zum Abschluss wird noch einmal in der gleichen Spritze und mit der selben Nadel ein weiteres Medikament aufgezogen.

▷ Auch dieses Medikament wird wieder wie in Stufe 1 verschüttelt.

▷ Noch einmal wird die Kanüle gewechselt und das dynamisierte Blut-Arzneimittel-Gemisch auf der Gegenseite der vorhergehenden Injektion wiederum intramuskulär oder subkutan gespritzt.

In den meisten Fällen ist eine einmalige Behandlung ausreichend um den gewünschten therapeutischen Reiz zu setzen. Ist der Behandlungserfolg nicht zufriedenstellend, kann etwa nach einem Monat noch einmal eine stufenweise Eigenblutbehandlung durchgeführt werden, eventuell unter Einsatz anderer Komplexmittel.

Bewährte Präparate

- Bei Hauterkrankungen ist für die 1. Stufe besonders das Komplexmittel *Engystol N* zur Aktivierung der unspezifischen Abwehr geeignet. Mit seinem hohen Anteil an potenziertem Schwefel hat dieses Mittel eine positive Wirkung auf Hauterkrankungen wie Akne oder Furunkulose. Stehen entzündliche Veränderungen im Vordergrund, kann die Auto-Sanguis-Therapie auch mit *Traumeel S* begonnen werden.

- In der 2. Stufe hat sich zur Anregung blockierter Fermentsysteme *Coenzyme comp.* bewährt, sowie *Lymphomyosot* als Drainagemittel.

3.3 Homöopathische Eigenblutbehandlung

Bei der homöopathischen Eigenblutbehandlung wird das körpereigene Blut homöopathisch aufbereitet und in stufenweiser Verdünnung zu Gunsten der heilenden Energie entmaterialisiert. Diese Behandlung eignet sich besonders für Kinder, da sie in Form von Tropfen und nicht als Injektionen angewendet wird.

Theoretische Grundlagen

Potenziertes, das heißt stark verdünntes Blut, wirkt wie eine **Nosode**. Als Nosode wird ein krankheitsauslösender oder krankheitstragender Stoff bezeichnet, der homöopathisch potenziert im Sinne einer Impfung angewendet wird. In der Homöopathie werden u. a. die Nosoden *Medorrhinum* aus dem gonorrhoeischen Urethralsekret, *Psorinum* aus dem Inhalt von Krätzebläschen und *Carcinosinum*, die Krebsnosode eingesetzt. Diese Arzneimittel werden aus Fremdmaterial hergestellt, das homöopathisch aufbereitete Blut stammt dagegen aus dem eigenen Körper des Patienten und ist damit eine Auto-Nosode.

Durch die stufenweise Verdünnung wird im Blut, das alle nichtbewältigten Toxine und Schadstoffe die nicht eliminiert werden konnten enthält, die krankmachende oder krankheitstragende Virulenz entfernt. Der Vorgang der Potenzierung reduziert Materie zu Gunsten der freiwerdenden Energie, zurück bleibt die reine energetische Information, die auf das Immunsystem als Umstimmungs-Reiz wirkt.

Praktische Anwendung

Zur Herstellung einer Serie mit potenziertem Eigenblut sind einige Vorarbeiten erforderlich. Für die Vorbereitung werden

- 18 sterile 10ml-Fläschchen mit Tropfpipette
- Äthanol 30 %
- Klebeetiketten

benötigt. Jedes der 18 Fläschchen wird mit 99 Tropfen Alkohol gefüllt und mit von **C1** bis **C18** beschrifteten Etiketten versehen. Um nicht jedes Mal 99 Tropfen abzählen zu müssen, kann der Alkohol auch aus einer graduierten 5ml-Spritze eingefüllt werden. Sind alle 18 Fläschchen vorbereitet, wird dem Patienten ein Tropfen Blut entnommen. Um die Blutkörperchen nicht zu zerstören, empfiehlt sich die venöse Entnahme mit einer 1-er-Kanüle, ersatzweise kann auch ein dicker Tropfen durch Punktion mit einer Lanzette aus dem Ohrläppchen entnommen werden. Den so gewonnenen Bluttropfen lässt man sofort in das mit **C1** beschriftete Fläschchen fallen und verschüttelt anschließend den Inhalt 10 mal kräftig und rhythmisch. Von dieser nun entstandenen C1-Lösung wird jetzt mit der Pipette ein Tropfen aufgezogen und in das mit **C2** etikettierte Fläschchen gegeben, was wiederum 10 mal verschüttelt wird. Dieser Vorgang wird so oft wiederholt, bis die **C18** erreicht ist.

Die Behandlung wird, je nach Empfindlichkeit des Patienten, mit der **C18** oder der **C12** begonnen und wöchentlich um eine Potenz absteigend durchgeführt. Bei allergischen oder sehr sensiblen Patienten sollte in jedem Fall bei der **C18** angefangen werden. Behandlungsbeginn für jede neue Potenzstufe ist ein festgelegter Wochentag – auch wenn noch Tropfen im „alten" Fläschchen sind, muss die Potenz an diesem Tag unbedingt gewechselt werden. An die Reaktion angepasst nehmen die Patienten täglich **1-mal 3–5 Tropfen direkt auf die Zunge**. Vor der Einnahme soll das Fläschchen jedes Mal kräftig verschüttelt werden. Um zu der Potenz **C18** zu gelangen ist zwar die Herstellung aller Zwischenstufen erforderlich, sie werden jedoch nicht alle bei der Behandlung eingesetzt. In der Regel wird bei Beginn mit der **C18** in der folgenden Woche zur **C12** gewechselt und dann in absteigender Reihenfolge alle Potenzen bis zur **C4** angewendet. Die tieferen Potenzen sowie die Potenzen **C17-C13** können verworfen werden.

Damit die Einnahme in der richtigen Reihenfolge gewährleistet ist, sollte der Patient nicht alle Fläschchen auf einmal ausgehändigt bekommen. Während der Zeit der Behandlung ist es sinnvoll, einmal in der Woche die Reaktionen zu verfolgen um eventuell die Dosis anpassen zu können. Anlässlich dieser Termine erhält der Patient dann jeweils die Wochenration in der entsprechenden Potenz.

Abb. **26** Herstellung der Reihe. Nach Verschließen mit der Plastikkappe wird diese Mischung ebenfalls in gleicher Weise verschüttelt und man erhält die Potenz C2. Mit der Pipette dieser Flasche wird wieder ein Tropfen in die nächste Flasche gebracht und man setzt das Verfahren bis mindestens zur C12 oder höchstens zur C18 fort.

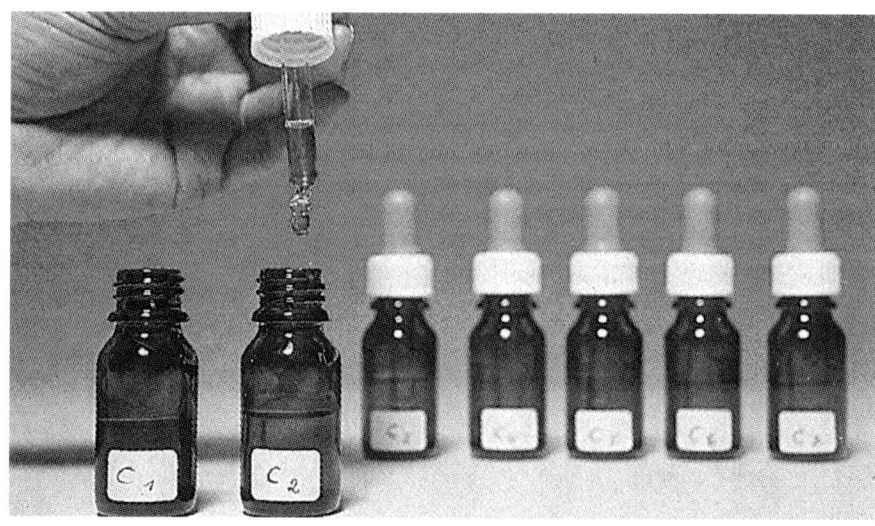

(Aus: Lanninger, D.: Blut als Heilmittel. 2. A., Sonntag in MSV Medizinverlage, Stuttgart 2003)

4. Mikrobiologische Therapie

Der Darm zählt zu den wichtigsten Ausscheidungsorganen und ist für seine reibungslose Funktion auf die physiologische Besiedelung mit Mikroorganismen angewiesen. Ist das Gleichgewicht seiner Ökologie gestört, muss die Haut einen Teil der Aufgaben übernehmen und wird dadurch in ihren Funktionen überlastet. Außer ihrer Zuständigkeit für Ausscheidungs- und Resorptionsvorgänge spielen die Schleimhäute des Darms eine Hauptrolle im Gefüge des Immunsystems. Da die Zusammenhänge zwischen Hauterkrankungen und Defiziten oder überschießenden Reaktionen des Immunsystems bekannt sind, ist die Regulierung der physiologischen Darmbesiedelung ein wichtiger therapeutischer Ansatzpunkt bei vielen Dermatosen.

In der mikrobiologischen Therapie werden Produkte aus lebenden oder abgetöteten Mikroorganismen oder auch einige ihrer Bestandteile oral oder parenteral angewendet, um das Gleichgewicht der physiologischen Darmflora wieder herzustellen.

4.1   Symbioselenkung

Als Symbioselenkung wird die gezielte Normalisierung einer gestörten Besiedelung der Darmschleimhaut mit **Mikroorganismen** bezeichnet. Hierzu werden in der Hauptsache von Bakterien abgeleitete Produkte eingesetzt.

Theoretische Grundlagen

Erst in jüngster Zeit haben Wissenschaftler herausgefunden, dass sich über 80% des Immunsystems in den Schleimhäuten der Organe befinden. Dieses schleimhautständige Immunsystem wird als *Mukosa-Immunsystem* (MIS) bezeichnet, wobei der weitaus größte Teil dieses Systems entlang der Darmwand lokalisiert ist. Das darmassoziierte Immunsystem heißt GALT (Gut associated lymphoid tissue) und kommuniziert über die Lymphozyten mit dem Schleimhaut-Immunsystem anderer Organe wie z. B. dem der Lunge oder des Urogenitaltraktes. Mit einer Oberfläche von etwa 400 qm ist der Darm somit das größte „Immunorgan" des menschlichen Körpers, wobei die Aufrechterhaltung einer intakten Mikroflora die wesentliche Voraussetzung für seine Funktionsfähigkeit ist.

Symbiose – Dysbiose
Der menschliche Organismus ist auf der Haut und den Schleimhäuten mit einer Vielzahl von Mikroorganismen besiedelt. Allein der gesunde Darm beherbergt etwa 300 bis 500 verschiedene Mikrobenarten mit einer Gesamtzahl von ca. *100 Billionen Mikroorganismen.* Diese Kleinstlebewesen sind nicht nur unschädlich für den Menschen, sie sind sogar nützlich, denn sie *trainieren das Immunsystem* und schützen so vor Infektionen. Einige Keime wie die Laktobazillen erhalten den physiologischen pH-Wert aufrecht, andere produzieren für die Verdauung notwendige Enzyme oder haben wichtige Funktionen für den Vitaminhaushalt und die Milieustabilisierung. Im gesunden Organismus leben die Mikroorganismen sowohl in Eintracht miteinander als auch mit ihrem Wirt, dem Menschen. Dieses harmonische Miteinander wird **Symbiose** genannt. Dieser begriff wurde 1879 von *A. H. de Bary* geprägt und als „das fortwährende und innige Zusammenleben ungleichnamiger Organismen" definiert.

Entsteht in diesem friedlichen symbiotischen Gefüge ein Ungleichgewicht, kommt es zum Zustand der Dysbiose, der gestörten Harmonie. Dies kann geschehen, wenn einige Bakterienstämme die Überhand gewinnen und dadurch pathogen werden, aber auch wenn Keime in Darmabschnitte einwandern, in denen sie nicht zur physiologischen Standortflora gehören. Solche Verschiebungen können unterschiedliche Ursachen haben. Bekannt ist die Störung der Symbiose durch Antibiotika und die regelmäßige Einnahme von Abführmitteln, aber auch Diäten, ungewohnte Kost im Urlaub sowie chronische Erkrankungen und Stress können das störanfällige Gefüge der Mikroorganismen aus dem Gleichgewicht bringen.

Antibiotika – Probiotika
Beide Begriffe kommen aus dem Griechischen und bedeuten wörtlich übersetzt „gegen das Leben" (anti bios) und „für das Leben" (pro bios). Gegen das Leben werden Anti-

biotika eingesetzt, um die Existenz krankmachender Keime zu vernichten und ihre Vermehrung zu unterbinden. Dabei kann ein Antibiotikum nicht zwischen pathologischen und physiologischen Keimen unterscheiden und führt daher zwangsläufig auch zur Zerstörung der gesunden Mikroflora. Nicht zerstörend, sondern das Gleichgewicht wieder herstellend wirken Probiotika. Als lebende oder auch abgetötete Mikroorganismen werden sie eingesetzt, um die harmonische Symbiose der Darmflora wieder aufzubauen. Probiotika sind außerdem in der Lage die Funktion der Makrophagen, der B- und T-Lymphozyten zu aktivieren und sind daher potente Immunmodulatoren.

Praktische Anwendung

Eine Symbioselenkung kann sowohl prophylaktisch als auch therapeutisch eingesetzt werden. Soll eine gezielte Symbioselenkung als Basistherapie bei einer Hauterkrankung durchgeführt werden, muss zunächst eine genaue Diagnostik der tatsächlich vorliegenden Besiedelung erfolgen. Hierzu entnimmt der Patient eine Stuhlprobe, die in einem speziellen Versandgefäß an ein auf diese Untersuchungen spezialisiertes Labor geschickt wird. Auf dem beigefügten Untersuchungsauftrag wird das Krankheitsbild des Patienten sowie eventuelle medikamentöse Behandlungen und gravierende Vorerkrankungen vermerkt. Der Behandler erhält dann vom Labor ein Diagramm der exakt aufgeschlüsselten Mikroflora des Patienten mit quantitativer Angabe der vermehrt oder vermindert vorliegenden Bakterienstämme. Auch eine pathologische Besiedelung mit Hefe- oder Schimmelpilzen wird diagnostisch erfasst. Anhand dieses individuellen Profils kann nun ein dem Befund entsprechendes Konzept zur Wiederherstellung des biologischen Gleichgewichts erstellt werden.

Die Symbioselenkung besteht immer aus *drei Phasen*, wobei die Länge der einzelnen Phasen und die Dosierung der mikrobiologischen Präparate dem speziellen Fall angepasst werden. Die Standard-Behandlung dauert 5 Monate und wird mit drei verschiedenen Präparaten durchgeführt:

Präparat 1:
Autolysat aus *Escherichia coli* und *Enterokokken*
Präparat 2:
Zellen und Autolysat aus Enterokokken
Präparat 3:
Zellen und Autolysat aus Escherichia coli

1. Monat	2. Monat	3. Monat	4. Monat	5. Monat
Präparat 1	Präparat 2	Präparat 2	Präparat 2	Präparat 2
			+ Präparat 3	+ Präparat 3

Praktische Anwendung

Alle Präparate werden einschleichend dosiert. Die Patienten beginnen mit der Einnahme weniger Tropfen und steigern die Menge täglich um ein bis zwei Tropfen, bis die endgültige Dosis erreicht ist. Nach drei Monaten wird eine Kontrolluntersuchung durchgeführt, um den Therapiefortschritt zu verfolgen und eine eventuelle Anpassung der Dosierung vorzunehmen.

Eine zusätzliche Unterstützung der Darmflora kann mit der Zufuhr von *Bifidobakterien* und *Laktobazillen* erreicht werden. Diese Bakterienkulturen sind in der Hauptsache für die Aufrechterhaltung des pH-Wertes und damit des Milieus im Darm verantwortlich. Gleichzeitig sind ihre Stoffwechselprodukte schädlich für pathogene Keime, wodurch sie deren Ansiedelung erschweren.

Bei gravierenden Defiziten im Bereich der Milchsäure bildenden Bakterien können Fertigpräparate als Nahrungsergänzung verordnet werden, in manchen Fällen reicht auch der regelmäßige Verzehr von Joghurts aus, die mit den entsprechenden Bakterienkulturen angereichert sind, das Milieu zu stabilisieren.

Bewährte Präparate

Die zur Diagnostik erforderlichen Untersuchungen können im *Institut für Mikroökologie* mit einem speziellen Untersuchungsauftrag angefordert werden. Das Institut beliefert die Praxis auch mit dem entsprechenden Versandmaterial.

- Zur anschließenden Durchführung der beschriebenen Symbioselenkung eignen sich besonders die Präparate *ProSymbioflor, Symbioflor1* und *Symbioflor2*.
- Eine prophylaktische Unterstützung der Darmflora ohne vorherige Diagnostik kann mit aus E.-coli-Bakterien hergestellten Präparaten wie *Perenterol* oder *Mutaflor* erreicht werden. Im Bereich der Milchsäure bildenden Kulturen hat sich *Symbiolact comp.* bewährt.
  Diese in Pulverform vorliegende Aufbereitung aus Lactobazillen und Bifidobakterien wird in einem Glas Wasser aufgelöst und als Nahrungsergänzung eingesetzt.

4.2   Autovaccine

Definition

Autovaccine sind **Eigenimpfstoffe**, die aus körpereigenen, abgetöteten und speziell aufbereiteten Keimen des Patienten hergestellt werden. Diese Keime können aus Stuhlproben, Urin, Bronchialsekret oder auch Eiterherden isoliert werden. In der dermatologischen Praxis ist besonders die aus Darmbakterien hergestellte Autovaccine von Bedeutung.
Erste Versuche mit Autovaccinen wurden bereits Ende des 19. Jahrhunderts unternommen, zu Beginn des 20. Jahrhunderts etablierte sich die Injektion von aufgeschwemmten, abgetöteten Bakterien zur Steigerung der körpereigenen Abwehr bei schweren chronischen Erkrankungen. Heute zählen Autovaccine zur mikrobiologischen Therapie und werden häufig in Kombination mit einer Symbioselenkung angewendet.

Theoretische Grundlagen

Wie auch die Symbioselenkung basiert das Prinzip der Autovaccine auf dem Wissen um die immunologische Rolle des Darms und seiner Mikroorganismen. Vor allem die Keimgattungen *Escherichia coli* und *Enterococcus faecalis* haben eine hohe immunogene Wirkung. Werden bei der Symbioselenkung dem Patienten Aufbereitungen und Teile von fremden Kulturen dieser Bakterien verabreicht, so erhält er mit der Autovaccine ein seinem individuellen Immunmuster entsprechendes Präparat, wodurch die immunmodulierende Wirkung deutlich verstärkt wird.
Die Behandlung mit Autovaccinen löst sowohl spezifische als auch unspezifische Abwehrreaktionen aus. Die immunologisch wirksame Komponente der E. coli Bakterien sind dabei ihre in der Zellwand lokalisierten *Lipopolysaccharide (LPS)*. Werden diese LPS aus der Zellwand freigesetzt, induzieren sie eine starke Anregung des Immunsystems in Form einer *Aktivierung der neutrophilen Granulozyten* und der *Makrophagentätigkeit*. Dieses Phänomen kann bei jeder schweren Infektion durch gramnegative Bakterien beobachtet werden. Durch bakteriellen Zerfall wird hierbei das Blut von LPS geradezu überschwemmt, wodurch eine extreme Makrophagenaktivierung und Ausschüttung der sie aktivierenden Mediatoren erfolgt, die zu anschließender gesteigerter Entzündungsreaktion bis hin zum septischen Schock führen kann. Bei der Autovaccine werden die aus den körpereigenen Bakterien isolierten LPS in geringer Menge zugeführt, wodurch eine kontrollierte *Aktivierung der unspezifischen Abwehr* mit den therapeutisch gewünschten Effekten erreicht wird. Die *spezifische Immunreaktion* entsteht durch die

Bildung von Antikörpern gegen bestimmte Anteile der LPS. Da viele Krankheitserreger zur gleichen Familie wie die Enterobakterien gehören, entsteht durch diese Antikörperbildung ein wirksamer Schutz gegen Infektionen. Außer diesen die Abwehrleistung anregenden Wirkungen zeigen Autovaccinen auch eine deutliche *Beeinflussung der Schleimhautpermeabilität* des Darms. Die bei Allergikern unkontrolliert erhöhte Durchlässigkeit wird positiv reguliert und dadurch eine günstige Beeinflussung der auf allergischen Reaktionen basierenden Hautkrankheiten erreicht.

Praktische Anwendung

In einem speziellen Labor werden aus der Stuhlprobe des Patienten apathogene E. coli Bakterien isoliert und auf einem Nährboden kultiviert und vermehrt. Nach Hitzeinaktivierung werden die geeigneten Keime in einer Kochsalzlösung aufgeschwemmt und in verschiedenen Antigenstärken verdünnt.

- Autovaccine können in drei unterschiedlichen Darreichungsformen hergestellt werden, zur oralen Anwendung, zur Injektion oder auch zur Einreibung als perkutane Autovaccine.
- Bei allen drei Formen erfolgt die Anwendung zweimal wöchentlich bei sukzessiver Steigerung der Antigendosis. Autovaccine sind in 9 verschiedenen Stärken erhältlich, wobei die Stärke 9 einer Keimzahl von 10^1 und damit der stärksten Verdünnung entspricht. Es werden in der Regel zwei Autovaccine in verschiedenen Stärken angefertigt, die in absteigender Reihenfolge angewendet werden. Die Stärke der Konzentrationen wird durch das individuelle Krankheitsbild und die Reaktionslage des Patienten bestimmt.

Autovaccine zur Injektion

Die Injektionen erfolgen *intrakutan*, wobei eine deutlich sichtbare *Quaddel* gesetzt wird. Als Injektionsstelle eignen sich am besten die Haut über dem M. pectoralis einen Querfinger unter der Clavicula, die Beugeseite des Unterarms oder der Unterbauch, bei jeder Anwendung sollte dabei die Seite gewechselt werden. Um die exakte Dosierung zu gewährleisten, werden zur Injektion **graduierte Tuberkulinspritzen** verwendet. Die sehr hoch verdünnten Autovaccine kommen nur bei sehr schweren

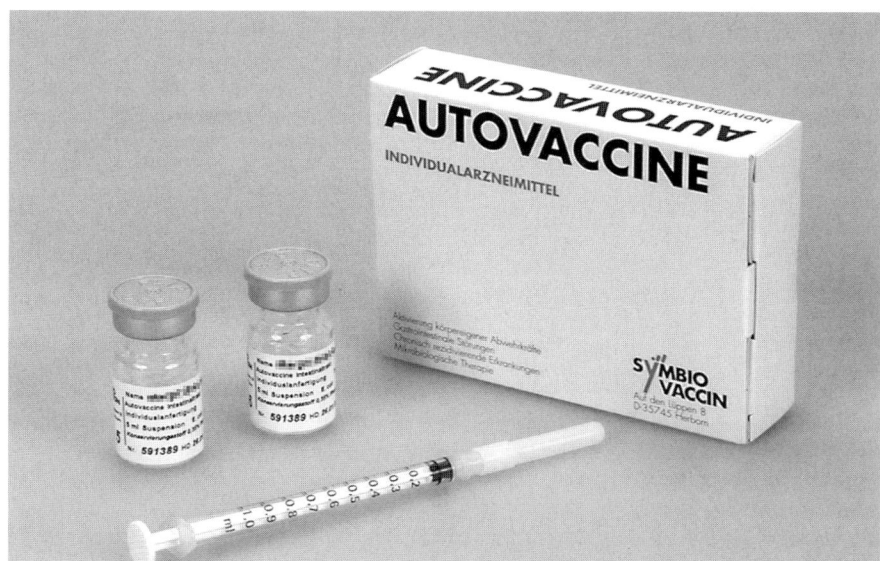

Abb. 27
Autovaccine zur
Injektion

Krankheitsbildern zur Anwendung, in der dermatologischen Praxis wird in der Regel mit den **Verdünnungsstufen 7 und 6 begonnen**. Das Standard-**Injektionsschema** wird wie folgt angegeben:

Injektionen	Dosis	Verdünnungsstufe
1.	0,10 ml	$7 = 10^3$ Keimen
2.	0,15 ml	7
3.	0,22 ml	7
4.	0,32 ml	7
5.	0,50 ml	7
6.	0,70 ml	7

- Im Anschluss an diese erste Serie wird nach dem gleichen Dosierungsschema sofort mit der nächsten Verdünnungsstufe weiterbehandelt.
- Mit der Injektionsmethode sind die schnellsten und tiefgreifendsten Erfolge zu erreichen, da der Impfstoff auf diesem Weg direkten Zugang zum Mukosa-Immunsystem hat.

Orale Autovaccine

Für Kinder und Patienten, die nicht zweimal wöchentlich in die Praxis kommen können oder Angst vor Spritzen haben, ist die orale Autovaccine die Alternative zur Injektionsbehandlung. Bei der oralen Anwendungsform wird in den meisten Fällen mit höheren Antigenkonzentrationen begonnen, in der Regel mit **den Stärken 4 und 3** (10^6 und 10^7 Keime). Die Patienten nehmen die Tropfen zweimal wöchentlich an festgelegten Tagen, wobei immer **zwei anwendungsfreie** Tage zwischen den Einnahmetagen liegen sollen. Begonnen wird die Einnahme mit **2 Tropfen** und von Anwendung zu Anwendung um 2 Tropfen bis zur **Maximaldosis von 10 Tropfen** gesteigert. Nach Erreichen der Höchstdosis wird das gleiche Einnahmeschema mit der nächsten Verdünnungsstärke noch einmal durchgeführt.

Perkutane Autovaccine

Noch höher als bei der oralen Autovaccine ist die Einstiegsdosis bei der perkutanen Anwendungsform, hier wird direkt mit den Stärken 2 und 1 (10^8 und 10^9 Keime) gearbeitet. Wie bei der oralen Autovaccine wird auch hier bei jeder Anwendung die Dosis um 2 Tropfen gesteigert, wobei die entsprechende Menge in der Ellenbeuge oder am Oberbauch eingerieben wird. Perkutane Autovaccine werden normalerweise nur bei Säuglingen und Kleinkindern angewendet.

Bewährte Präparate

Autovaccine können bei der *Symbio Vaccin GmbH* in Auftrag gegeben werden. Da es sich bei der Autovaccine um ein Arzneimittel handelt, muss die Herstellung rezeptiert und das entsprechende Rezept vom Patienten bei einer Apotheke eingereicht werden.

5. Biomolekulare Therapie

Definition und Entwicklung

Die Biomolekulare Therapie ist eine Weiterentwicklung der von dem Schweizer Chirurgen *Prof. Paul Niehans* (1882–1971) zufällig aus einer Notsituation heraus entdeckten Zelltherapie. Während einer Schilddrüsenoperation wurde eine Patientin versehentlich an den Nebenschilddrüsen verletzt, um ihr Leben zu retten war die Zeit für die damals übliche Transplantation einer Nebenschilddrüse von einem frisch geschlachteten Kalb zu knapp. Prof. Niehans zerkleinerte daraufhin das bereitgestellte Transplantationsorgan und injizierte es der Patientin aufgelöst in Kochsalzlösung. Die Patientin erholte sich und Prof. Niehans wendete in der Folgezeit die Injektion frischer Zellen erfolgreich zur Behandlung von Krankheiten und zur allgemeinen Regeneration an.

Da die Behandlung nach Prof. Niehans mit Frischzellen von Kälbern nicht ohne Risiko war und sich nicht selten allergische Reaktionen auf das Fremdeiweiss der eingespritzten tierischen Substanzen zeigten, suchte *Karl E. Theurer* Mitte der fünfziger Jahre nach einem Weg, die Organtherapie zu optimieren. Den Grund für den Erfolg der Frischzelltherapie sah Theurer in den molekularen Zellkomponenten und fand nach einer Reihe von Experimenten eine Möglichkeit diese so zu extrahieren, dass die artspezifischen Komponenten der tierischen Zellen eliminiert wurden und gleichzeitig die Organspezifizität erhalten blieb. Durch die patentierte Methode der Säuredampflyse von lyophilisiertem Organpulver im Vakuum können die therapeutisch wirksamen Zellbestandteile optimal nutzbar gemacht werden, bei gleichzeitiger Ausschaltung unerwünschter Nebenwirkungen.

Theoretische Grundlagen

Krankheit ist immer verbunden mit Zellveränderungen oder Zelldefekten als Zeichen einer Überforderung oder unzureichenden Aktivität der Regulations- und Reperaturmechanismen in den betroffenen Organsystemen. Die Methode der Biomolekularen Therapie geht davon aus, dass durch die **Zufuhr von molekularen Komponenten** aus gesunden, unverbrauchten Zellen die geschädigte, kranke Zelle die Informationen erhält, die sie zur Aktivierung ihrer Reparaturmechanismen benötigt. Diese Zellkomponenten sind u. a. Proteine, Lipide und Polysaccharide, die in den verschiedenen Organen und Geweben von unterschiedlicher Struktur sind.

G. Blobel entdeckte bei seinen Forschungen 1999 den Mechanismus, der Zellfaktoren zu ihrem Wirkort gelangen lässt und erhielt dafür den Nobelpreis. Am Beispiel der Proteine konnte er nachweisen, dass die Zellfaktoren über einen Code verfügen, der sie zum richtigen Zielort führt, ähnlich wie die Postleitzahl auf einem Brief. Die unterschiedlichen Rezeptorkomponenten nehmen nun wie ein Briefträger diesen Code auf und leiten die Proteine an den korrekten Adressaten weiter. So ist nachweisbar sichergestellt, dass etwa Zellkomponenten aus dem Gewebe von Keimdrüsen auch dort aktiv werden können und nicht in der Leber ankommen, dieses Phänomen wird „Homing-Effekt" genannt. Die Biomolekulare Therapie nutzt diese Erkenntnisse zur gezielten Revitalisierung und Aktivierung geschädigter und in ihrer Funktion beeinträchtigter Zellen in den verschiedenen Organsystemen.

Praktische Durchführung

Biomolekulare Präparate können injiziert oder auch als Lingual-Präparate über die Mundschleimhaut aufgenommen werden. Sie werden aus den unterschiedlichsten Geweben und Organen hergestellt und auch in gezielt auf ganze Organsysteme wirkenden Kombinationen zusammengestellt und angefertigt.

- Die konzentrierteste Form der Aufbereitung ist das **Sol-Präparat**. Die Zubereitung der Zellfaktoren als Sol besteht aus 15 mg gefriergetrockneter Substanz und einer Ampulle mit 2 ml physiologischer Kochsalzlösung. Sol-Präparate werden kurz vor der Injektion frisch zubereitet, indem die pulverisierte Trockensubstanz in dem beigefügten Lösungsmittel aufgelöst wird. Aus den Sol-Präparaten, die man als Ursubstanz ansehen kann, werden die Dillutionen in drei unterschiedlichen Verdünnungsstufen hergestellt. Wie auch bei der Immunmodulation mit Thymuspräparaten beschrieben, enthält die Stärke I die Zellkomponenten in der **D12**-Potenz, Stärke II entspricht einer **D9** und die Stärke III besteht aus einer **D6**-Verdünnung.

- Sol-Präparate sind eine sehr intensive Form der Behandlung und dürfen nur nach vorheriger, in der Konzentration ansteigender Injektion der Dillutionen angewendet werden. Durch diese Methode wird der Organismus sukzessive an die Substanz herangeführt und es entstehen keine Überempfindlichkeitsreaktionen. Zwischen den einzelnen Injektionen sollten daher auch nicht mehr als vier Tage liegen um die gute Toleranz und den aufbauenden Effekt zu gewährleisten. Sol-Präparate werden intramuskulär gespritzt, Dillutionen können sowohl intramuskulär als auch subkutan und intrakutan injiziert werden.

- Für **Kinder** oder **Patienten mit Abneigung gegen Spritzen** stehen **Lingual-Präparate** zur Verfügung. Sie enthalten die Zellfaktoren in einer Potenz von D9 und müssen zur ausreichenden Resorption lange im Mund behalten werden. Außer zur alleinigen Therapie können Lingual-Präparate auch in einen Injektionszyklus integriert werden. An den injektionsfreien Tagen eingenommen, erhöhen sie besonders bei chronischen Erkrankungen die Wirksamkeit der Therapie.

Bewährte Präparate

Zur praktischen Anwendung der Biomolekularen Therapie sind die Präparate der Firma *VitOrgan* langjährig erprobt und bewährt. Für die Dermatologie von besonderer Bedeutung sind die folgenden Zubereitungen:

Nr. 5, *NeyPsorin*:
Aufbereitung aus Zellen der Cutis

Nr. 73, *NeyImmun*:
Enthält Extrakte aus Nabelschnurgewebe, Thymus und Placenta

Nr. 65, *NeyNormin*:
Kombination aus Thymus, endokriner und exokriner Drüsen sowie Bindegewebe und Cutis

Je nach den Ursachen der dermatologischen Erkrankungen kommen auch Präparate aus Keimdrüsen oder reine Thymusaufbereitungen zur Anwendung. Diese Präparate werden bei den Therapien „Hormonelle Regulation" und „Immunmodulation" beschrieben.

6.   Immunmodulation

Basis

Haut und Immunsystem stehen in enger Verbindung und viele, besonders chronische oder rezidivierende Hauterkrankungen entstehen auf dem Boden eines geschwächten oder überschießend reagierenden Immunsystems.

Dieses **Immunsystem** ist kein kompaktes Organ wie Leber oder Nieren, es ist vielmehr ein aus vielen einzelnen miteinander kommunizierenden Anteilen zusammengesetzter Komplex. Hierzu gehören das schleimhautständige Mukosa-Immunsystem, die lymphatischen Organe wie die Tonsillen und Lymphknoten sowie die Thymusdrüse. Aufgabe des Immunsystems ist die Abwehr schädlicher körperfremder Stoffe sowie die Eliminierung anormaler körpereigener Zellen. Generell wird das Abwehrsystem in einen spezifischen und einen unspezifischen Anteil unterteilt, wobei die Lymphozyten den spezifischen Teil übernehmen und die Phagozyten den unspezifischen Teil repräsentieren.

Zu den das Immunsystem modulierenden Methoden zählen alle Eigenblutbehandlungen und die mikrobiologischen Therapien, es gibt jedoch darüber hinaus spezielle Anwendungen und Verfahren zur Aktivierung der unspezifischen und der spezifischen Abwehrfunktionen.

**Möglich-
keiten**

Körpereigene Modulatoren	Pflanzliche Modulatoren	Organische Modulatoren	Vitalstoffe

→ Eigenblut
→ Autovaccine
	→ Echinacea
	→ Mistel
		→ Symbiose-
		  lenkung
		→ Thymus-
		  präparate
		→ Biomolekulare
		  Therapie
			→ Zink
			→ Selen
			→ Aminosäuren
			→ Vitamin C

Die zu den pflanzlichen Immunmodulationen gehörende Misteltherapie wird vor allem in der Onkologie eingesetzt, für die Dermatologie ist sie therapeutisch wenig sinnvoll. Die sowohl die spezifische als auch die unspezifische Abwehr stimulierenden Vitalstoffe werden in einem eigenen Kapitel besprochen.

6.1 Unspezifische

Definition

Unter unspezifischer Immunmodulation versteht man die Beeinflussung des unspezifischen Teils der Abwehr durch Aktivierung der Phagozyten.

**Theoretische
Grundlagen**

Die **unspezifische Immunantwort** ist *angeboren* und besteht aus einem zellulären und einem humoralen (humor = Körperflüssigkeit) Anteil, dem Komplementsystem. Der Name „Komplement" bedeutet Ergänzung und drückt aus, dass der humorale Bestandteil der unspezifischen Abwehr den zellulären ergänzt. Das aus Proteinkomplexen bestehende Komplementsystem aktiviert dabei den zellulären Bestandteil, die Phagozyten. Zu den Phagozyten zählen in der Hauptsache die *neutrophilen* und *eosinophilen Granulozyten*, die mobilen *Monozyten* sowie die *Makrophagen*. Jede dieser zur Phagozytose fähigen Zellen hat eine bestimmte Aufgabe. Für die Abwehr von Mikroorganismen sind in erster Linie die neutrophilen Granulozyten zuständig, die eosinophilen phagozytieren Immunkomplexe und sind an der Abwehr von IgE-vermittelten Überempfindlichkeitsreaktionen beteiligt. Monozyten sind zur Migration fähig und können daher in Gewebe einwandern, in denen eine Phagozytoseaktivität benötigt wird. Sind die Monozyten ortständig geworden, können sie sich weiter zu Makrophagen ausdifferenzieren und sind dann in der Lage auch große Zelltrümmer, Bakterien und andere Mikroorganismen aufzunehmen und zu eliminieren. Phagozyten reagieren auf alle körperfremden Zellen und Stoffe und verhindern in vielen Fällen die weitere Ausbreitung von Erregern und Entzündungen.

Die **unspezifische Abwehr** ist die *erste Abwehrfront* des Immunsystems. Gelingt es einem Krankheitserreger die natürlichen Barrieren wie die Hornschicht der intakten Epidermis und die schützenden Sekrete der Schleimhäute zu überwinden, setzt als erstes die unspezifische Abwehr zur sofortigen Schadensbegrenzung ein. Nicht in allen Fällen reicht diese zwar sehr schnelle aber ungerichtete Abwehrreaktion aus. Daher bereiten die Phagozyten zusammen mit dem Komplementsystem parallel zu ihrer Phagozytosetätigkeit auch die gezielten Immunantworten des spezifischen Immunsystems vor. Hierzu tragen die Makrophagen einen Teil der verdauten Reste des phagozytierten Antigens an ihrer Oberfläche und präsentieren es so den Lymphozyten zur weiteren Reaktion. Eine Möglichkeit den gesamten Komplex der Immunreaktionen zu stimulieren, besteht in der Erhöhung der Reaktionsbereitschaft der unspezifischen Abwehr.

Praktische Anwendung

Echinacea
Das bekannteste Mittel zur Aktivierung der unspezifischen Abwehrfunktion ist *Echinacea*, der Sonnenhut. Von den zur Familie der Korbblütler gehörenden Echinacea-Pflanzen werden der schmalblättrige Sonnenhut *Echinacea angustifolia*, der blasse Sonnenhut *Echinacea pallida* und der rote Sonnenhut *Echinacea purpurea* zur Immunmodulation angewendet. Ihre Wirkung basiert auf den in den einzelnen Pflanzentypen in unterschiedlicher Konzentration vorkommenden ätherischen Ölen, Alkamiden und Polysacchariden. Dadurch erhöht sich die Anzahl der Granulozyten, die Phagozytoserate der einzelnen Granulozyten wird deutlich gesteigert. Zur Anwendung kommen aus dem Presssaft frischer Pflanzen hergestellte Aufbereitungen, bei Echinacea angustifolia werden die getrockneten Wurzeln zur Arzneimittelherstellung verwendet.

- Echinacea wird in den unterschiedlichsten Darreichungsformen angeboten. Die Urtinktur wird in Tropfenform eingenommen, kann aber auch z. B. bei Lippenherpes direkt auf die befallenen Hautstellen aufgetupft werden. Echinacea-Tropfen sollen nicht über einen längeren Zeitraum als 3–4 Wochen angewendet werden, da dann ein gegenteiliger Effekt entsteht und die Phagozyten träge werden.
- Besonders wirkungsvoll sind Ampullenpräparate, die meistens in niedrigen homöopathischen Potenzen angeboten werden, teilweise auch in Kombination mit entzündungshemmenden homöopathischen Substanzen. Echinacea-Ampullen lassen sich gut mit einer Eigenblutbehandlung kombinieren und in die Stufentherapie nach *Reckeweg* einbauen.

Bewährte Präparate

- Ein reiner Pflanzenauszug aus Echinacea purpurea ist *Echinacea Hevert purp. forte*, eine hochdosierte Kombination aus Echinacea angustofolia und pallida enthält die *Echinacea-Urtinktur-Hevert*. Beide Mittel werden als Tropfen eingenommen.

- Als Injektionspräparat hat sich *Echinacea compositum S* bewährt, das auch im Rahmen einer Eigenblutbehandlung eingesetzt werden kann.

6.2   Spezifische

Definition

Spezifische Immunmodulatoren beeinflussen den durch die Lymphozyten repräsentierten Teil der Abwehr indem sie Ungleichgewichte innerhalb der einzelnen Zelltypen harmonisieren und die Ausbildung neuer Lymphozyten fördern.

Theoretische Grundlagen

Anders als die angeborene unspezifische Abwehr muss die **spezifische Immunabwehr** erst *erworben* werden um zielgerichtet agieren zu können. Auch das spezifische Abwehrsystem hat einen humoralen und einen zellulären Anteil und auch hier arbeiten beide Anteile eng zusammen. Zum humoralen Teil gehören die im Bursa-Äquivalent der Darmschleimhaut gebildeten *B-Lymphozyten*, die sich zu *Memory-Zellen* und *Plasma-Zellen* weiter differenzieren. Memory-Zellen sind das Gedächtnis der Abwehr. Nach dem ersten Kontakt mit einem Antigen bilden sie an ihrer Oberfläche Strukturen aus, die bei jedem weiteren Kontakt mit dem gleichen Antigen eine sofortige Produktion von Antikörpern in den Plasmazellen ermöglichen. Die eigentliche Hauptrolle in der spezifischen Abwehr spielen die *T-Lymphozyten*. Sie müssen zur Vorbereitung auf ihre spezielle Rolle zunächst eine Schule durchlaufen, in der sie zu Spezialisten ausgebildet werden. Diese Schule der Lymphozyten ist die *Thymusdrüse*, die drei unterschiedliche Zelltypen ausreifen lässt:

- *Killer-Zellen*
  Zur Zerstörung körperfremder Zellen
- *Suppressor-Zellen*
  Zur Unterdrückung überschießender Reaktionen der Killer-Zellen
- *Helfer-Zellen*
  Zur Aktivierung der Plasmazellen zur Antikörperbildung.

Besteht ein Ungleichgewicht zwischen den einzelnen Zelltypen, ist das Immunsystem „aus dem Lot", die Folge können überschießende aber auch zu träge oder fehlende Reaktionen sein. Überschießende Reaktionen finden sich zum Beispiel bei der Neurodermitis, zu schwache oder fehlende liegen bei rezidivierenden viralen Hautkrankheiten wie Herpes oder auch bei der Furunkulose zu Grunde.

Die Hauptaktivität der **Thymusdrüse** liegt in der Kindheit, bereits nach der Pubertät beginnt eine Reduktion der Rinde und Zunahme des Fettgewebes. Zwar behält der Thymus lebenslang eine gewisse Funktionsfähigkeit, die jedoch im Verlauf des Lebens sukzessive abnimmt und mit zunehmender Atrophie arbeitet die Thymusdrüse nur noch mit gedrosselter Kraft. Daher ist der wichtigste Angriffspunkt in der spezifischen Immunmodulation der Ersatz der fehlenden Thymusaktivität.

Praktische Anwendung

Zur Verfügung stehen sowohl aufbereitete Thymusextrakte aus fetalem und juvenilem tierischem Material als auch Extrakte isolierter Thymuspeptide.

- Bei Kindern empfiehlt sich die Anwendung von homöopathisch aufbereitetem Thymusextrakt in Tropfenform, der besonders bei Neurodermitis gute therapeutische Erfolge zeigt.
- Bei Erwachsenen kann eine intensive Immunstimulation mit einer als Kur angewendeten Injektionsserie spezieller Thymusextrakte erreicht werden. Um allergische Risiken zu vermeiden, besteht die Möglichkeit des einschleichenden Heranführens an den reinen Extrakt über verschiedene Verdünnungsstufen des Organlysats. Das Standard-Therapieschema sieht wie folgt aus:

	1. Woche	2. Woche	3. Woche
Montag	1 Amp. Thymus D12	1 Amp. Thymus D9	1 Amp. Ursubstanz
Mittwoch	1 Amp. Thymus D12	1 Amp. Thymus D6	evtl. wiederholen
Freitag	1 Amp. Thymus D9	1 Amp. Ursubstanz	

Bewährte Präparate

- Das bewährteste Thymuspräparat für Kinder – vor allem bei Neurodermitis – ist *NeyThymun oral*. Diese Tropfen enthalten den Thymusextrakt in einer D9-Potenz und können sehr gut dem Alter und der Reaktion angepasst dosiert werden. Für die Injektionskur mit einer stufenweisen Steigerung der Konzentration ist *NeyThymun* besonders gut geeignet. Das Präparat wird in ansteigenden Dilutionen hergestellt und ist auch als sogenannter Sol in Reinkonzentration erhältlich. Die gesamte Kur wird auch als Kombipackung angeboten. *NeyImmun* ist eine Aufbereitung die außer Thymusextrakt zusätzlich Organhydrolysate aus Placenta und Nabelschnurgewebe enthält. Auch mit diesem Mittel kann eine Injektionsserie zur Immunstimulation durchgeführt werden.
- Aus reinen Thymuspeptiden in unverdünnter Form besteht das Ampullenpräparat *Thymoject*. Um eine allergische Reaktion auszuschließen, muss bei diesem hochkonzentrierten Medikament unbedingt eine Vortestung durch eine intrakutane Injektion mit 0,1 ml durchgeführt werden.

7. Hormonelle Regulation

Ansatz

Ein Ungleichgewicht im Hormonhaushalt ist bei einigen Hauterkrankungen der auslösende Faktor oder auch die Basis des pathologischen Geschehens. Bei chronischen Dermatosen wie der **Neurodermitis** ist jede hormonelle Veränderung häufig der Modulationsfaktor für einen neuen Schub. Krankheitsbilder wie **Akne** oder **androgenetische Alopezie** können überhaupt nur auf dem Boden einer hormonellen Störung entstehen. Daher ist bei einer ganzheitlichen, kausalen Behandlung die Regulation des hormonellen Systems von großer Bedeutung.

Theoretische Grundlagen

Hormone werden von den endokrinen Drüsen gebildet und an die Blutbahn abgegeben, von hier aus steuern sie den Ablauf von Stoffwechselvorgängen. Für den dermatologischen Bereich sind vor allem die in den Keimdrüsen gebildeten Sexualhormone von Bedeutung, da sie wesentlich die Produktion der Talgdrüsen beeinflussen. Männliche Sexualhormone, die Androgene, werden sowohl im männlichen als auch im weiblichen Organismus produziert und mit Beginn der Pubertät ausgeschüttet. Das zu den Androgenen gehörende *Testosteron* wird an den Talgdrüsen durch das Enzym 5-Alpha-Reduktase in das hochwirksame *Dihydrotestosteron* umgewandelt, was zu einer starken *Aktivierung der Talgproduktion* führt. Auch das weibliche Gelbkörperhormon *Progesteron* regt die Follikel zu erhöhter Produktion an, *Östrogen* dagegen *hemmt* ihre Aktivität. Dies ist der Grund für zyklusbedingte Veränderungen im Hautbild. Da gegen Ende des Menstruationszyklus der Östrogenspiegel absinkt, bei gleichzeitigem Anstieg des Progesterons, haben viele Frauen zu diesem Zeitpunkt eine fettigere Haut und vereinzelte Pickelchen oder Pusteln. Nicht nur hormonelle Schwankungen und Unregelmäßigkeiten im Menstruationszyklus wirken sich negativ auf die Haut aus, auch alle anderen Phasen hormoneller Umstellung sind kritische Phasen für dermatologische Patientinnen. Schwangerschaften und Geburten, Pubertät und Klimakterium gehen nicht selten mit Veränderungen im Hautbild und der Reaktivierung einer chronischen Dermatitis einher.

Praktische Anwendung

Die Schulmedizin arbeitet zum Ausgleich hormoneller Ungleichgewichte mit Ovulationshemmern, die eine androgensuppressive Wirkung haben, teilweise werden auch zusätzlich Antiandrogene verordnet. Bei klimakterischen Beschwerden werden die fehlenden Östrogene substituiert, meist in Kombination mit Gestagenen. Bei der ganzheitlichen Behandlung wird versucht, die Keimdrüsen direkt anzusprechen und mit den unterschiedlichen Methoden in ihrer Produktion zu stimulieren.

Pflanzliche Therapeutika

Bei instabilem und unregelmäßigem Monatszyklus helfen Präparate aus *Agnus castus*, dem Mönchspfeffer. Zur Arzneimittelherstellung werden die Beeren der Pflanze verwendet, die Monoterpenglykoside und Flavonoide enthalten. Diese Inhaltsstoffe zeigen Wirkung auf das follikelstimulierende Hormon und auf das luteinisierende Hormon (Gelbkörperhormon). Standardisierte Pflanzenauszüge aus Agnus castus können in Tropfenform angewendet oder auch als Injektionen verabreicht werden. Die Behandlung muss über einen Zeitraum von mehreren Monaten durchgeführt werden, um die Funktion der Keimdrüsen zu harmonisieren.

- Bei Unregelmäßigkeiten zu Beginn der Wechseljahre hat sich *Cimicifuga racemosa* bewährt. Der Wurzelstock dieser zu den Hahnenfußgewächsen gehörenden Pflanze enthält Triterpenglykoside, die östrogenartig wirken und die Bildung des luteinisierenden Hormons (LH) leicht supprimieren. In den meisten Fällen werden Präparate aus Cimicifuga racemosa in Tablettenform eingenommen, auch hier über einen längeren Zeitraum, da die körpereigenen Funktionen zur Eigenregulation einige Zeit benötigen.

- Eine andere Alternative zur Behandlung hormoneller Schwächen in der Zeit der Wechseljahre ist der Einsatz von *Phytoöstrogenen* aus *Sojabohnenextrakt*. Phytoöstrogene enthalten als Wirkstoffe Isoflavone und Ligane, die nach ihrem Verzehr durch komplexe enzymatische Vorgänge zu Stoffen mit östrogenartiger Wirkung verstoffwechselt werden. Phytoöstrogene können sowohl als Nahrungsergänzung oral angewendet, als auch lokal direkt auf die Haut aufgetragen werden. Die lokale Anwendung in Form von Cremes zeigt eine deutlich positive Wirkung gegen Hautalterung und Faltenbildung und beeinflusst Tonus und Turgor der Haut.

Bewährte Präparate

Ein altbewährtes Medikament zur Zyklusnormalisierung ist *Agnolyt*, ein reines Agnus castus-Präparat. Die Tropfen werden jeden Morgen in etwas Wasser gelöst eingenommen und zeigen nach etwa 3 Monaten eine positive Wirkung. Als Monopräparat aus Cimicifuga-Extrakt kann *Remifemin* sowohl in Tropfenform als auch als Tabletten angewendet werden. Zur Behandlung mit Phytoöstrogenen ist u. a. das Präparat *Genisteine* geeignet.

Homöopathische Aufbereitungen

In der Komplexhomöopathie stehen eine ganze Reihe von Präparaten zur Verfügung, die aus entsprechenden Pflanzenstoffen wie **Agnus castus** und **Cimicifuga racemosa** einzeln oder in Kombination miteinander in niedrigen Potenzen hergestellt werden. Sie können als Injektionsserie angewendet oder auch in Tropfenform eingenommen werden.

Außer mit homöopathischen Pflanzenextrakten kann auch mit *potenzierten Auszügen aus Organextrakten* eine hormonelle Regulation erreicht werden. Mit einer Mischung aus potenzierten Extrakten der entsprechenden Organe wird das Zusammenspiel des Regelkreises von Hypophyse, Eierstöcken, Schilddrüse und Nebennieren positiv beeinflusst. Diese Arzneimittel werden als Tropfen eingenommen.

- *Pascofemin* enthält als homöopathisches Komplexmittel Extrakte aus *Agnus castus* und *Cimicifuga* sowie zusätzlich weitere die weiblichen Keimdrüsen beeinflussende homöopathische Mittel. Dieses Medikament hat sich besonders zur Zyklusnormalisierung und im Vorklimakterium bewährt.
- Zur Anregung und Regulation der weiblichen Hormondrüsen zeigt die in dem Präparat *Glandulae-F-Gastreu R20* enthaltene homöopathische Zubereitung aus innersekretorischen Drüsen gute Erfolge.
- Analog zu dem speziell auf den weiblichen Hormonhaushalt zugeschnittenen Medikament kann bei männlichen Jugendlichen *Glandulae-M-Gastreu R19* angewendet werden, das die männlichen Keimdrüsen beeinflusst und dadurch eine gute Unterstützung in der Akne-Therapie sein kann.

Biomolekulare Therapie

Ganz gezielt auf die krankheitsauslösende Fehlfunktion hin, kann mit *Organhydrolysaten* gearbeitet werden. Die in ihrer Funktion gestörten oder nachlassenden Drüsenzellen erhalten durch die unverbrauchten, frischen Zellen die Informationen, die zur Aktivierung der Reparaturmechanismen und Autoregulation führen. Zur Regulierung überschießender Androgen- und unzureichender Östrogenproduktion wie etwa bei bestimmten Akneformen oder androgenetischer Alopezie eignen sich Kombinationspräparate aus Follikel, Corpus luteum und Ovar, andere Zusammensetzungen sind genau auf die hormonelle Situation der Wechseljahre zugeschnitten. Die entsprechenden Präparate können – wie auch bei der Thymustherapie – in ansteigender Konzentration bis hin zur reinen Substanz als *Injektionskur* angewendet, aber auch als Tropfen eingenommen und über die Mundschleimhaut resorbiert werden.

Eine weitere Möglichkeit der Stimulation hormonaktiver Drüsen besteht in der Gabe von isolierten *Ribonukleinsäuren* der entsprechenden Zellen. Ein gestörter Zellstoffwechsel kann durch den Einsatz von RNA gezielt zur Bildung körpereigener Ribonukleinsäuren angeregt und in seiner Proteinbiosynthese günstig beeinflusst werden. Die Anwendung von organspezifischer RNA reaktiviert den Regenerationsmechanismus der Zellen und normalisiert so die Funktion des Zielorgans. Durch die organspezifische Anregung der Proteinsynthese der betreffenden Drüse, hat die zugeführte RNA eine stimulierende Wirkung auf das endokrine System und zeigt daher einen hormonähnlichen Effekt. Bei dieser Behandlung werden neben dem in seiner Funktion insuffizienten Organ selbst auch die übergeordneten Steuerorgane des endokrinen Regelkreises mit einbezogen. Die RNA-haltigen Präparate werden als Injektionen verabreicht.

- Bewährte Organhydrolysate zur hormonellen Regulation stellt die Arzneimittelfirma *VitOrgan* her. Je nach dem therapeutischen Ziel stehen unterschiedliche Kombinationen speziell aufbereiteter Organextrakte zur Verfügung.
- Auf den weiblichen Organismus und seine hormonelle Funktion besonders zugeschnitten ist *NeyFam*, das bei allen hormonellen Schwankungen ausgleichend wirkt.
- Aus Keimdrüsen und den ihnen übergeordneten Steuerorganen isolierte Ribonukleinsäuren enthalten die *Regeneresen* der Firma *Dyckerhoff*, die mit gutem Erfolg als Injektionsserie angewendet werden können.

8. Ausleitungs- und Entgiftungsverfahren

Ansatz

Ist die Haut in ihrer Ausscheidungsfunktion überlastet, benötigt sie die besondere Hilfe der primären Ausscheidungsorgane wie Niere und Darm, aber auch die gesteigerte Entgiftungsfunktion der Leber sowie den lymphatischen Abtransport.

Theoretische Grundlagen

Das retikulo-histiozytäre Gewebe des Mesenchyms ist durch ständigen Stoffaustausch bemüht, eine physiologische Ionenkonzentration und das Säure-Basen-Gleichgewicht aufrecht zu erhalten. Um dieser Aufgabe gerecht werden zu können, ist es in der Lage Proteine, Salze und Wasser zur Aufrechterhaltung des osmotischen Drucks zu speichern. Auch körperfremde Proteine von eingedrungenen Mikroorganismen, Zerfallsprodukte aus Krankheitsherden, Umweltgifte und sonstige toxische Substanzen werden hier im Mesenchym abgefangen und phagozytiert. Nicht bewältigte Schadstoffe werden im Mesenchym zunächst gespeichert, ist ihr Aufkommen jedoch größer als die Phagozytose- und Speicherkapazität, gelangen diese Stoffe schließlich in Blutbahn und Gewebe. Eine solche mesenchymale Überlastung kann sich in Hautkrankheiten wie Akne und Furunkeln zeigen oder chronische Dermatosen wie Neurodermitis und Psoriasis ungünstig beeinflussen.

Durch die **Ausscheidung** und Eliminierung angesammelter **Toxine** über Leber, Niere und Darm sowie den **Abtransport** über das Lymphsystem erfolgt eine innere Reinigung, die eine deutliche Entlastung und positive therapeutische Beeinflussung der Haut zur

Folge hat. In einigen Fällen wird erst nach einer solchen Entgiftung durch die Auflösung mesenchymaler Blockaden der Weg frei für andere naturheilkundliche Therapien.

Praktische Anwendung

Alle Ausleitungs- und Entgiftungsmethoden öffnen die Kanäle der Ableitung indem sie die Funktionen der Ausscheidungsorgane aktivieren. Aus der Vielzahl der Möglichkeiten zur Ausleitung sind für die Dermatologie besonders die homöopathischen Therapieformen sowie diätetische Maßnahmen von Bedeutung.

▶ **Homöopathische Entgiftungstherapien**

Mit einer Art Schaukeltherapie werden in festgelegtem Rhythmus die unterschiedlichen Ausscheidungsorgane angeregt. Begonnen wird mit der *Anregung der Leber- und Gallenfunktion* zur Förderung der Ausleitung über den Darm. Als nächstes folgt ein Präparat zur *Aktivierung der Nierenfunktion* um die Ausscheidung über die ableitenden Harnwege zu erhöhen. Mit einem dritten Mittel wird anschließend die Abwehrleistung gesteigert und die *Ausleitung über Haut und Schleimhäute* gefördert. Durch die wechselnde Einnahme der jeweils auf ein Organsystem wirkenden Medikamente, wird ein Gewöhnungseffekt verhindert und jeweils ein neuer Reiz gesetzt.

- Eine wesentliche Voraussetzung für den Erfolg der Entgiftungsbehandlung ist eine *erhöhte Flüssigkeitszufuhr* während der Dauer der Kur. Um den Ausleitungseffekt sicherzustellen, ist eine tägliche Trinkmenge von mindestens 2 Litern in Form von stillem Wasser oder Kräutertees erforderlich.
- Ausreichende Bewegung – möglichst an frischer Luft – unterstützt den Therapieerfolg.
- Zusätzlich zur vorgenannten Entgiftungsbehandlung sollte auch die *Toxindrainage* der Körpergewebe über das Lymphsystem zum Blut angeregt werden.

Bewährte Präparate

- Eine in der Praxis langjährig bewährte Entgiftungsbehandlung ist die *Phönix-Entgiftungstherapie*. Mit den Mitteln *Phönohepan, Solidago* und *Antitox* wird die Entgiftungskur in einem jeweils dreitägigen Behandlungsrhythmus mit einer Gesamtdauer von bis zu 45 Tagen durchgeführt.

- Eine Alternative hierzu ist die *JSO-Entgiftungstherapie*. Sie wird in Form von Globuli angewendet und ist, da sie keinen Alkohol enthält, auch für Kinder geeignet. Auch diese Kur besteht aus drei Basismitteln, einem Stoffwechselmittel, einem Lymphmittel und einem Darmmittel, die im täglichen Wechsel eingenommen werden.
- Ein bewährtes Drainagemittel ist das Komplexmittel *Lymphdiaral*. In Tropfenform oder als Injektion reinigt es die Lymphe und entstaut das lymphatische System.

▶ **Diätkuren**

Eine Reinigung und Entgiftung des Darms kann auch durch kurmäßig angewendete spezielle Diäten erreicht werden, dabei ist bereits ein Saft- oder Obstfastentag für den Darm eine deutliche Entlastung. Bei chronischen dermatologischen Erkrankungen hat sich besonders eine *Mayr-Kur* zur Entschlackung bewährt. Die streng nach den Regeln des Arztes *F. X. Mayr* ablaufende Kur wird sicherlich am besten von speziell ausgebildeten Kurärzten, teilweise sogar stationär überwacht. Eine modifizierte Variante kann jedoch unter der Anleitung eines fachkundigen Heilpraktikers auch ambulant durchgeführt werden. Die Zusammenstellung des Kurplanes erfolgt immer individuell je nach Zustand und Bedürfnissen des Patienten, wobei gewählt werden kann zwischen

Teefasten, Milch-Semmel-Diät und einer milden Ableitungskost im Sinne einer biologischen Schon- und Heilkost.

Jeder Tag der Mayr-Kur beginnt direkt nach dem Aufstehen mit einem **Glas Bitterwasser** zur Säuberung des Darms, zur Einleitung der Kur ist in der Regel zunächst nur **Tee mit Honig und Zitrone** erlaubt. Bei der anschließenden **Milch-Semmel-Diät** bestehen die Mahlzeiten ausschließlich aus etwa drei bis fünf Tage alten Brötchen und etwas Milch. Die altbackenen Brötchen werden in Scheiben geschnitten und zusammen mit der Milch gründlich gekaut und gut eingespeichelt. Jeder Bissen soll mindestens **50-mal gekaut** werden, damit ein flüssiger Speisebrei entsteht. Die Milch darf nicht getrunken werden. Diese Milch-Semmel-Mahlzeit erhält der Patient als Frühstück und zu Mittag, abends darf nur Tee mit Honig gesüßt getrunken werden.

Die Kur kann durch **Massagen** und **heilgymnastische Übungen** unterstützt werden, auch **Saunagänge** oder **Dampfbäder** fördern zusätzlich die entschlackende Wirkung. Je nach dem allgemeinen körperlichen Zustand des Patienten kann es sinnvoll sein die Kur zu modifizieren und zu lockern, z. B. durch den Zusatz von Butter oder Quark.

Die klassische Mayr-Kur wird über **drei bis vier Wochen** mit einer **anschließenden Aufbauphase** durchgeführt. In der ambulanten Praxis hat sich – besonders wenn die Patienten einem normalen Berufalltag nachgehen – die modifizierte Variante mit einer Dauer von **ein bis zwei Wochen** bewährt. In dieser Zeit sollten die Patienten möglichst Ruhephasen einlegen, Yoga oder Autogenes Training zur vegetativen Entspannung anwenden und soweit wie möglich auf äußerliche Ablenkungen und Stimulantien verzichten.

9.   Phytotherapie

Entwicklung

Das Wissen um die Heilkraft der Pflanzen ist die Basis der gesamten medizinischen Heilkunst. Phytotherapie ist das älteste Heilverfahren, bereits 2500 v. Chr. wurden auf assyrischen Tonplatten über 250 Heilpflanzen aufgeführt. Von allen Kulturen ist die Heilkunde mit Pflanzen überliefert, so finden sich Aufzeichnungen aus dem alten Ägypten, des altgriechischen Arztes *Hippokrates* und des römischen Arztes *Galenus* über die Arbeit mit Heilpflanzen. Im Mittelalter verfasste die berühmte Äbtissin und Heilkundige *Hildegard von Bingen* „Causae et curae (lat.: Ursachen und Behandlungen) und hinterließ in diesem Werk ein immenses Wissen über die heilenden Wirkungen der verschiedensten Pflanzen. Durch die kirchliche Inquisition wurden Tausende der Heilkraft der Pflanzen kundige Frauen als Hexen verbrannt, wodurch die weitere Überlieferung weitgehend unterbunden wurde und unschätzbares Wissen verlorenging. Erst lange Zeit später wurde die Pflanzenheilkunde wieder neu entdeckt, alte Quellen überarbeitet und dem heutigen Wissensstand angepasst.

Theoretische Grundlagen

Pflanzen entfalten ihre therapeutische Wirkung über die Zusammensetzung ihrer Inhaltsstoffe. Die meisten Pflanzen oder Pflanzenteile enthalten nicht nur einen Wirkstoff, häufig ist es gerade die synergistische Kombination mehrerer Bestandteile, die den gewünschten Behandlungseffekt ausmacht.

Heute ist es mit den modernen physikalischen und chemischen Methoden möglich, die pflanzlichen Inhaltsstoffe zu isolieren und zu analysieren und dadurch die empirisch bekannten Wirkungen wissenschaftlich zu verifizieren. Da Pflanzen von den Bedingungen abhängig sind unter denen sie wachsen, ist es schwierig ihre Wirkstoffe zu standardisieren, auch toxische Belastungen durch Umweltgift, Insektizide und Herbizide müssen eliminiert werden. In der Herstellung von Phytotherapeutika kommt daher der Reinheit und Standardisierung der Präparate eine große Bedeutung zu. Für die Anwendung in der Dermatologie sind besonders die folgenden, in ihrer Wirksamkeit geprüften, pflanzlichen **Inhaltsstoffe** von Bedeutung:

Ätherische Öle
Ätherische Öle sind flüssige, lipophile Stoffgemische mit aromatischem Duft, die leicht flüchtig sind. Je nach ihrer chemischen Zusammensetzung können sie die unterschiedlichsten Wirkungen entfalten. So wirken z. B. die ätherischen Öle in Rosmarin hautreizend, die Öle der Kamille und der Ringelblume dagegen entzündungshemmend und beruhigend auf die Haut.

Gerbstoffe
Gerbstoffe wirken adstringierend und antiphlogistisch. Außerdem haben sie eine leicht antimikrobielle Wirkung und können daher bei Ekzemen und Wunden angewendet werden. Außer in der Eichenrinde sind Gerbstoffe u. a. auch in Schwarztee enthalten, der gut zur Anwendung als feuchter Umschlag geeignet ist.

Schleimstoffe
Schleimstoffe enthalten Gemische aus Polysacchariden wie Gummi, Stärke und Zellulose. In Verbindung mit Wasser quellen sie auf und gelieren. Auf der Haut haben Pflanzenschleimstoffe eine schützende und lindernde Wirkung, sie helfen bei Reizungen, Rötungen und Irritationen.

Flavonoide
Flavonoide sind meist gelb gefärbte vitaminartige Substanzen in Pflanzen. Sie finden sich im Zellsaft der Pflanzen und liegen je nach Oxidationsstufe als Flavone oder Isoflavone, die sogenannten Phytoöstrogene, vor. Flavonoide haben eine leicht antiphlogistische und antiödematöse Wirkung.

Saponine
Die häufig in Pflanzen vorkommenden Saponine sind wasserlösliche glykosidische Naturstoffe. Ihren Namen verdanken die Saponine ihrer Eigenschaft, in wässriger Lösung seifenähnlich zu schäumen. Auf der Haut zeigen sie eine antiphlogistische und antiexsudative Wirkung, saponinhaltige Pflanzenauszüge werden daher besonders bei Wunden und Ödemen angewendet.

Ausgewählte Heilpflanzen

Aus den heute rund 500 zu Arzneizwecken genutzten Pflanzen, haben einige eine besondere Beziehung zur Haut und ihren Krankheiten. Innerlich oder äußerlich angewendet, sind sie Bestandteil vieler dermatologisch wirksamer Anwendungen und Arzneimittel.

Pflanze / botanischer Name	Wirksame Inhaltsstoffe	Wirkung auf die Haut	Anwendungsform
Aloe vera Aloe barbadensis Miller	Mucopolysaccharide Aloin	entzündungshemmend reizlindernd	Gel
Arnika Arnica montana	Ätherisches Öl Saponine	wundheilend antiphlogistisch	Tinktur Creme
Bockshornklee Trigonella phoenum	Ätherisches Öl Schleimstoffe	Reifung von Furunkeln	Breiumschlag

Eichenrinde Cortex quercus	Gerbstoffe	adstringierend entzündungshemmend	Abkochung
Kamille Chamomilla	Ätherisches Öl Flavonoide	entzündungshemmend desinfizierend	Tinktur Abkochung
Leinsamen Lini semen	Schleimstoffe Öl, Glykoside	Reifung von Furunkeln	Kataplasma
Nachtkerze Oenethora biennis	Linolensäure	Verhindert epidermalen Wasserverlust	Kapseln
Ringelblume Calendula officinalis	Saponine Schleimstoffe Ätherisches Öl	entzündungshemmend wundheilend	Tinktur Creme
Salbei Salvia officinalis	Ätherisches Öl Kampfer, Gerbstoffe	antibakteriell adstringierend schweißhemmend	Tee Tinktur
Schöllkraut Chelidonium majus	Alkaloide	gegen Warzen	Tinktur aus dem Milchsaft
Sonnenhut Echinacea purpurea, pallida	Ätherisches Öl Polysaccharide	antibakteriell/ virustatisch wundheilend abwehrsteigernd	Tinktur Ampullen pro Inj.
Stiefmütterchen Viola tricolor	Saponine Polysaccharide, Schleimstoffe	ekzemheilend	Tee Tinktur
Weizenkleie	Schleimstoffe	juckreizlindernd	Bäder
Zwiebel Allium cepa	Flavonoide Schwefelhaltige Verbindungen	antibakteriell entzündungshemmend	Presssaft

Praktische Anwendung

Die Heilkraft der Pflanzen kann auf die unterschiedlichsten Arten praktisch genutzt werden. Äußerlich in Form von Tinkturen und Salben aufgetragen oder innerlich als Arzneimittel, Teezubereitung oder auch in aufbereiteter Form als Injektion angewendet, können sie ihre Wirksamkeit entfalten.

Eine ganze Reihe naturheilkundlicher Behandlungsmethoden arbeitet mit pflanzlichen Grundstoffen. So ist in der Klassischen Homöopathie und in den homöopathischen Komplexmitteln die Ursubstanz oft ein Pflanzenauszug, ebenso werden Pflanzenextrakte bei der hormonellen Regulation und Immunmodulation eingesetzt. Viele Cremes zur äußerlichen Anwendung enthalten pflanzliche Wirkstoffe, reine Pflanzenauszüge oder aus ihnen hergestellte homöopathische Lösungen werden als Externa angewendet. Die praktische Anwendung pflanzlicher Päparate im Rahmen dieser Behandlungen wird bei den entsprechenden Methoden erklärt.

▶ Eine eigenständige Art der Anwendung von Heilpflanzen sind **Teezubereitungen** und **Aufgüsse**. Folgende **Rezepturen** und **Fertigpräparate** haben sich in der Praxis bei Hautkrankheiten bewährt:

Blutreinigungstee bei Akne

Rp.:   Fol. Betulae
Herb. Urticae aa   25.0
Herb. Viola tricolor   20.0
Rad. Petroselini ad   100.0
M. f.spec. D. S. 1 Teelöffel auf 1 Tasse Wasser, 5 min. ziehen lassen

Bei Ekzemen

Rp.:   Fol. Juglandis   10.0
Herb. Viola tricolor.
Rad. Sarsaparillae
Rad. Bardanae ad   15.0
Fruct. Juniperi contus.
Flor. Genistae Scopariae ad   12.5
M. f.spec. D. S. 1 Teelöffel auf 1 Tasse, mit heißem Wasser kurz übergiessen

Psoriasistee

Rp.:   Herba Equiseti   20.0
Herba Millefolii   30.0
Folia Rosmarini   35.0
Radix Liquiritiae   40.0
Cortex Frangulae   30.0
Radix taraxaci cum herba   25.0
Herba urticae   20.0
Cortex Berberidis   30.0
Herba Alchemillae vulgaris   25.0
                                  225.0
Den Tee eine halbe Stunde ziehen lassen und abends trinken

Zur Blutreinigung und Entschlackung

Dr. Klinger"s Bergischer Blutreinigungs- und Entschlackungstee

Zur Umstimmungstherapie und bei chronischen Hautkrankheiten

Hevert Blutreinigungs-Tee comp.

Bei Entzündungen von Haut und Schleimhäuten

Hevert Ringelblumen-Tee

Zur Entgiftung und Begleittherapie bei Hautkrankheiten

Hevert Stoffwechsel-Tee S

10. Vitalstoffe und Nahrungsergänzung

Bei einigen dermatologischen Erkrankungen ist die Gabe von Vitaminen, Mineralstoffen, Enzymen und anderer Vitalstoffe notwendig um dem Organismus die Substanzen zur Verfügung zu stellen, die er nicht ausreichend synthetisieren oder mit der Nahrung aufnehmen kann. Vitalstoffe sind an vielen Stoffwechselvorgängen und entzündungshemmenden Reaktionen beteiligt und können durch erhöhte Zufuhr die Basistherapie sinnvoll unterstützen.

10.1 Gamma-Linolensäure

Gamma-Linolensäure wird vom Organismus selbst aus mit der Nahrung aufgenommenen ungesättigten Fettsäuren durch enzymatische Vorgänge synthetisiert.

Theoretische Grundlagen

Die vor allem in pflanzlichen Ölen, aber auch in tierischen Fetten enthaltene *Linolsäure* ist der Ausgangsstoff zur Herstellung von Gamma-Linolensäure. Zur Umwandlung der Linolsäure wird das *Enzym Delta-6-Desaturase* benötigt, ohne dessen Anwesenheit keine Gamma-Linolensäure entstehen kann. Mehrere enzymatische Vorgänge folgen dieser ersten Reaktion bis am Ende *Prostaglandin E1* entsteht, das auf die Haut ganz wesentlichen Einfluss hat, denn

- es stabilisiert die Zellmembran
- wirkt entzündungshemmend
- ist von Bedeutung bei der Reifung der T-Lymphozyten
- normalisiert gesteigerte IgE-Werte.

Ein Mangel an Prostaglandin E1 führt zu *transepidermalem Wasserverlust* und damit zu trockener, schuppiger Haut. Beim Neurodermitiker liegt in den meisten Fällen ein Enzymdefekt im Sinne einer fehlenden oder unzureichend wirkenden Delta-6-Desaturase vor, wodurch die Umwandlung von Linolsäure zu Gamma-Linolensäure nicht ausreichend erfolgen kann. Ist bereits der erste Schritt der Umwandlung gestört, kann das Endprodukt Prostaglandin E1 nicht im notwendigen Umfang hergestellt werden, wobei ein Austrocknen der Haut die Folge ist. Selbst wenn kein genetischer Enzymdefekt vorliegt, kann die Delta-6-Desaturase in ihrer Funktion gestört werden. Das Stresshormon Noradrenalin hemmt die Enzymaktivität und zeigt damit die gleichen Auswirkungen wie der echte Enzymdefekt. Liegt eine der beschriebenen Störungen vor, stoppt die Zufuhr von Gamma-Linolensäure den Feuchtigkeitsverlust und wirkt wie ein „Einfetten von innen".

Praktische Anwendung

Gamma-Linolensäure ist vor allem enthalten in *Borretschöl*, *Nachtkerzenöl* und *ägyptischem Schwarzkümmelöl*. Diese Öle können tropfenweise der Nahrung beigefügt werden – etwa im Salatdressing – oder als Fertigpräparate eingenommen werden.

Bewährte Präparate

Präparate aus Nachtkerzenöl werden in Kapselform hergestellt und als Nahrungsergänzung zusammen mit einer Mahlzeit eingenommen. Viele Hersteller bieten Nachtkerzenöl an, die bekanntesten Präparate sind *Gammacur*, *Epogam* und *Effamol 500*.

10.2 Vitamine, Mineralstoffe und Aminosäuren

Die zusätzliche Zufuhr von Vitaminen, Mineralstoffen und Spurenelementen ist heute für jeden Menschen fast schon ein „Muss". Umweltbedingungen, Lebensgewohnheiten wie Rauchen, Alkoholkonsum und Stress führen zu einem viel höheren Bedarf an Vitalstoffen als die tägliche Nahrung bieten kann. Selbst bei ausgewogener Ernährung entstehen Defizite, da viele Nahrungsmittel schadstoffbelastet, durch industrielle Herstellung denaturiert und mit Konservierungsstoffen und Hormonen „bearbeitet" sind. Ist schon die ausreichende Versorgung des gesunden Menschen nicht in jedem Fall gesichert, so besteht bei Hauterkrankungen ein noch höherer Bedarf, da viele dieser Vitalstoffe an Aufbau und Funktionen physiologisch gesunder Haut beteiligt sind.

Theoretische Grundlagen

Vitamine sind Substanzen organischen Ursprungs und können vom menschlichen Organismus nicht selbst hergestellt werden, daher ist ihre Zufuhr essentiell. Sie sind an vielen lebenswichtigen Prozessen beteiligt, ein Mangel kann zu gravierenden Störungen führen. Einige Vitamine und Mineralstoffe haben einen besonderen Bezug zu Haut, Haaren und Nägeln und können therapeutisch gezielt zur Unterstützung der Behandlung eingesetzt werden.

Vitamine

▶ *Vitamin A*
Das zu den fettlöslichen Vitaminen gehörende Vitamin A führt bei Mangel zu Schäden an den Epithelzellen, Verhornung, Abschuppung und Verhärtung der Haut. Es fördert die Hautzellteilung und regt die Bildung elastischer Fasern an. Sein Provitamin β-Carotin hat antioxidative Wirkung und verbessert die Kommunikation der Zellen untereinander.

▶ *Vitamin C*
Vitamin C ist ein wasserlösliches Vitamin und stärkt die Immunabwehr. Als Freier-Radikal-Fänger bietet es zusammen mit den Vitaminen A und E Schutz vor oxidativem Stress. Vitamin C ist als Coenzym bei der Synthese von Kollagen unersetzbar, ein Mangel führt zu schwachem Bindegewebe der Haut. Außerdem spielt Vitamin C eine Rolle bei der Wundheilung und fördert die Hautdurchblutung.

▶ *Vitamin E*
Als fettlösliches Vitamin stabilisiert Vitamin E die Zellmembran und wirkt dem vorzeitigen Altern der Zellen entgegen. Es gehört wie auch die Vitamine A und C zu den Antioxidantien und schützt Zelle und Zellmembran. Vitamin E wirkt entzündungshemmend und fördert die Wundheilung.

▶ *Vitamin H*
Das auch *Biotin* genannte Vitamin H ist an vielen Stoffwechselvorgängen beteiligt, vor allem aber an der Keratinsynthese. Keratin ist ein Protein, das für die Festigkeit von Haaren und Nägeln verantwortlich ist, daher zeigt sich ein Mangel auch zuerst in Verhornungsstörungen und Haarausfall.

Mineralstoffe

▶ *Zink*
Zink gehört zu den Spurenelementen und ist in komplexer Weise für die biologischen Abläufe zum Aufbau einer intakten Hautstruktur notwendig. Zinkmangel äußert sich in erster Linie in Veränderungen an Haut und Haaren wie Pusteln, Wundheilungsstörungen und Haarausfall. Zink ist beteiligt an der Synthese und Vernetzung des Bindegewebs-Kollagens sowie an Zellteilungsprozessen. Auch das für die Epithelisierung der Haut zuständige Vitamin A benötigt zu seiner Freisetzung Zink. Eine weitere wichtige Aufgabe des Spurenelements liegt im Bereich des Immunsystems. Hier stimuliert es die Lymphozyten und aktiviert die unspezifischen Phagozyten. Auch der Thymus ist zu

seiner optimalen Funktionsfähigkeit auf eine ausreichende Versorgung mit Zink angewiesen.

▶ *Selen*
Auch Selen ist ein Spurenelement und gehört zu den antioxidativ wirksamen Substanzen. Unter Einwirkung von Selen werden vermehrt Immunglobuline synthetisiert und die Bildung von Suppressor-Zellen aktiviert. Selen hat antikarzinogene Wirkungen und hemmt das Wachstum von Leukämie- und Tumorzellen. Ein Mangel an Selen kann zu Nagelveränderungen sowie dünnen und blassen Haaren führen.

Aminosäuren
● *Cystein*
Die schwefelhaltige Aminosäure Cystein hat eine immunmodulierende Wirkung indem sie die Bildung der Lymphozyten stimuliert und die T-Zellen aktiviert. Sie ist wesentlicher Bestandteil der Hornsubstanz von Haaren und Nägeln und an den Keratinisierungsvorgängen beteiligt.
● *Glutamin*
Besonders die Zellen des Immunsystems benötigen zu ihrer Ernährung Glutamin. Auch die Regenerationsfähigkeit der Darmschleimhaut und damit die Aufrechterhaltung der Barrierefunktion des darmassoziierten Immunsystems sind von einer guten Versorgung mit dieser Aminosäure abhängig.

Praktische Anwendung

In der Regel ist es ausreichend die Vitamine, Mineralstoffe und Aminosäuren in Tablettenform zuzuführen. Zur erhöhten Basisversorgung sind am besten Kombinationspräparate geeignet, die der täglichen Bedarfsrate angepasst sind. Neben einer generellen Vitalisierung wirkt sich die Zufuhr der Vitalstoffe auch positiv auf den Hautzustand aus.

● Bei Erkrankungen der Haare und der Nägel werden *Vitamin H* und die Aminosäure *Cystein* über einen längeren Zeitraum in höherer Dosierung gegeben. *Zink* ist nicht nur bei Haarausfall, sondern auch in der Behandlung der Akne sehr erfolgreich und kann in Tablettenform in Kombination mit ganzheitlichen Behandlungsmethoden eingesetzt werden.

Bewährte Präparate

Bei der Auswahl der Präparate sollte neben der Dosierung der einzelnen Inhaltsstoffe auch auf die Bioverfügbarkeit und Standardisierung der Substanzen geachtet werden. Mineralien werden erheblich besser resorbiert wenn sie in chelatierter Form vorliegen, Vitamine sollten möglichst natürlichen Ursprungs sein.

● Diese Voraussetzungen erfüllen die Kombinationspräparate *OrthoImmun G* und *LifePack*, die auch unter ungünstigen Bedingungen die tägliche Versorgung mit den immunologisch wichtigen Vitalstoffen sicherstellen.
● Zur Therapie von Haarwachstumsstörungen ist *Pantovigar* ein bewährtes Produkt, das eine Kombination aus Biotin und Aminosäuren enthält. Als Biotin-Monopräparat zur Unterstützung des Wachstums von Haaren und Nägeln sind *Bio-H-tin* oder auch *Deacura* geeignet, die in einer Dosierung von 5 mg pro Tag eingenommen werden sollen.
● Bei den Zinkpräparaten hat sich *Unizink 50* in der Praxis als erfolgreich erwiesen, genauso wie *Curazink*, dessen Zinkanteil an die Aminosäure Histidin gekoppelt ist, die zusätzlich antientzündliche Aktivität zeigt.
● Zur immunologischen Unterstützung mit Vitalstoffen ist die Anwendung von Aminosäurenkomplexen wie etwa *Aminoplus immun* sinnvoll.

10.3 Enzyme

Enzyme sind Biokatalysatoren, die biologische Reaktionen einleiten und um ein Vielfaches beschleunigen können. Bei überschießenden entzündlichen Reaktionen oder ödematösen Erscheinungen können sie helfen Schwellungen schneller abzubauen und die entzündlichen Veränderungen einzudämmen.

Theoretische Grundlagen

Jede lebende Zelle enthält Enzyme, die allein durch ihre Anwesenheit die unterschiedlichsten chemischen Reaktionen beschleunigen. Enzyme sind an der Verdauung beteiligt, helfen schadhafte und abgestorbene Zellteile sowie Immunkomplexe abzutransportieren und geschädigtes Gewebe zu regenerieren. Bei entzündlichen Hautveränderungen. die durch die Einwanderung von Leukozyten, sowie Phagozyten und Lymphozyten in das betroffene Gewebe charakterisiert sind, beschleunigen Enzyme die Beseitigung der schädigenden Einflüsse. Gleichzeitig wird unter enzymatischen Einflüssen die Durchlässigkeit der Gefäßwände normalisiert, so dass sich Schwellungen schneller zurückbilden.

▷ In der Dermatologie sind vor allem die *proteolytischen*, eiweißspaltenden Enzyme hilfreich, die sowohl tierischen als auch pflanzlichen Ursprungs sein können. Aus den Sekreten der *Bauchspeicheldrüse* werden die Verdauungsenzyme Trypsin und Chymotrypsin extrahiert, die Eiweißkomplexe verdauen können.

▷ Das ebenfalls proteolytisch wirkende Papain ist ein Fermentkomplex, der aus dem Milchsaft der unreifen *Papayafrüchte* des Melonenbaums gewonnen wird.

▷ Bromelain, ein Gemisch proteolytischer Enzyme aus den Stengeln, Blättern und unreifen Früchten der *Ananas*, greift in die Prostaglandinsynthese ein und wirkt dadurch antiphlogistisch und antiödematös.

Enzyme pflanzlichen Ursprungs	Enzyme tierschen Ursprungs

• Bromelain
  – aus Ananas
• Papain
  – aus der Papayafrucht
	• Trypsin
	  – aus Rinder- oder Schweinepankreas
	• Chymotrypsin
	  – aus Rinderpankreas
	• Lysozym
	  – aus Hühnerklar

Praktische Anwendung

Zur raschen Linderung entzündlicher und ödematöser Erscheinungen empfiehlt sich eine initiale Stoßtherapie in hoher Enzymkonzentration, wobei die entsprechende Dosis mindestens dreimal über den Tag verteilt genommen wird. Die in Tablettenform hergestellten Präparate dürfen **nicht zusammen mit einer Mahlzeit** eingenommen werden, da sich dadurch die Resorption deutlich verringern würde.

Bewährte Präparate

• Als Kombinationspräparat aus tierischen und pflanzlichen Enzymen hat sich in der dermatologischen Praxis *Phlogenzym* bewährt, vor allem, wenn therapeutisch die antiphlogistische Zielrichtung im Vordergrund steht.

• Zum schnelleren Abbau von Schwellungen und zur Unterstützung des Immunsystems sind rein pflanzliche Enzympräparate gut geeignet wie das ausschließlich Bromelain enthaltende Arzneimittel *Bromelain POS*.

11. Äußerliche Anwendungen

Die Behandlung von Hautkrankheiten besteht fast immer aus einer **Kombination** von innerlichen, die Ursachen angehenden Methoden und äußerlich anzuwendenden Mitteln. Bei einigen Hautproblemen wie Wunden, Warzen oder Insektenstichen ist zwar manchmal die rein lokale Behandlung am Ort des Geschehens ausreichend, in den meisten Fällen wird jedoch die lokale Behandlung als Ergänzung zur innerlichen Therapie angewendet. Sind z. B. Schmerzen oder Juckreiz im akuten Stadium quälend müssen lindernde Anwendungen die Zeit überbrücken, bis die kausale Therapie Erfolge zeigt.

Bei manchen Erkrankungen wie etwa bei der Psoriasis ist eine leichte Keratolyse sinnvoll, die in Form von entsprechenden Cremes oder Lotionen die systemische Behandlung unterstützt. Dabei sollte auf alle Externa verzichtet werden, die im Sinne einer Unterdrückung wirken und dadurch den gewünschten, ganzheitlichen Heilungsprozess stören.

Nicht zu unterschätzen ist der positive psychologische Effekt, der durch Salben, Umschläge und andere von außen auf die Haut aufgebrachte Mittel erreicht wird: der Patient kann selbst aktiv etwas tun und hat das gute Gefühl, dass regelmäßig etwas für die Heilung seiner Erkrankung Förderliches geschieht.

11.1 Salben, Cremes und Lotionen

Salben, Cremes und Lotionen sind die am häufigsten verwendeten Mittel zur Behandlung von Hautproblemen. Je nach ihrer Zusammensetzung sind sie rückfettend oder befeuchtend, durch die zugesetzten Wirkstoffe wird der therapeutisch gewünschte Effekt wie Juckreizlinderung oder Keratolyse erreicht.

Theoretische Grundlagen

Aus Wasser- und Ölanteilen gemischte **Komplexe** bilden die Basis von Salben, Cremes und Lotionen. Diese Trägersubstanz wird dann zu therapeutischen Zwecken mit ausgewählten Wirkstoffen angereichert. Beim Zweiphasengemisch der Salben überwiegt der Ölanteil, wobei ähnlich wie bei Butter in der äußeren Fettphase feinste Wassertröpfchen verteilt sind. Cremes sind Emulsionen vom Typ Öl-in-Wasser, hier ist das Fett in Form von kleinsten Tröpfchen in der äußeren Wasserphase verteilt. Noch stärker wasserhaltig sind die Lotionen, sie werden daher auch als *hydrophile Emulsionen* bezeichnet. Damit diese Verbindungen von Wasser und Fett stabil bleiben, werden meistens Emulgatoren benötigt, zur Vermeidung von Kontaminationen werden Konservierungsstoffe zugesetzt. Die zur Herstellung der Trägersubstanz verwendeten Stoffe können pflanzlichen, tierischen oder mineralischen Ursprungs sein. Alle drei Faktoren der Salbengrundlage, Emulgatoren, Konservierungsstoffe und Herkunft der Fette der Trägersubstanz sind von nicht unwesentlicher Bedeutung, da diese Substanzen nicht selten allergische Reaktionen verursachen.

Salbengrundlagen

In medizinischen Salben und Cremes werden meistens Fette tierischen oder mineralischen Ursprungs eingesetzt, eher selten werden Präparate auf der Basis von Pflanzenölen angeboten.

▷ *Tierische Fette*
Die am häufigsten verwendete Salbengrundlage ist *Wollwachs (adeps lanae)*, auch *Lanolin* genannt. Es besteht in der Hauptsache aus dem Talg von Schafen und wird aus Schafwolle gewonnen. Bei allergisch vordisponierten Patienten und besonders auch auf vorgeschädigter Haut kann Wollwachs Überempfindlichkeitsreaktionen her-

vorrufen. Einige Salben werden auch auf der Basis von *Lebertran* hergestellt, sie gelten als geeignet zur Behandlung von Wunden.

▷ *Mineralölderivate*
Das bekannteste mineralische Öl ist *Vaseline*. Vaseline ist ein Gemisch aus Paraffinkohlenwasserstoffen und kann nicht wie tierische oder pflanzliche Fette ranzig werden, weshalb man es auch kaum konservieren muss. Mineralöle wirken versiegelnd auf der Haut, sie verhindern meistens die Abdunstung und den freien Abfluss der Sekrete.

▷ *Pflanzliche Fette*
Salbengrundlagen aus pflanzlichen Fetten sind vor allem Öle. Sie verbinden sich besonders leicht mit der Haut, da sie die gleichen Lipide enthalten wie die Zellmembran. Die unterschiedlichsten Öle können in der Hautpflege und zu therapeutischen Zwecken eingesetzt werden, die wichtigsten sind *Sojabohnenöl, Mandelöl, Jojobaöl* und *Olivenöl*.

▷ *Hydrogele*
Gele stellen eine Sonderform der cremeartigen Aufbereitung dar, denn sie enthalten keine Fette. Sie sind hoch wasserhaltig, wobei das Wasser an quellfähige Kolloide oder zellulosehaltige Substanzen gebunden wird. Die unterschiedlichsten Wirkstoffe können in Gele eingearbeitet und in dieser Form ohne Rückstande schnell von der Haut aufgenommen werden.

Wirkstoffe
Obwohl bereits die Trägersubstanz eine gewisse Wirkung auf die Haut hat, wird der eigentlich angestrebte therapeutische Effekt durch die zugefügten Wirkstoffe erreicht. Durch Absorption, Resorption und spätere Diffusion gelangen sie in tiefere Hautschichten um dort ihren Wirkmechanismus zu entfalten.

▷ *Harnstoff*
Harnstoff (Urea pura) ist das wichtigste Endprodukt des Eiweißstoffwechsels und kann auch technisch aus Ammoniak und Kohlendioxid hergestellt werden. Harnstoff ist stark wasserbindend und hat sowohl eine proteolytische als auch leicht *keratolytische* Wirkung.

▷ *Salizylsäure*
Eine *stärkere keratolytische* Wirkung als der Harnstoff zeigt die Salizylsäure. Sie kann Keratin erweichen und Krusten ablösen. In hoher Konzentration wird sie daher zur Auflösung von Plantarwarzen als **Salicylsäure-Pflaster** angewendet.

▷ *Heparin*
Außer der bekannten Anwendung zur Verhinderung der Blutgerinnung hat Heparin auch eine antiallergische Wirkung. Heparin-Natrium kann die bei Ekzemen vermehrt freigesetzten Histamine und Serotonine binden und dadurch einen *juckreizlindernden* Anti-Histamin-Effekt erzielen.

▷ *Pflanzenextrakte*
Auszüge aus Heilpflanzen können in einer Trägersubstanz auf die Haut aufgetragen werden. Besonders entzündungshemmende und wundheilende Pflanzenextrakte wie etwa aus *Ringelblume* und *Kamille* werden häufig verwendet. Auch der Saft der *Aloe vera* mit seinen entzündungshemmenden, kühlenden und reizlindernden Eigenschaften ist ein wichtiger Wirkstoff, der meistens als Gel verarbeitet wird. Aus den getrockneten Blättern der tropischen Schlingpflanze *Cardiospermum halicacabum* wird die Substanz *Cardiospermum* isoliert, die antiphlogistisch und antiinflammatorisch wirkt.

▷ *Gerbstoffe*
Tanninhaltige Gerbstoffe werden u. a. aus China- und Eichenrinden extrahiert, können

aber auch synthetisch hergestellt werden. Sie haben eine *adstringierende* und *desinfizierende* Wirkung.

▷ *Ichthyol*
Aus bitumenhaltigem Schiefer wird der Wirkstoff Ichthyol gewonnen. Er wirkt *antiphlogistisch*, antibakteriell und übt eine *osmotische Zugwirkung* aus. Ichthyol enthält sowohl kurzkettige als auch langkettige Moleküle, die in zwei Richtungen arbeiten. Die kurzkettigen Moleküle penetrieren die Haut, hemmen hier Entzündungen und wirken leicht analgetisch. Die langkettigen Moleküle bleiben auf der Hautoberfläche liegen und erzeugen durch ein osmotisches Druckgefälle die gewünschte Zugwirkung.

▷ *Homöopathische Mittel*
Zur lokalen Anwendung werden sowohl homöopathische Komplexmittel als auch Einzelmittel in Cremes und Salben eingearbeitet. Die Indikationen und Wirkungen richten sich nach den entsprechenden Arzneimittelbildern.

Außer dieser Auswahl an Wirkstoffen finden auch *Vitamine*, *Enzyme* oder *ätherische Öle* in dermatologischen Externa Verwendung.

Praktische Anwendung

Die praktische Anwendung richtet sich nach der therapeutischen Zielrichtung. In der dermatologischen Praxis sind besonders drei Wirkungsrichtungen von Bedeutung:

1. Juckreizlinderung

- Um den Teufelskreis aus Juckreiz, Kratzreflex und daraus folgender weiterer Hautläsion zu durchbrechen, sind juckreizlindernde Salben eine sinnvolle Unterstützung der Therapie. Besonders die antiallergische Wirkung von *Heparin-Natrium* ist zur Juckreizlinderung geeignet.

- Bei nässenden juckenden Hauterkrankungen kann auch mit Gerbstoffen gearbeitet werden, die zusätzlich leicht adstringieren und trocknend wirken.

- Beruhigend und kühlend sind Hydrogele aus *Aloe vera*, die nicht fetten und schnell absorbiert werden.

- Traditionell wird bei juckenden Ekzemen wie Neurodermitis *Cardiospermum* angewendet, was in vielen Fällen schnell Erleichterung bringt. Die Reaktion auf die verschiedenen Inhaltsstoffe und Trägersubstanzen ist bei den einzelnen Patienten individuell sehr unterschiedlich und es muss manchmal am Anfang ein bisschen experimentiert werden. Häufig zeigt sich auch nach anfänglich guter Wirkung ein gewisser Gewöhnungseffekt, es ist daher empfehlenswert, die Präparate von Zeit zu Zeit zu wechseln um über einen anderen Wirkmechanismus neue positive Effekte zu erzielen:

Bewährte Präparate

- Ein in der Praxis altbewährtes, erfolgreiches Präparat aus Cardiospermum ist *Halicar*, es kann je nach Hautzustand als Salbe oder Creme angewendet werden.

- Der Wirkstoff Heparin-Natrium ist u. a. in *Sensicutan* enthalten. Durch Mandelöl und weitere hautfreundliche Öle in der Trägersubstanz wird diese Creme von der Haut gut aufgenommen.

- *Tannolact* enthält synthetische Gerbstoffe und wirkt zusätzlich zur Juckreizlinderung leicht austrocknend. Besonders in der Gel-Form zieht es schnell ein und hat einen kühlenden Effekt.

- Aloe vera-Gele werden von vielen Herstellern angeboten. Bei der Auswahl des Mittels ist darauf zu achten, dass der Saft der Pflanze ohne überflüssige Zusätze wie Duft- oder Farbstoffe verarbeitet wird und in möglichst hoher Konzentration enthalten ist.

2. Keratolyse

Um übermäßige Verhornungen abzutragen und einer gesteigerten Proliferation entgegenzuwirken werden keratolytische Salben oder Lotionen angewendet.

Bewährte
Präparate

- Geeignet sind Präparate mit Urea pura, teilweise auch in Kombination mit Salicylsäure. Zur großflächigen Anwendung etwa bei Psoriasis sind leicht verteilbare Lotionen am angenehmsten.
- Ein reines Harnstoff-Präparat ist *Nubral*, das auch als *Nubral-Körperlotion* zur Verfügung steht.
- Als Kombinationspräparate haben sich *Remederm* zur Anwendung an kleineren Stellen und *Excipial U lotion* als Körpermilch bewährt. Harnstoffcremes können auch gut individuell rezeptiert werden.

3. Entzündungshemmung

Zur Entzündungshemmung und Förderung der Granulation eignen sich Salben mit homöopathischen Komplexmitteln oder auch Pflanzenauszügen. Bei Furunkeln, Abszessen und Panaritium sind *Ichthyol-Präparate* häufig die Mittel der Wahl, da sie durch ihre Zugwirkung die Eiteraustreibung beschleunigen und gleichzeitig entzündungshemmend wirken. Auch die proteolytischen Enzyme können zur Behandlung von Wunden und Entzündungen angewendet werden, einige Enzymsalben zeigen auch eine antivirale Wirkung und eignen sich daher zur Entzündungshemmung bei Herpes zoster.

Bewährte
Präparate

- Bei allen entzündlichen Prozessen ist die Anwendung von *Traumeel S Salbe* empfehlenswert. Als homöopathisches Komplexmittel deckt sie eine große Bandbreite entzündlicher Symptomatik ab.
- *Calendumed* wird aus reiner Calendula-Urtinktur hergestellt. Als Gel, Creme oder Salbe kann es bei Verbrennungen und Wunden hilfreich sein.
- Die klassische Zugsalbe ist *Ichtholan*, das in unterschiedlichen Konzentrationsstärken angeboten wird.
  Zur Behandlung einer Nagelbettentzündung ist *Ichtholan 10 %* ausreichend, für die Reifung von Furunkeln hat sich die 20%ige Konzentration bewährt.
- Eine wirksame Enzymsalbe ist *Wobe-Mugos E*. Bei schlecht heilenden Wunden fördert sie die enzymatische Wundreinigung und beschleunigt die Wundheilung, durch ihre antiviralen Eigenschaften unterstützt sie lokal angewendet die Behandlung des Herpes zoster.

11.2 Homöopathische Externa

Homöopathische Einzelmittel können nicht nur im Sinne der Klassischen Homöopathie systemisch eingesetzt werden, sie bieten auch bei äußerlicher Anwendung gute therapeutische Möglichkeiten.

Theoretische
Grundlagen

Bei akuten Krankheitsgeschehen wie Verletzungen, Verbrennungen oder Ekzemschüben zeigt sich in der Regel ein klares Krankheitsbild, das weniger individuell und personenbezogen ist. Hier kann zur raschen Hilfe die Wirkung homöopathischer Mittel zusätzlich auch in Form von homöopathischen Urtinkturen oder Salben genutzt werden.

Bei der äußerlichen Anwendung gelangt der Wirkstoff direkt an den Ort des Krankheitsgeschehens und kann vom Patienten selbst aufgetragen werden. Einige Arzneimittel zeigen außer den personenbezogenen Merkmalen so spezielle Bezüge zur Hautsymptomatik; dass sie rein organotrop auch äußerlich angewendet ihre Wirkung zeigen.

Arnica	Salbe oder Urtinktur nicht auf blutende
→ Verwundungen allgemein	Wunden
→ stumpfe Verletzungen mit Hämatombildung	
→ Schmerzen wie zerschlagen	
Calendula	Urtinktur
→ Riss- und Schürfwunden	
→ Infizierte, schlecht heilende Wunden	
Graphites	Salbe
→ trockene Ekzeme	
→ Fissuren und Rhagaden	
Mahonia aquifolium	Salbe
→ trockene, nicht juckende Dermatosen	
→ Psoriasis	
Echinacea angustifolia	Salbe
→ entzündliche Verletzungen	
→ schlecht heilende Wunden	Urtinktur
→ Herpes simplex	

Praktische Anwendung

- **Urtinkturen** werden vor dem Auftragen im Verhältnis **1:10** verdünnt. Das Verdünnungsverhältnis entspricht etwa **2 Teelöffeln auf 100 ml**, zur Herstellung der Lösung sollte abgekochtes Wasser verwendet werden. Die Tinktur wird mit einer Kompresse auf die befallene Hautstelle aufgetupft oder aufgelegt.
- **Homöopathische Salben** sollten **2–3-mal täglich** auf die erkrankte Haut aufgetragen und zur besseren Resorption leicht einmassiert werden.

Bewährte Präparate

Alle genannten homöopathischen Urtinkturen und Salben werden von der *DHU* hergestellt und können über jede Apotheke bezogen werden. Tinktur und Salbe mit Auszügen von Echinacea haben sich auch von der Firma *Madaus* bewährt, die besonders auf dem Gebiet dieser Heilpflanze ein breites Präparate-Spektrum anbietet.

11.3 Bewährte Rezepturen

Basis

Obwohl eine Vielzahl an Fertigpräparaten für die unterschiedlichen Hauterkrankungen auf dem Markt ist, kann es in einigen Fällen sinnvoll sein, eine **spezielle Mischung** zu rezeptieren. So haben sich einige Rezepturen langjährig in der Praxis bewährt und sind in dieser Form nicht im Handel erhältlich. Ein weiterer Vorteil der individuellen Rezeptur ist die Möglichkeit der Einflussnahme auf die Salbengrundlage. Viele Hersteller von dermatologischen Externa verwenden zwar sinnvolle Wirkstoffe, die Trägersubstanz kann jedoch manchmal für empfindliche Patienten unverträglich und reizauslösend sein. Ebenso können Zusätze wie Duftstoffe, Farbstoffe und Konservierungsmittel zu unerwünschten Reaktionen führen. Bei der Einzelanfertigung nach

Rezept kann auf überflüssige Hilfsstoffe verzichtet und damit die Wahrscheinlichkeit von Überempfindlichkeitsreaktionen gemindert werden.

Keratolytische Salbe bei Psoriasis

Rp.:	Urea pura	10.0
	Aqua dest.	40.0
	Cordes ad.	100.0

Keratolytische Lotion ohne Wollwachs und Parabene

Rp.:	Urea pura	10.0
	Lipoderm Lotion ad	200.0

Juckreizlindernde Creme bei Neurodermitis

Rp.:	Cardiospermum Ø	10.0
	Sensicutan Salbe	30.0
	Unguentum leniens ad	100.0

Einpinselung bei Pityriasis versicolo:

Rp.:	Resorcin	1.0
	Acid. salicylicum	5.0
	Spiritus dilut, ad	100.0

Zugsalbe zur Reifung von Furunkeln

Rp.:	Ol. Terebinthinae	
	Thymol	
	Ichthyol	a 5.0
	Pasta zinci	ad 50.0

M.f.ungt. d. tal. dos.

Salbe zur Behandlung von Keloiden

Rp.:	Bellis perennis Ø	10.0
	Eucerini anhydr. ad	50.0

Rosacea-Paste

Rp.:	Ichthyol	1.0
	Zinc. Oxydati	
	Bismut subgallic. aa	1.5
	Ungt. Leniens (DAB 8)	
	Ungt. Cerei (DAB 6) aa	30.0
	M. D. S. Rosacea-Paste	

Puder bei Herpes zoster

Rp.:	Anaesthesin	
	Dermatol aa	5.0
	Amyl. ad	100.0
	M.D. S. Streupulver	

11.4 Umschläge und Packungen

In Form von Umschlägen und Packungen können Wirkstoffe in gelöster Form auf die Haut aufgebracht werden und längerfristig einwirken. Je nach Art der Anwendung und aufgetragener Substanz kann eine **kühlende, entzündungshemmende** oder **juckreizlindernde Wirkung** erreicht werden.

Heilerde

Packungen und Umschläge mit Heilerde sind vielseitig einsetzbar. Heilerde *absorbiert* und *bindet* Schad- und Schlackenstoffe und wirkt durch die Verdunstung beim Trocknen kühlend. Die medizinische *Luvos Heilerde* wird in drei unterschiedlich feinen Körnungen hergestellt, für die dermatologische Anwendung ist die mittlere Stärke am geeignetsten.

Praktische Anwendung

Das Heilerdepulver wird mit lauwarmem Wasser zu einem dicken Brei angerührt und messerrückendick auf die betroffene Hautstelle aufgetragen. Die Heilerdepackung bleibt unbedeckt und soll unter Verdunstung auf der Haut trocknen. Ist die Heilerde vollständig angetrocknet, wird die Packung ohne zu reiben unter fließendem Wasser abgewaschen. Bei entzündlichen Hauterscheinungen kann das Heilerdepulver statt mit Wasser auch mit Kamillentee angerührt werden, wodurch die reizlindernde Wirkung verstärkt wird.

Indikationen
- Nässende Ekzeme
- Abszesse und Furunkel
- Panaritium
- Akne

Rivanol

Der gelbe Farbstoff Rivanol wirkt als lokales Antiseptikum. Als 0,1%ige Fertiglösung hat Rivanol entzündungshemmende Eigenschaften und bei allen mit einer Hyperthermie verbundenen Entzündungsprozessen einen kühlenden Effekt.

Praktische Anwendung

Eine Mullkompresse in der Größe der entzündlichen Veränderung wird auf die betroffene Hautstelle aufgelegt und mit der Lösung getränkt. Da Rivanol stark färbt, wird die Lösung am sichersten in einer Einmalspritze aufgezogen und aus der Spritze auf die Kompresse geträufelt. Um den Umschlag länger feucht zu halten, kann die Auflage mit einer Folie umwickelt werden. Der Rivanol-Umschlag sollte mindestens eine halbe Stunde einwirken, kann aber auch über Nacht auf der Haut bleiben.

Indikationen
- Entzündete Insektenstiche
- Abszesse und Furunkel
- Wunden

Kartoffel-mehl

Kartoffelmehl ist kein medizinisches Produkt. Man kann es in jedem Supermarkt kaufen, denn es ist eigentlich zur Herstellung von Kartoffelknödeln gedacht. Die entgiftende und schleimhautberuhigende Wirkung der Kartoffel, die auch gerne bei internistischen Erkrankungen diätetisch genutzt wird, ist ebenso in der Dermatologie hilfreich. Kartoffelmehl wirkt bei juckenden und nässenden Hautveränderungen lindernd und absorbierend.

Praktische Anwendung

Kartoffelmehl wird mit etwas Wasser zu einem streichfähigen Brei verrührt und als Auflage auf die Haut gestrichen. Außer dieser Art der Anwendung als Packung kann Kartoffelmehl auch wie ein Puder mit einem Wattepad aufgetragen werden.

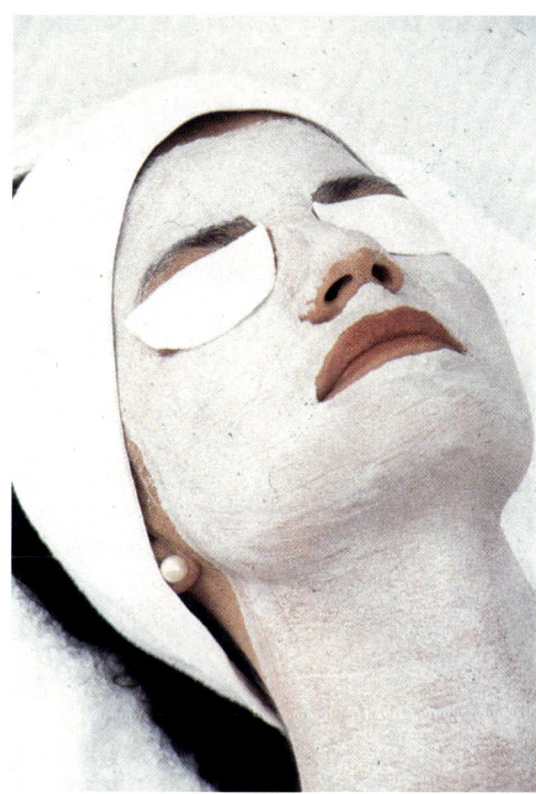

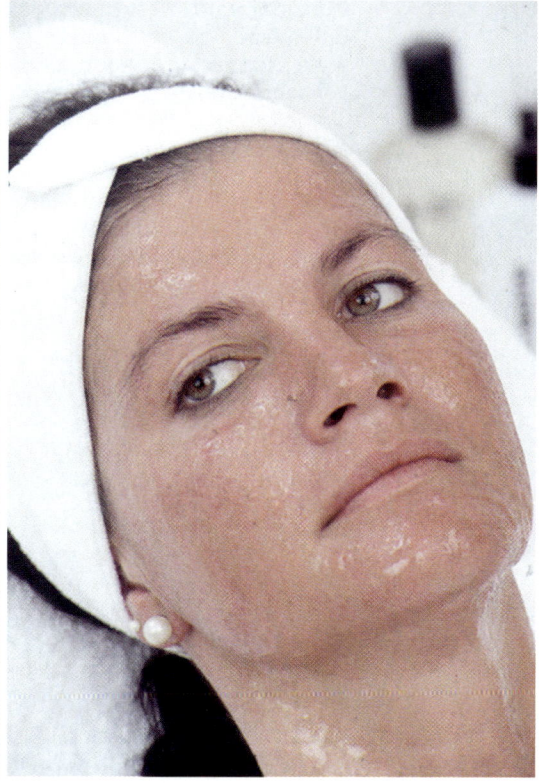

Abb. **28**   Maske auf Heilerde- und Fruchtsäure-Basis. Hier werden die hautverbessernden Eigenschaften von Glykozitrat und Heilerde miteinander verbunden.

Abb. **29**   Kühlende Algen-Gelpackung. Sie beruhigt die Haut schnell und effizient.
(Abb. 28 u. 29 aus: Wilhelmi, B.: Peelings. Hippokrates, Stuttgart 1999)

Indikationen
- Juckende und nässende Dermatosen
- Ekzeme

Leinsamen

Der getrocknete, reife Samen des Flachses ist reich an Proteinen, Schleim- und Ballaststoffen. Innerlich angewendet zeigt er eine schleimhautschützende, leicht abführende Wirkung, in der äußerlichen Anwendung als Kataplasma ist er entzündungshemmend und durchblutungsfördernd.

Praktische Anwendung

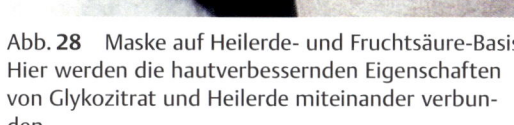

2 bis drei Esslöffel geschroteter Leinsamen werden mit kochendem Wasser übergossen, wobei der Samen aufquillt. Der heiße Brei wird auf eine Mullkompresse gestrichen und zum Säckchen gedreht. Dieses Mullsäckchen wird so heiß wie erträglich auf die erkrankte Hautstelle aufgelegt und sollte bis zur Abkühlung einwirken.

Indikationen
- Furunkel

Obstessig   Obstessig wird aus vergorenem Obst unter Zusatz von Essigbakterien hergestellt. Umschläge und Abreibungen mit verdünntem Obstessig lindern den Juckreiz und wirken bei der Verdunstung kühlend. Auf geschädigten oder aufgekratzten Hautstellen können Obstessig-Umschläge brennen und sind hier nicht empfehlenswert.

Praktische Anwendung

Obstessig sollte zur Anwendung als Umschlag mit lauwarmem Wasser im Verhältnis 1:10 verdünnt werden. Mit dieser Mischung wird ein Kompressentuch getränkt und der betroffene Hautbezirk umwickelt. Die Kompresse darf nicht völlig antrocknen und muss regelmäßig neu befeuchtet werden.

Indikationen:
- Insektenstiche
- juckende Dermatosen

Schwarzer Tee   In schwarzem Tee sind etwa 10–20 % Gerbstoffe enthalten, die in Form von Umschlägen und Abwaschungen genutzt werden können.

Praktische Anwendung

Aus den Blättern des schwarzen Tees wird mit kochendem Wasser ein Aufguss zubereitet, der etwa 5 Minuten ziehen sollte. Nach dieser Zeit werden die Blätter abgeseiht und der Tee auf Zimmertemperatur abgekühlt. Anschließend wird mit dem kühlen Aufguss eine Kompresse getränkt und auf die geschädigte Haut aufgelegt. Bei Windeldermatitis kann die Analregion auch mit einer teegetränkten Mullkompresse abgewaschen werden.

Indikationen
- Juckende und nässende Dermatosen
- Windeldermatitis

11.5 Bäder

Bäder können eine wichtige Unterstützung der Therapie sein, denn bei keiner anderen Methode können Wirkstoffe so schnell mit so großen Hautflächen in Kontakt gebracht werden. Besonders bei **Ekzemkrankheiten** schätzen Patienten die entspannende Wirkung warmer Bäder mit lindernden Zusätzen.
- Die Badedauer sollte bei keinem der Bäder länger als **maximal 20 Minuten** sein, da danach – selbst bei Ölbädern – die Hornschicht quillt und die Haut austrocknet.

Kleiebad   Die beim Mahlen gereinigter Getreidekörner als Rückstände entstehende Kleie ist sehr eiweißreich und enthält die Vitamine B und E. Zu medizinischen und kosmetischen Zwecken wird meistens Weizen-, Hafer- oder Mandelkleie verwendet. Kleiebäder wirken *reizlindernd* und leicht juckreizstillend.

Praktische Anwendung

Zur problemlosen Zubereitung eines Kleiebads können Fertigprodukte wie *Töpfer's Kleiebad* verwendet werden. Soll der Badezusatz selbst hergestellt werden, müssen etwa 2 Pfund Weizenkleie in 5 Litern Wasser abgekocht und anschließend durchgeseiht werden. Der Sud wird dann dem Badewasser zugesetzt. Es ist auch möglich, eine Handvoll Haferflocken in ein Mullsäckchen zu geben und das Säckchen in das einlaufende Badewasser zu hängen.

Indikationen:
- Juckende Dermatosen
- Milchschorf

Cleopatra-Bad

Von Cleopatra ist überliefert, dass sie zur Pflege ihrer Haut in Eselsmilch gebadet hat und auch die Römerinnen der Antike schätzten Milchbäder. Heute muss es keine Eselsmilch sein, die Wirkung der Milch ist jedoch die gleiche geblieben. Kalzium und Phosphate gelangen mit der Milch in die Haut, durch den Zusatz von Öl und Honig wird eine *glättende* und *beruhigende* Wirkung erzielt.

Praktische Anwendung

Ein Glas Milch wird mit einem Esslöffel kaltgepresstem Olivenöl und einem Esslöffel Honig gut verrührt oder in einem Schraubglas verschüttelt. Diese Mischung wird dem warmen Badewasser zugesetzt.

Indikationen
- Neurodermitis
- Psoriasis
- alle trockenen Dermatosen

Ölbäder

Öle schwimmen als Schicht auf der Wasseroberfläche, sie werden nicht wie andere Badesubstanzen emulgiert. Nach Verlassen des Bades überzieht das Öl wie ein Film die Hautoberfläche und schützt den Lipidfilm der Haut. Ölbäder wirken dem transepidermalen Wasserverlust entgegen und verhindern dadurch ein weiteres Austrocknen sowie den damit verbundenen Juckreiz. Gute Affinität zur Haut haben besonders pflanzliche Öle wie Sojabohnenöl, Jojobaöl oder Olivenöl.

Praktische Anwendung

Öle werden einfach dem vorbereiteten Badewasser beigegeben, in der Regel eine Tasse auf ein Vollbad. In der Praxis bewährt ist auch *Balneum Hermal,* ein Badezusatz aus Sojabohnenöl mit guten pflegenden Eigenschaften. Die Temperatur bei Ölbädern sollte nicht höher als 36°C sein, da der rückfettende Effekt mit steigender Temperatur nachlässt.

Indikationen
- Neurodermitis
- Psoriasis

Meersalz-bäder

Die Heilkraft des Meersalzes ist in der Dermatologie schon lange bekannt, Patienten mit Neurodermitis oder Psoriasis werden daher nicht selten zu Kuraufenthalten ans Tote Meer oder auch an die Nordsee geschickt. Salzbäder binden die Feuchtigkeit und wirken leicht *keratolytisch.*

Praktische Anwendung

Gereinigtes Salz aus dem Toten Meer oder auch Nordseesalz ist in Apotheken und Drogeriemärkten erhältlich. Das Salz wird in der angegebenen Dosierung in das einlaufende Badewasser gestreut, beim Erwachsenen entspricht die therapeutisch wirksame Konzentration etwa einer 4-5%igen Lösung. Die Wassertemperatur sollte nicht über 37 °C liegen, da Salzbäder ein deutliches Wärmegefühl erzeugen. Die Badedauer darf am Anfang nur kurz (5 min.) sein, da Solebäder den Kreislauf belasten können. Nach dem Bad wird die Haut nur leicht trocken getupft, eine anschließende Ruhephase ist empfehlenswert.

Indikationen
- Psoriasis
- Neurodermitis

Bolus-Alba-Bad

Bolus alba ist weißes Aluminiumsilicat und wird auch weiße Tonerde genannt. Die pulverisierte Erde besitzt absorbierende und trocknende Eigenschaften und wirkt dadurch *juckreizstillend* und *entzündungshemmend*.

Praktische Anwendung

Pro Vollbad werden 250 Gramm Pulver mit etwas Wasser angerührt und dem Badewasser beigegeben.

Indikationen:
Alle nässenden oder infizierten Dermatosen

Kamille-Bad

Die Kamille ist seit alters her eine der beliebtesten und bewährtesten Heilpflanzen. Sie enthält in ihren Blütenköpfen ätherisches Öl, Proazulen sowie u. a. Glykoside und Flavonoide. Diese Inhaltsstoffe wirken entzündungshemmend, *mild desinfizierend* und *lindernd*.

Praktische Anwendung

Etwa 100 Gramm getrockneter Kamillenblüten wird mit 2 Litern kochendem Wasser übergossen. Dieser Aufguss sollte etwa 10 Minuten ziehen ehe er durch ein Sieb gegossen wird. Der konzentrierte, warme Kamillentee wird anschließend in das vorbereitete Badewasser gegossen.

Indikationen
Ekzeme, Wunden, Abszesse

Gerbstoff-Bad

Natürliche Tannine und synthetisch hergestellte Gerbstoffe haben in der Hauptsache einen *adstringierenden* und *antihidrotischen* (schweißhemmenden) Effekt. Zusätzlich wirken Gerbstoffe *leicht antiphlogistisch*. Natürliche Gerbstoffe können über die Haut resorbiert werden und bei unsachgemäßer, großflächiger Anwendung auf verbrannter oder sehr geschädigter Haut zu Leberschäden führen. Die angegebenen Dosierungen sind daher nicht zu überschreiten.

Praktische Anwendung

Zur Herstellung von Voll- oder Teilbädern hat sich der Badezusatz *Tannosynt* aus synthetischen Gerbstoffen bewährt. Es können auch Abkochungen aus Eichenrinde oder Fertigextrakte aus der Apotheke dem Badewasser zugegeben werden.

Indikationen
- Verbrennungen 1. Grades
- nässende Ekzeme
- Windeldermatitis
- Kontaktdermatitis

12. Psychische Unterstützung

Hautkrankheiten belasten in besonderem Maße. Für machen Menschen kann ein Pickel im Gesicht unerträglicher sein als eine internistische Erkrankung, denn gesunde, schöne Haut ist eine wichtige Voraussetzung für gesellschaftliche Akzeptanz. Durch den engen Bezug zwischen Haut und Seele ist gerade beim dermatologischen Patienten die psychische Unterstützung ein wesentlicher Faktor auf dem Weg zur Heilung. Mit dieser Unterstützung ist keine psychotherapeutische oder psychoanalytische Behandlung im eigentlichen Sinn gemeint, es geht vielmehr darum, den Patienten unter Einbeziehung seiner psychischen Situation zu führen und ihn auf dem Weg zur Heilung unterstützend zu begleiten.

12.1 Psychologische Begleitung

Gerade bei chronischen Hauterkrankungen haben manche Patienten die Hoffnung auf Besserung schon fast aufgegeben. Einige sagen sogar „Sie sind meine letzte Hoffnung". Genau an diesem Punkt muss der Patient abgeholt werden, damit er neuen Mut fassen kann und bereit ist, die Behandlung aktiv zu unterstützen. Jede Behandlung beginnt mit der Bereitschaft und Fähigkeit, sich in das Befinden des Patienten einzufühlen.

Empathie

Empathie heißt das gefühlsmäßige „sich einschwingen" in die Situation des Patienten. Der 17-jährigen Akne-Patientin ist nicht damit geholfen zu sagen: „Wenn du erst mal einen Freund hast vergeht das von alleine." Sie leidet jetzt unter ihrem Aussehen und möchte nicht, dass ihr Problem verniedlicht wird. Ein Patient der nächtelang nicht ruhig schlafen kann, weil ihn sein in der Bettwärme noch stärker juckendes Ekzem quält, braucht zuerst einmal Verständnis für seine Verzweiflung. Das heißt nicht, dass man Patienten nach dem Mund reden, sie bedauern und bemitleiden soll. Mitleid ist das letzte, was ein kranker Mensch braucht, denn Mitleid zeigt ihm, dass er nicht gleichwertig ist.

Was ein Patient in diesen Momenten braucht, ist das sichere Gefühl, angenommen und verstanden zu werden. Für viele Menschen ist es schon eine Erleichterung zu spüren, dass ein kompetenter Mensch weiß, wie sich ihre Krankheit anfühlt. Viel zu oft sind sie schon vorher nach fünfminütiger Konsultation mit einem Rezept bestückt abgefertigt worden und daher dankbar für echtes Interesse an ihrem Befinden. Jeder Behandler sollte sich einmal selbst fragen, wie er sich in der Situation seines Patienten fühlen würde. Empathie beinhaltet immer freundliche Zuwendung mit Respekt vor dem Patienten ohne persönliche Bewertung. So hat auch ein Patient, dessen Mykose offensichtlich aufgrund mangelnder Hygiene entstanden ist das Recht, einfühlsam und unvoreingenommen behandelt zu werden.

Aktives Zuhören

Aktives Zuhören ist keine Frage der Quantität der Zeit, es ist vielmehr eine Frage der Qualität des Zuhörens. Auch wenn Zuhören zunächst einmal bedeutet, dass man selbst nicht spricht und den Patienten ohne ihn zu unterbrechen ausreden lässt, ist aktives Zuhören mehr als Schweigen. Durch **aktives Zuhören** spürt der Patient, dass sein Behandler voll konzentriert bei ihm und seinem Problem ist und sein Problem auch versteht.

Signale für aktives Zuhören können verbal und non-verbal gesetzt werden. Verbal kann die Bereitschaft zum aktiven Zuhören durch Formulierungen wie „Jetzt habe ich Zeit für Sie" oder aufnehmende Bestätigungen wie etwa „wenn sie geschwitzt haben juckt es also noch stärker" gezeigt werden. Auf der non-verbalen Ebene ist vor allem der **Blickkontakt** wichtig und auch ein bestätigendes Nicken zeigt dem Patienten konzentriertes Interesse an seinen Beschwerden. Durch aktives Zuhören wird eine Atmosphäre geschaffen die es dem Patienten erleichtert, sich vertrauensvoll zu öffnen. Dies ist bei dermatologischen Problemen besonders wichtig, denn manches ist dem Patienten einfach peinlich oder unangenehm und es kostet ihn Überwindung offen darüber zu sprechen. Mit Empathie und aktivem Zuhören wird die Basis aufgebaut, die für den therapeutischen Erfolg notwendig ist, denn diese Basis ist Grundvoraussetzung für eine gute Compliance und zeigt ihre Tragfähigkeit besonders in schwierigen Phasen der Behandlung.

Therapie-besprechung

Einigen Patienten sind ganzheitliche Behandlungen und Methoden fremd. Sie kennen aus der allopathischen Arztpraxis nur die Behandlung mit einem Medikament, das gegen ein Symptom eingesetzt wird. Sie haben äußerst nebulöse Vorstellungen von Begriffen wie „Homöopathie" oder „Naturheilkunde" und kommen eigentlich nur in eine solche Praxis, weil andere Behandlungsmethoden ohne durchschlagenden Erfolg geblieben sind. Solchen Patienten erscheint schon die Art der Anamnese sonderlich und sie fragen sich im Stillen, was denn ihre Nahrungsvorlieben und -Abneigungen mit ihrem Hautausschlag zu tun haben sollen. Daher ist es wichtig, gleich am Anfang der Behandlung zu erklären, dass sich ganzheitliche Methoden auf den ganzen Menschen beziehen und sich das Bild eines Patienten und seiner Beschwerden wie ein Puzzle aus vielen einzelnen Informationen zusammensetzt.

Ist nach der Anamnese die Entscheidung für das Behandlungskonzept getroffen, ist es sinnvoll dem Patienten in verständlichen Worten zu erklären, **warum** gerade diese Art der Therapie gewählt wurde und **wie** die Behandlung ablaufen wird. Auch über die **voraussichtliche Dauer** der Behandlung sollte der Patient informiert werden, denn seine vertrauensvolle Mitarbeit wird um so besser sein, je mehr er in die Behandlungs-strategie einbezogen ist. So ist z. B. bei einer Symbioselenkung nach drei Wochen noch kein Wunder zu erwarten, konsequent durchgeführt dauert sie in der Regel fünf Monate, wobei erste Erfolge etwa nach einem Vierteljahr sichtbar werden.

Auch von der Naturheilkunde bereits überzeugte und „erfahrene" Patienten sind dankbar für ein aufklärendes Gespräch über den vor ihnen liegenden Behandlungsweg, in dem sowohl die Chancen als auch eventuell mögliche Unannehmlichkeiten aufge-zeigt werden.

Erst-reaktionen

Bei langjährig bestehenden chronischen oder auch rezidivierenden Hauterkrankungen kommt es nicht selten unter einer ganzheitlichen Therapie zu Erstreaktionen. Beson-ders wenn durch vorhergegangene Behandlungen die Hautsymptomatik unterdrückt worden ist, können die Hauterscheinungen zu Beginn der Behandlung erst einmal agitieren und sich teilweise drastisch verschlechtern. Dies ist einer der Momente, in denen sich die Tragfähigkeit der aufgebauten Vertrauensbasis bewähren muss. Einem unaufgeklärten Patienten scheint die anfängliche Verschlimmerung die Bestätigung dafür zu sein, dass diese Art der Behandlung eben auch nichts nützt. Oft sieht man dann nach anfänglich hoffnungsvoller Zuversicht ein Zurückfallen in Verzweiflung und Re-signation, teilweise auch in Aggression. Manche Patienten brechen hier die begonnene Therapie einfach ab.

Bei guter Vorbereitung allerdings versteht der Patient, dass sein Organismus arbeitet und der erste Schritt zur Heilung bereits erreicht ist. Erstreaktionen sind bei gut ge-wählter Therapie ein Zeichen dafür, dass Reinigungs- und Aktivierungsprozesse be-gonnen haben, die von der Haut als Ausscheidungsorgan durch verstärkte Symptoma-tik verarbeitet werden. Diese Phase der Verschlechterung ist in aller Regel genau der Punkt, an dem die Wende zur dauerhaften Besserung kurz bevorsteht. Hier muss der Patient von seinem Behandler ein Stück „getragen" werden, was nicht selten starke Nerven und sichere Kompetenz verlangt. Es ist für den weiteren Verlauf sehr wichtig zu erklären, dass die nun ablaufenden Prozesse zwar nicht angenehm aber dennoch der Anfang der Heilung sind.

Gelingt es, den Patienten in den Behandlungsverlauf mit einzubeziehen und gemeinsam den Weg zur Heilung zu gehen, sind dermatologische Patienten sehr oft die dankbarsten. Kaum ein Patient ist so glücklich wie der dermatologische, wenn er endlich von seinem störenden „Makel" befreit ist.

12.2 Entspannungstechniken

Eine negative psychische Verfassung, Stress und nervliche Anspannungen wirken sich sowohl auf das Immunsystem als auch auf den Zustand der Haut ungünstig aus. Gerade bei chronischen Hauterkrankungen mit engem Bezug zu Immunsystem und vegetativem Nervensystem können negative psychische Einflüsse und seelische Spannungen den Heilungsverlauf behindern oder sogar krankheitsauslösend wirken. Entspannungstechniken können hier sinnvoll die Behandlung unterstützen und geben dem Patienten gleichzeitig das gute Gefühl, selbst aktiv etwas zur Verbesserung seines Zustands beizutragen.

Nicht jede Entspannungstechnik ist für jeden Menschen gleichermaßen geeignet, je nach Temperament, Vorstellungsvermögen und möglichem Zeitaufwand sind die passenden Methoden zur Entspannung individuell sehr unterschiedlich. Es lohnt sich aber in jedem Fall dem Patienten nahe zu legen, die eine oder andere Technik zu erlernen und in seinen Tagesablauf zu integrieren. Regelmäßig durchgeführte **Übungen** zur Lösung innerer Spannungszustände führen zu einer positiven Umstimmung des vegetativen Nervensystems und fördern das körperlich-seelische Gleichgewicht.

12.2.1 Autogenes Training

Das Autogene Training gehört zu den autosuggestiven Methoden, den Methoden zur **Selbstbeeinflussung**. Der Franzose *Emile Coué* (1857–1926) entdeckte als erster diese Möglichkeit zur psychotherapeutischen Selbsthilfe. Später entwickelte der Berliner Psychiater *J. H. Schulz* (1884–1970) daraus die heute gebräuchliche Form des Autogenen Trainings zur konzentrativen Selbstentspannung.

Theoretische Grundlagen

Mit der Methode des Autogenen Trainings gelingt eine positive Beeinflussung des vegetativen Nervensystems und damit eine Harmonisierung der antagonistischen Anteile von Sympathikus und Parasympathikus. Durch eine Reihe genau festgelegter Übungen wird die Selbstregulation wichtiger Körperfunktionen wie Herz- Kreislaufleistung, Atmung und Verdauung erreicht und eine nach innen gerichtete Selbstkontrolle möglich.

Die ersten Übungen zur Muskelentspannung und Lockerung von Verkrampfungen können vom Anfänger nach etwa 2 Wochen beherrscht werden, Fortgeschrittene erlernen dann sukzessive die schwierigeren Techniken zur Beeinflussung von Herz, Atmung, Sonnengeflecht und Kopf. Wie bei jedem Training stellt sich auch beim Autogenen Training der Erfolg nur durch regelmäßiges Üben ein. Ist die Technik einmal erlernt und beherrscht, bietet das AT eine optimale Möglichkeit jederzeit und an jedem Ort in kürzester Zeit Stress abzubauen und das innere Gleichgewicht wiederzufinden.

Praktische Anwendung

Das Training gliedert sich in mehrere Abschnitte und kann auf dem Rücken liegend oder im Sitzen in der sogenannten „Droschkenkutscher-Haltung" ausgeübt werden. Am Anfang ist es wichtig das AT in einem ruhigen Raum zu üben, bis zur Beherrschung der Techniken sollten Störfaktoren wie Telefon und andere Geräuschkulissen möglichst ausgeschaltet werden.

Zu Beginn der Übungen erfolgt die Einstimmung auf das Training durch die Konzentration auf die Ruhe. Diese Konzentration gelingt am einfachsten über die bildhafte Vorstellung einer Situation, die der Übende mit dem Gefühl vollkommener Ruhe, Entspannung und Harmonie verbindet. Nachdem sich das Gefühl der Ruhe eingestellt hat, werden nacheinander die folgenden Übungen durchgeführt, jeweils eingeleitet von einer feststehenden autosuggestiven Formulierung:

1. Schwereübung

„Ich bin vollkommen ruhig und ganz schwer"
Über die Konzentration auf die Schwere der Arme und Beine stellt sich eine Entspannung der Muskulatur ein, die zur Lösung von Verspannungen und Verkrampfungen führt.

2. Wärmeübung

„Ich bin vollkommen ruhig, ganz schwer und warm"
Das bewusste Spüren der sich ausbreitenden Wärme in Armen und Beinen führt zur Weitstellung der Blutgefäße. Die Hauttemperatur steigt dabei messbar um $1\,°C$.

3. Herzübung

„Mein Herz schlägt ruhig und gleichmäßig"
Aufbauend auf der vorhergegangenen Muskel- und Gefäßentspannung folgt jetzt mit dieser Übung die Normalisierung des Herzschlags.

4. Atemübung

„Es atmet mich"
Durch die passive Formulierung wird ein „Loslassen" erreicht und nach einiger Zeit stellt sich das Gefühl des ruhigen, automatischen Ein- und Ausströmens der Atemluft ein.

5. Sonnengeflechtübung

„Mein Sonnengeflecht ist strömend warm"
Über die Vorstellung einer von der Mitte des Bauchraums ausgehenden, sich zentrifugal verströmenden Wärme, wird eine vegetativ beeinflusste Erweiterung der Bauchgefäße erreicht, die zu einer Harmonisierung des Stoffwechsels führt.

6. Kopfübung

„Meine Stirn ist angenehm kühl"
Bei dieser Übung soll auf der Stirn eine leichte, erfrischende Kühle wie von einem angenehmen Windhauch gespürt werden, die geistige Frische und Klarheit hinterlässt.

Ein **Übungszyklus dauert etwa 10 Minuten**, zur Rückkehr in die Aktivität werden die Fäuste fest geballt und dreimal tief ein- und ausgeatmet.
Das Autogene Training kann von jedem erlernt werden, selbst bei Kindern zeigt es gute Erfolge. Manche Menschen haben anfänglich Schwierigkeiten loszulassen und strengen sich zu sehr an, die suggerierten Empfindungen zu spüren. Mit regelmäßigem Training werden diese Probleme in den meisten Fällen jedoch überwunden.

12.2.2 Yoga

Yoga ist ursprünglich ein philosophisch-religiöses indisches Meditationssystem, das aus acht Stufen besteht. Das Wort Yoga kommt aus der altindischen Schriftsprache Sanskrit und bedeutet soviel wie „Vereinigung". Das indische Yoga ist mindestens 5000 Jahre alt und ist ein Weg, die harmonische Einheit von Körper, Seele und Geist wieder herzustellen.

Theoretische Grundlagen	In der westlichen Welt am verbreitetsten und für die körperliche und seelische Harmonisierung hilfreich ist das *Hatha-Yoga*, eine Kombination aus Körper- und Atemübungen. Hatha-Übungen werden langsam und bewusst atmend ausgeführt, wobei sich die Konzentration auf den Atem und die im Körper auftauchenden Empfindungen richtet. Bei korrekt ausgeführten Yoga-Übungen entwickelt sich allmählich eine physiologisch richtige Atmung, wodurch der ganze Organismus besser durchblutet und mit Sauerstoff versorgt wird. Die Muskel-Dehnübungen verbessern den Gewebetonus und beeinflussen nachgewiesenermaßen die Kreislauffunktionen und den Hormonhaushalt im positiven Sinne. Durch die Kombination von körperlichen Übungen mit der geistig-seelischen Schau nach innen kann eine Harmonisierung von Körper und Geist erreicht werden, die sich auf jede ganzheitliche Behandlung förderlich auswirkt.
Praktische Anwendung	Yoga-Übungen sollten nicht nur autodidaktisch aus Büchern erlernt werden, es bedarf der professionellen Anleitung durch ausgebildete Yoga-Lehrer in einer Anfänger-Gruppe. Ist die Technik einmal erlernt, kann Yoga jederzeit allein ausgeübt werden, spezielle Kleidung oder Hilfsmittel sind nicht erforderlich. Die Übungen werden am besten in einem kühlen, ruhigen Raum auf einer auf dem Boden ausgebreiteten Decke oder Matte durchgeführt.

- Wichtig ist auch hier die Regelmäßigkeit, wobei eine Viertelstunde pro Tag effizienter ist als ein langes Training einmal in der Woche.
- Yoga ist zwar prinzipiell für jeden Menschen geeignet – es gibt keinerlei gesundheitliche Kontraindikationen – es gibt jedoch Menschen, denen die langsame Art der Yoga-Übungen nicht liegt. Da Yoga nicht unter Zwang oder Anstrengung wirken kann, sollte in diesen Fällen zu anderen Entspannungstechniken geraten werden.

12.2.3 Mentaltraining

Viele Patienten mit Hauterkrankungen finden sich unattraktiv und sind davon überzeugt, dass sie auf andere Menschen abstoßend oder bestenfalls bemitleidenswert wirken. Ihre Gedanken kreisen ständig um Aussehen und Zustand der Haut, wobei all diese Gedanken ausschließlich negativ sind. So sind sich Akne-Patienten sicher, dass sie pünktlich vor einer wichtigen Verabredung mindestens einen neuen saftig-dicken und gut sichtbaren Pickel bekommen werden und manche Neurodermitikerin weiß schon im Frühjahr, dass sie sich im Sommer nicht im Badeanzug zeigen kann. Zur Umpolung dieser negativen Gedanken in positive Energien ist Mentaltraining eine wirkungsvolle Methode.

Theoretische Grundlagen	Gedanken lösen Gefühle aus und Empfindungen bestimmen das Befinden eines Menschen. Jedes Gefühl materialisiert sich auch auf der körperlichen Ebene und löst unterschiedliche Stoffwechselvorgänge aus. Bei Ärger oder Kummer produziert der Körper Stresshormone. Glückliche und freudige Gedanken und Gefühle setzen Endorphine frei, die auch „Glückshormone" genannt werden. Sowohl Stresshormone als auch Endorphine beeinflussen den hormonellen Regelkreis und das Immunsystem. Mentaltraining nutzt dieses Potential der Gedanken und bietet die aktive Möglichkeit, negative Impulse in positive zu transformieren.

Jeder Mensch denkt ständig, wobei zwar viele unterschiedliche Gedanken kurz nacheinander erscheinen können, jedoch niemals zwei Gedanken gleichzeitig. Es ist also nicht möglich gleichzeitig zu denken „...diese Pickel gehen nie weg" und „...jeden Tag wird meine Haut ein bisschen besser". Das menschliche Gehirn und auch das Unterbewusstsein funktionieren wie die Festplatte eines Computers: das, was eingegeben wird, wird auch gespeichert und verarbeitet. Es ist daher logisch, dass sich bei ständig negativen Eingaben auch negative Ergebnisse zeigen werden. Durch das Eingeben und Speichern negativer Gedanken und Empfindungen werden sich diese Vorstellungen auch auf der körperlichen Ebene manifestieren und den schlechten Zustand erhalten. Mentaltraining ist eine Art Seelenhygiene, die jeder aktiv selbst betreiben und dadurch auch den Heilungsverlauf positiv unterstützen kann.

Praktische Anwendung

Zur Anleitung und Einführung in Prinzipien und Technik gibt es informative Literatur oder auch spezielle Trainings-Seminare. Eine ganz einfache und sehr wirkungsvolle Methode mit Mentaltraining zu arbeiten ist die Spiegeltechnik, die jeder problemlos anwenden kann.

Spiegeltechnik
Mit Hilfe dieser Technik lässt sich ein unerwünschter Zustand in einen besseren „umprogrammieren". Ähnlich wie beim Autogenen Training muss zunächst eine entspannte Ruhe erreicht werden, damit sich das Gehirn im sogenannten *Alpha-Wellen-Zustand* befindet. In diesem Zustand treten äußere Reize zurück und die Aufnahmefähigkeit des Unterbewusstseins steigt.

In einer entspannten Sitzhaltung wird mit geschlossenen Augen mehrmals tief ein- und ausgeatmet, bis sich ein Gefühl der Ruhe eingestellt hat. In diesem entspannten Zustand wird nun vor dem geistigen Auge bildlich ein großer Spiegel mit einem schwarzen Rahmen visualisiert. Ist die Vorstellung des Spiegels klar und deutlich, wird jetzt in den Spiegel das eigene Bild mit allen unerwünschten Eigenschaften projiziert. Ganz genau wird alles was störend und belastend ist im Spiegel sichtbar: das Ekzem, die Pickel, alle Erscheinungen, die endlich verschwinden sollen. Wenn das ungeliebte Bild ganz deutlich sichtbar geworden ist, wird in der bildlichen Vorstellung der schwarze Spiegel mit allem was er abgebildet hat, kräftig zerschlagen. Jetzt wird vor dem geistigen Auge ein neuer Spiegel hergestellt mit einem weißen Rahmen. In diesem Spiegel ist das eigene Bild sichtbar, so wie es sein sollte: glatte, reine Haut, völlig gesund und schön.

Der schwarze Spiegel darf nur ein einziges Mal visualisiert und zerschlagen werden, der weiße Spiegel mit dem gewünschten Endzustand sollte über einen Zeitraum von etwa einer Woche mindestens einmal täglich in der Entspannung betrachtet werden.

Diese Art des Mentaltrainings ist besonders geeignet für Menschen, die visuell begabt sind und über eine gute Vorstellungskraft verfügen. Auch hier hilft regelmäßiges Training, um die entsprechenden Bilder besser abrufen zu können.

12.3 Placebos

Das heikle Thema „*Placebo*" und der damit verbundene Placebo-Effekt gehören in gewissem Sinne auch zu den psychischen Unterstützungen. Manche Mediziner sehen Placebos als Betrug am Patienten und manche Kritiker naturheilkundlicher Methoden sehen den Erfolg solcher Behandlungen sowieso ausschließlich als Folge des Placebo-Effekts. Beide Ansichten sind sicherlich nicht ganz zutreffend.

Beruhigungs-faktor

Gerade der dermatologische Patient ist häufig ungeduldig und möchte seine störenden Hauterscheinungen so schnell wie möglich loswerden. Ganzheitliche Therapien arbeiten jedoch tiefgreifend und dadurch teilweise auch langsamer als allopathische, was sowohl vom Patienten als auch vom Behandler **Geduld** erfordert. Es dauert einfach seine **Zeit**, bis der Organismus die gesetzten Reize durch Regulationsmechanismen umgesetzt hat, diese Tatsache trifft auf fast alle ganzheitlichen Therapiekonzepte zu. So wird z. B. eine homöopathische Behandlung durch die Wiederholung der Arzneimittel nicht beschleunigt, was für manch einen Patienten kaum nachvollziehbar ist. Er möchte, dass „etwas geschieht" was er häufig gleichsetzt mit „ein Medikament bekommen". Nun liegt aber gerade die Chance zur dauerhaften Heilung darin, dass der Körper durch die Mobilisierung seiner eigenen Kräfte in sein ursprüngliches, gesundes Gleichgewicht zurückfindet, was sicher oft länger dauert als die symptombezogene Behandlung durch Unterdrückung. Es kann daher nicht nur für den Behandlungsverlauf sinnvoll, sondern auch absolut legitim sein, ein Placebo einzusetzen. Vielfach würde es den Heilungsverlauf stören, wenn der Behandler dem Drängen des Patienten nachgibt, von seinem Therapiekonzept abweicht und ein Mittel zu häufig wiederholt oder gar wechselt. Die dauerhafte Symptomfreiheit eines seit Jahren mit Neurodermitis kämpfenden Patienten ist nicht in wenigen Tagen zu erreichen. Hier kann auf dem Weg zur Heilung, der mehrere Monate dauern kann, der Einsatz von Placebos tatsächlich unterstützend wirken. Diese Unterstützung ist ganz sicher nicht als Heilung durch den Placebo-Effekt zu sehen. Sie besteht vielmehr darin, dass die eingesetzten Methoden in Ruhe arbeiten können und der Patient nicht durch das Gefühl, dass ja „nichts passiert" zusätzlichen psychischen Stress empfindet.

Hilfe bei Erstreaktion

Ein weiterer Punkt, an dem ein Placebo sinnvoll sein kann, ist die **Phase der Erstreaktion**. Der erfahrene Behandler weiß, dass Erstreaktionen ein Zeichen dafür sind, dass der Organismus den therapeutischen Reiz angenommen hat und mit ihm arbeitet. Er weiß auch, dass es ein Kunstfehler wäre, diese Reaktion zu unterdrücken. Ein kurzfristig stärker juckendes Ekzem oder auch ein leichter Temperaturanstieg nach einer Eigenblutbehandlung, können durchaus positive Zeichen für die Reaktionsbereitschaft des Organismus sein. Ist der Patient vegetativ instabil, wenig belastbar oder ängstlich, kann durch die Gabe von Placebos die Zeit bis zum Abklingen dieser Symptome überbrückt werden. Solche Patienten empfinden echte Erleichterung, wenn sie – wie sie es von der „richtigen Medizin" gewöhnt sind – täglich etwas einnehmen können.

▶ Wenn Placebos angewendet werden sollen, eignen sich am besten die sogenannten *nichtarzneilichen Globuli*, die von allen Herstellern homöopathischer Arzneimittel angeboten werden und in jeder Apotheke erhältlich sind.

13. Prävention und Nachbehandlung

Dermatologie befasst sich nicht nur mit der Heilung von Hautkrankheiten, sie hat auch die Aufgabe vorzubeugen und die Entstehung von Hautkrankheiten durch präventive Maßnahmen zu verhindern. Sind dennoch Hautkrankheiten entstanden, so bleiben manchmal auch nach erfolgreicher Behandlung Defekte zurück, die durch entsprechende Methoden gebessert werden können. Beide Gebiete, **Vorbeugung** und **Nachsorge** überschneiden sich mit den Bereichen der **Ästhetischen Dermatologie** und der **Kosmetik**, wobei jeder mit dermatologischen Patienten arbeitende Behandler auch auf diesen Gebieten Grundkenntnisse haben sollte, um seine Patienten entsprechend behandeln oder beraten zu können.

13.1 Physiologische Hautpflege

Da die Aufrechterhaltung des **physiologischen Hautmilieus** Grundvoraussetzung für gesunde und damit schöne Haut ist, kommt der Pflege eine besondere Bedeutung zu.

Viele Patienten sind unsicher in der Pflege ihrer Haut und probieren jede Creme und jedes Wässerchen aus, das in der Werbung Wunder verspricht. Eine Beratung über die richtige, physiologische Pflege der Haut wird von den meisten Patienten dankbar angenommen und die Umsetzung in die Praxis beugt Hauterkrankungen vor und unterstützt den Erfolg der Behandlung.

Reinigung

Die Pflege der Haut beginnt immer mit der Reinigung, die im Gesicht **zweimal am Tag**, am **Körper einmal täglich** erfolgen sollte. Morgens muss die Haut von den Talg- und Schweißabsonderungen der Nacht befreit werden, am Abend ist es wichtig Luft- und Umweltverschmutzungen sowie eventuell aufgetragenes Make-up zu entfernen.
Um den **Säureschutzmantel**, dessen **pH-Wert** etwa zwischen **4,5 und 5,6** liegen sollte nicht zu zerstören, darf zur Reinigung keine alkalische Seife verwendet werden. Am besten geeignet sind wasserlösliche Reinigungslotionen oder Waschstücke mit einem sauren pH-Wert. Reinigungscremes und Lotionen, deren **Basis Mineralöle** oder andere **nicht wasserlösliche Fette** sind, benötigen zu ihrer rückstandslosen Entfernung anschließend ein aggressives, alkoholhaltiges Gesichtswasser und sind daher **nicht empfehlenswert**.
Das entsprechende Reinigungsprodukt sollte immer mit reichlich warmem Wasser abgewaschen und das Gesicht anschließend ohne zu Reiben abgetrocknet werden. Durch den Waschvorgang ist der pH-Wert der Haut nun im neutralen Bereich und hat einen pH-Wert von 7. Nun ist die Haut zwar in der Lage, ihren physiologischen Schutzmantel selbständig wieder aufzubauen, dieser Vorgang kann jedoch bis zu 12 Stunden dauern. Es ist daher sinnvoll, mit einem geeigneten Gesichtswasser das saure Hautmilieu sofort wieder herzustellen.

▶ **Alkoholhaltiges Gesichtswasser** ist **nicht empfehlenswert**, denn es trocknet die Haut aus.
Auch wenn häufig – wie etwa bei Akne – von einer „desinfizierenden" Wirkung gesprochen wird, überwiegen die Nachteile. Nach der anfänglichen Austrocknung kommt es zur Gegenregulation der Talgdrüsen mit vermehrter Sekretbildung, was zu unerwünschter Seborrhoe führt.
Auch beim Duschen und Baden sollten keine seifenhaltigen Zusätze verwendet werden, sondern Duschgele oder Syndets im saurem pH-Bereich. Synthetische Duft- und Farbstoffe sind in Reinigungsprodukten nicht nur überflüssig, sie können die Haut auch reizen und allergische Reaktionen auslösen. Ein Zusatz natürlicher Aromastoffe wie z. B. Grapefruitextrakt ist unbedenklich und hat einen leicht adstringierenden Nebeneffekt.

Pflegeprodukte

Nach der Reinigung aufgetragene Pflegeprodukte sollen der Haut helfen ihre Feuchtigkeit zu bewahren, die Barriere- und Schutzfunktion aufrecht zu erhalten und den natürlichen Regenerationsprozess zu unterstützen. Alle Pflegeprodukte bestehen aus einer Trägersubstanz und darin gelösten Wirkstoffen. Besteht die Grundsubstanz, die den weitaus größten Teil des Produkts ausmacht aus Mineralölderivaten wie Vaseline oder Paraffin, aus Lanolin oder Wachsen wird die Haut regelrecht versiegelt und es entsteht der gleiche Effekt wie beim Tragen eines Gummihandschuhs: die Haut „schwitzt". Das heißt, es wird ihr die eigene Feuchtigkeit entzogen. Das führt nach anfänglich angenehmer Glättung meist schnell zu Trockenheits- und Spannungsgefühlen und dem Bedürfnis „nachzuschmieren". Diesen Effekt kennt jeder Neurodermitiker, der mit Melkfett und anderen Fettsalben versucht, gegen die Trockenheit seiner Haut anzukämpfen.

▶ Die unter der Creme-Versiegelung entstandene feuchte Kammer wirkt sich schon auf gesunde Haut negativ aus, bei geschädigter Haut sind die negativen Effekte noch gravierender.

Aus diesen Gründen ist die Basissubstanz aller Pflegeprodukte von nicht zu unterschätzender Bedeutung. Leider deklarieren nur die wenigsten Hersteller die Inhaltsstoffe ihrer Produkte vollständig, was die Auswahl der richtigen Creme erschwert.
In jedem Fall **empfehlenswert** sind Cremes oder Gele auf der Basis von **Aloe vera** oder **hydrophilen Ölen**, da mit diesen Substanzen die ungehinderte Ausscheidungs- und Stoffwechselfunktion der Haut gewährleistet ist.

Ausgewählte Wirkstoffe

Zur physiologischen Pflege der Haut werden nicht nur die entsprechenden Grundsubstanzen benötigt, der therapeutische Nutzen hängt auch wesentlich von den verwendeten Wirkstoffen ab. In einer kleinen Auswahl von Inhaltsstoffen, die sich als effektiv erwiesen haben, soll gezeigt werden, wie sie auf die Haut wirken.

Aloe vera
Die Eigenschaften der Aloe sind so vielfältig, dass es über diese Heilpflanze und ihre therapeutischen Möglichkeiten ganze Bücher gibt. Bislang sind über 100 Bestandteile der Aloe vera isoliert worden, u. a. Enzyme, Proteine, Mineralstoffe und vor allem Mukopolysaccharide, die für die Wirkung des Pflanzensaftes verantwortlich sind. In den lateinamerikanischen Ländern ist die Aloe als „First-Aid-Plant" bekannt und steht als Pflanze in fast jedem Haus. Bei Verletzungen oder Insektenstichen wird einfach eine Scheibe von einem Blatt abgeschnitten und der frische Saft auf die Wunde geträufelt. Neben den entzündungshemmenden Eigenschaften wirkt die Aloe auf die Haut befeuchtend und kühlend, beruhigend und reizlindernd. Für die Herstellung von Cremes und Gelen werden die Blätter der **Aloe vera barbadensis** verwendet. Die Blätter werden geschält und kalt gepresst, so dass ein dickflüssiges grünes Gel entsteht, das in reiner Form oder als Basis- oder Wirkstoff in Cremes und Lotionen angewendet wird.

Hyaluronsäure
Hyaluronsäure ist ein Mukopolysaccharid und wichtiger Bestandteil des Bindegewebes. Sie kommt in jeder Zelle vor und wird auch als *Feuchtigkeitsmagnet* bezeichnet, denn sie ist in hohem Maße wasserbindend. Mit zunehmendem Alter nimmt der Anteil an Hyaluronsäure in den Zellen ab, was zu der typisch runzeligen Altershaut führt. Allein im Glaskörper des Auges bleibt der Gehalt an Hyaluronsäure lebenslang relativ konstant erhalten, um ihm die notwendige Festigkeit zu geben. Als Wirkstoff in Pflegecremes hilft Hyaluronsäure das Feuchtigkeitsbindevermögen der Haut zu steigern und ihren Turgor und Tonus zu erhöhen.

Vitamine
Vitamine können auch über die Haut aufgenommen werden und wesentlich zu ihrer Pflege und Gesunderhaltung beitragen.
Vitamin A verhindert eine verfrühte Degeneration des Epithelgewebes und hält den physiologischen Verhornungsvorgang der Epidermis im Gleichgewicht. Es wirkt einer Hyperkeratose entgegen und beugt gleichzeitig einer unzureichenden Verhornung vor. Das **Provitamin A**, *Carotin*, unterstützt die Keratinisierung der Epidermiszellen und wirkt Überverhornungen entgegen. Schuppige, hyperkeratotische Haut wird dadurch geschmeidiger und elastischer. Bei einer Seborrhoe granulieren die Effloreszenzen unter der Einwirkung von Carotin schneller und werden weniger nachgebildet.
Vitamin E bietet aufgrund seiner antioxidativen Eigenschaften aktiven Zellschutz und regt die Neubildung der Epidermiszellen an. Gleichzeitig verbessert es die Hautdurchblutung und wirkt einer Atrophie entgegen.
Die Vitamine des **B-Komplexes** mit den Einzelvitaminen B_1, B_2, B_6 und B_{12} kommen in der Natur meist gemeinsam vor und stellen eine funktionelle Einheit dar. Sie sind u. a. an der Zellatmung, dem Energiestoffwechsel sowie bei der Erregungsübertragung an

den Synapsen des vegetativen Nervensystems beteiligt. Auf der Haut angewendet wirken sie Reizungen und Irritationen entgegen, fördern die Rückresorption von Pusteln und zeigen eine günstige Beeinflussung seborrhoeischer Hautzustände. *Panthenol* bzw. die Pantothensäure gehört mit zur Vitamin-B-Gruppe und spielt eine wichtige Rolle bei der Keratinisierung von Haut, Haaren und Nägeln. Panthenol beschleunigt die Epithelbildung, wirkt entzündungshemmend und granulationsfördernd.

Auch **Vitamin C** kann äußerlich zur Hautpflege eingesetzt werden. Es gehört wie auch die Vitamine A und E zu den Antioxidantien und ist als Kofaktor wesentlich an der Kollagensynthese beteiligt. Auch zum Aufbau der interzellulären Kittsubstanz der Epithelgewebe wird Vitamin C benötigt.

Gelée Royale
Der Futtersaft für die Bienenköniginnen-Larven enthält u. a. Eiweiß, Kohlenhydrate, B-Vitamine und Spurenelemente. Wegen seiner hohen Konzentration an Vitalstoffen wird Gelée Royal auch innerlich zur Revitalisierung eingesetzt. Äußerlich auf die Haut aufgetragen, hat dieser Wirkstoff nährende und regenerierende Eigenschaften.

Allantoin
Bei vielen Säugetieren ist Allantoin Endprodukt des Purinabbaus, es kommt aber auch in einigen Pflanzen wie Rosskastanie, Weizenkeimen und Beinwell vor. Allantoin fördert und beschleunigt die Zellproliferation, bei **Seborrhoe** und **Akne** wirkt es leicht keratolytisch und mildert bei hypersensibler Haut Irritationen und Reizzustände. Da Allantoin auch eine glättende Wirkung bei rauer und rissiger Haut hat, wird es auch viel in Handcremes verwendet.

13.2   Medizinische Kosmetik

Die medizinische Kosmetik ist ein Zwischenbereich zwischen der reinen Kosmetik und der dermatologischen Medizin. Zur Verbesserung eines zwar nicht pathologischen, aber doch nicht optimalen Hautzustandes und zur Nachbehandlung abgeheilter Hautkrankheiten können mit den Methoden der medizinischen Kosmetik gute Erfolge erreicht werden. Einige Methoden helfen auch, den Heilungsverlauf positiv zu unterstützen und zu beschleunigen.

13.2.1 Peelings

Peelings haben einen schälenden Effekt auf die Haut und können je nach angewendeter Substanz bis in die unterschiedlichen Hautschichten vordringen. Durch das Abtragen der oberen Hautschichten werden nicht nur vergröberte Poren und kleinere Aknenarben gebessert, es wird auch nachweislich die Zellneubildung angeregt.

Kosmetische Peelings

Die **sanfteste Form** des Peelings ist das kosmetische Peeling, das im Sinne einer Grundreinigung einmal wöchentlich zu Hause durchgeführt werden kann. Es gehört eigentlich mit zur physiologischen Hautpflege und hilft der Haut bei ihrer Erneuerung. Tote, auf der Haut abgelagerte Hornschüppchen werden bei dieser Behandlung entfernt und die Haut von Talgverstopfungen und Verunreinigungen befreit. Der Peeling-Effekt kann entweder durch in die Peeling-Creme eingelagerte Partikel mechanisch abrasiv oder auch durch Zusatz von entsprechenden Fermenten enzymatisch erreicht werden.

Die **Peeling-Produkte** werden auf die feuchte Haut aufgetragen und in kreisenden Bewegungen einmassiert, wodurch bei mechanischen Peelings ein leicht abrasiver Effekt entsteht. Enzymatische Peelings benötigen zur Entfaltung ihrer Wirkung feuchte

Wärme und sollten daher unter Vapozonbedampfung oder ganz einfach in der Badewanne angewendet werden.

Gute kosmetische Peelings enthalten keine scharfkantigen Schleifpartikel, denn diese können zu Irritationen führen. Eine sanfte, natürlich exfolierende Wirkung gelingt am besten mit Präparaten aus Algen, Enzymen oder rundgemahlenen Partikeln.

Fruchtsäure-Peelings

Tiefergreifend sind Peelings aus Fruchtsäuren, den **Alpha-Hydroxy-Säuren** die hauptsächlich aus Früchten, Milch oder Zuckerrohr gewonnen werden. Durch Fruchtsäure-Peelings wird die Kittsubstanz gelöst, die die Zellen der Epidermis zusammenhält. In Abhängigkeit vom pH-Wert der aufgetragenen Säure und ihrer Konzentration können diese Peelings Pigmentflecke korrigieren, kleinere Aknenarben abmildern und das Hautbild generell revitalisieren. Nach der Behandlung ist die Haut zunächst gerötet, teilweise treten leichte Schwellungen und Brennen auf. Diese Erscheinungen klingen meistens innerhalb von 24 Stunden ab.

▶ Fruchtsäure-Peelings hinterlassen eine erhöhte Photosensibilität, deshalb ist die Anwendung eines **Lichtschutzpräparates** mit ausreichend hohem Lichtschutzfaktor für mindestens 4 Wochen nach der Behandlung notwendig.

Kräuterschälkur

Mit der Methode der Kräuterschälkur wird eine flächenhafte **Ablösung der Epidermis** erreicht, die zu einer verstärkten **Regeneration der Hautzellen** führt. Durch eine Kräutermischung die mit einer **speziellen Massage** in die Haut eingebracht wird, gelangen Wirkstoffe in tiefere Epidermisschichten und lösen von da aus die oberen Hautschichten innerhalb einiger Tage nach der Behandlung ab.

Nach der Ablösung zeigt sich ein deutlich verfeinertes Hautrelief, gleichzeitig wird die Kollagenbildung angeregt und die Mikrozirkulation der Haut verbessert. Kräuterpeelings werden in der Praxis durchgeführt, einige Tage nach der Schälkur wird eine abschließende Nachbehandlung gemacht.

Chemische Peelings

Der Vollständigkeit halber soll auch die Methode der chemischen Peelings erwähnt werden, obwohl diese Behandlungen in die **Hand eines erfahrenen Arztes** gehören. Ist das Abschälen der Haut bei den Fruchtsäure-Peelings noch recht oberflächlich, so dringen chemische Peelings tiefer in die Haut ein und bringen damit Narben, Altersflecken und Falten zum Verschwinden. Chemische Peelings werden auch als **Lifting ohne Skalpell** bezeichnet und sind nicht ganz harmlos. Die angewendeten Substanzen, Trichloressig-Säure oder Phenol können bei unsachgemäßer Handhabung drastische Nebenwirkungen im Organismus haben.

▶ Die Behandlung mit einem chemischen Peeling ist **sehr schmerzhaft** und wird daher entweder im **Dämmerschlaf** oder unter **Vollnarkose** durchgeführt.

13.2.2 Narbenbehandlung

Nach überstandener Akne bleiben nicht selten störende Narben zurück, die für die Betroffenen eine deutliche Beeinträchtigung darstellen. Auch schlecht verheilte Wunden oder Furunkel können narbig abheilen und unschöne Hautdefekte hinterlassen.Um das Hautbild zu verfeinern und Narben zu mildern, verfügt die dermatologische Kosmetik über einige Methoden, die recht gute Ergebnisse zeigen.

Dermabrasion

Dermabrasion ist ein Verfahren bei dem durch **hochtouriges Schleifen** die **oberen Schichten** der Epidermis **abgetragen** werden. Hauptindikation für Dermabrasionen ist die **Korrektur von Narben**. Mit speziellen Fräsen, deren Kopf aus einem Diamant-, Rubin- oder Metallbürstchen besteht, wird im zu behandelnden Hautgebiet unter starker Hautspannung die Epidermis bis maximal zur Basalschicht abgeschliffen.

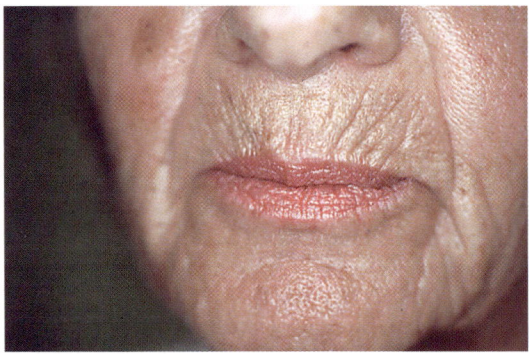

Abb. **30** Ausgeprägte Faltenbildung um den Mund. (aus: Wilhelmi, B.: Peelings. Hippokrates, Stuttgart 1999)

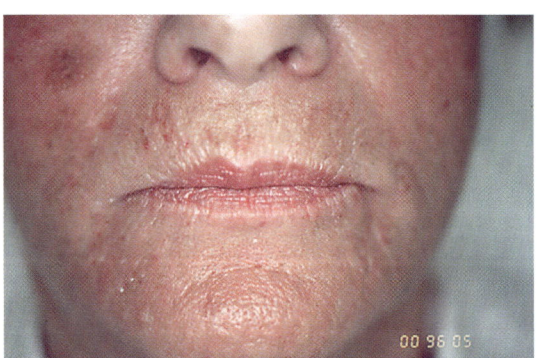

Abb. **31** Eine Peeling-Behandlung mit Fruchtsäure und die Unterspritzung mit Kollagen und Hyaluronsäure führten zu einem guten Ergebnis. (aus: Wilhelmi, B.: Peelings. Hippokrates, Stuttgart 1999)

Bei tieferem Schleifen, wie es von Dermatologen unter Narkose gemacht wird, besteht die Möglichkeit der Keloidbildung. Um mit der schonenden Form des hochtourigen Schleifens zufriedenstellende Erfolge zu erreichen, sind je nach Tiefe der Narben mehrere Sitzungen erforderlich.

Kräuter-schälung

Die bereits bei den Peelings beschriebene Kräuterschälung zeigt in der Nachbehandlung von Narben gute Ergebnisse ohne unerwünschte Nebenwirkungen oder Risiken. Sowohl bei Aknenarben als auch bei Narben nach Verbrennungen oder Verletzungen kann mit dieser Methode gearbeitet werden. Die manchmal nach abgeheilter Akne entstehenden **Eispickelnarben,** die sich in der Tiefe verbreitern, benötigen eine Reihe von Kräuterschälungen bis der gewünschte Effekt erreicht ist. Überschießendes Narbengewebe und Keloidbildungen können mit der Kräuterschälung nicht verbessert werden.

Unter-spritzung

Durch einen Defekt in der Dermis entstandenes, **eingesunkenes Narbengewebe** kann mit einer Unterspritzung **angehoben** werden. Dabei werden in die tiefe Dermis wasserbindende Substanzen implantiert, die wie ein Polster wirken und den Defekt dem übrigen Hautniveau angleichen. Zur Unterspritzung kann **Hyaluronsäure** oder auch **Kollagen** verwendet werden.

▶ Nicht animalische, synthetisch hergestellte Hyaluronsäure hat den Vorteil, dass **kein Allergierisiko** besteht. Bei der Anwendung von Kollagen ist eine Vortestung vor der eigentlichen Behandlung erforderlich, um eine allergische Reaktion auszuschließen.

▶ Beide Methoden sind **nicht dauerhaft**, da die Substanzen vom Organismus resorbiert und sukzessive abgebaut werden. Um den erzielten Erfolg zu erhalten, sind daher Auffrischungen nach einigen Monaten notwendig.

13.2.3 Aknetoilette

Ansatz

Die professionelle Ausreinigung der Unreinheiten ist ein wesentlicher Bestandteil für den Behandlungserfolg. Fast alle Patienten neigen dazu an ihren Pusteln, Komedonen und Papeln herumzudrücken – mit meistens negativen Folgen. Talg und andere Sekrete werden bei unsachgemäßer Behandlung nur tiefer ins Gewebe gedrückt, was zu Entzündungen und späterer Narbenbildung führen kann. Da Papeln Gewebehyperplasien sind und keinen Eiter oder Talg enthalten, kann auch nichts herausgedrückt werden und jede Manipulation kann zu Gewebeläsionen führen. Um diese negativen Folgen der „Eigenbehandlung" zu verhindern, sollte bei Akne-Patienten einmal wöchentlich eine sachgemäße **Akne-Toilette** durchgeführt werden.

▷ Zweck der Akne-Toilette ist das medizinisch korrekte Eröffnen und Ausreinigen der Effloreszenzen und die anschließende Versorgung der behandelten Haut zur Vermeidung von Entzündungen und neuen Effloreszenzen.

Vorgehen

Zu Beginn der Akne-Toilette wird die Haut gründlich gereinigt und eventuell ein kosmetisches oder enzymatisches Peeling gemacht um äußerliche Verunreinigungen und Ablagerungen zu entfernen. Anschließend werden zur verstärkten Durchblutung und leichten Quellung der Haut heiße Kompressentücher aufgelegt oder der zu behandelnde Bereich mit einem **Vapozongerät** bedampft. Diese Wärmebehandlung erleichtert die Entfernung der Komedonen, da die Haut leicht aufgeweicht worden ist.

Offene Komedonen können jetzt mit den Fingerkuppen der Zeigefinger herausgehoben werden. Dazu wird die Haut vom Mittelpunkt der Effloreszenz aus zentrifugal gespannt und der Inhalt aus der Tiefe herausgedrückt.

Geschlossene Komedonen und kleine Talgzysten, müssen vor ihrer Beseitigung im Zentrum mit einer sterilen Kanüle punktiert werden um einen Ausführungskanal zu schaffen. Dadurch wird ein Reißen des Gewebes beim Herausdrücken verhindert, was unschöne Narbenbildung zur Folge haben könnte.

▶ Ein oberflächliches „Quetschen" ist unbedingt zu vermeiden, da zum einen Läsionen am umliegenden Gewebe entstehen, zum anderen der Komedo nicht komplett ausgehoben wird. Bleiben Reste in der Tiefe des Follikels, führt dies zu weiterer Bakterienbesiedelung und es bilden sich zwangsläufig pustulöse Entzündungen.

▶ Eitrige Pusteln werden nur am Kopf kurz inzidiert und der Eiterpfropf vorsichtig herausgeholt, hier wird nicht in die entzündliche Tiefe gedrückt.

▶ Nach der Ausreinigung werden alle blutenden und anpunktierten Stellen desinfiziert und das gesamte Behandlungsgebiet mit entzündungshemmendem medizinischem Gesichtswasser nachgereinigt.

> Besonders gut geeignet zur Entzündungshemmung und Reizlinderung ist *Calendula Urtinktur*, die mit destilliertem Wasser gemischt wird. Zur Beruhigung der durch die Behandlung gereizten Haut kann im Anschluss eine Heilerde-Maske aufgetragen werden. Der Zusatz von Kamillenlösung oder Calendulatinktur zum Heilerdebrei ergibt einen zusätzlichen therapeutischen Effekt. Ist die Maske völlig angetrocknet, wird sie abgewaschen und die Haut noch einmal mit Gesichtswasser abgerieben. Zum Abschluss kann ein reizlinderndes Aloe vera-Gel aufgetragen werden.
>
> Hinweis:
> Wird die Akne-Toilette durch einen Heilpraktiker ausgeführt, kann sie mit den GebüH-Ziffern 31 und 32 berechnet werden und ist erstattungsfähig.

13.2.4 Manuelle Lymphdrainage

Ansatz

Alle eingedrungenen Schadstoffe und durch Krankheiten entstandene Abbauprodukte und Schlacken, die für die aufnehmenden venösen Haargefäße zu groß sind, werden von den Lymphgefäßen eingesammelt und mit der Lymphflüssigkeit zu den Lymphknoten gebracht. Dabei funktionieren die Lymphgefäße wie eine Art Müllabfuhr die alles entsorgt, was auf dem Blutweg nicht transportiert werden kann. Da die Lymphe

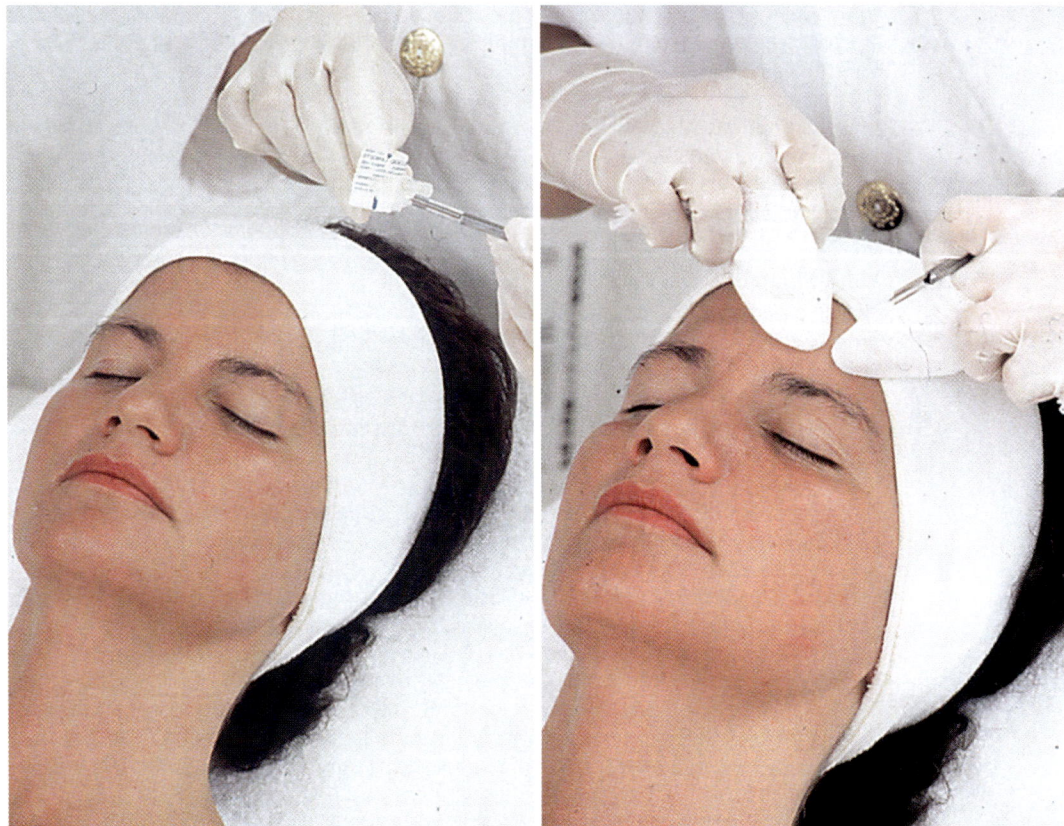

Abb. **32** Hautunreinheiten, z. B. Komedonen, sollten entfernt werden.

Abb. **33** Manuelle Ausreinigung mit Einmal-Lanzette. (Abb. 32 u. 33 aus: Wilhelmi, B.: Peelings. Hippokrates, Stuttgart 1999)

nicht wie das Blut in den Arterien durch die Pumptätigkeit des Herzens bewegt wird, ist sie zu ihrem Weitertransport in die Lymphknoten auf die Pumpkraft der umliegenden Muskulatur angewiesen. Durch den übertragenen Druck, den die Muskelkontraktionen und auch die peristaltischen Organbewegungen auf die Lymphgefäße ausüben, wird der Lymphfluss passiv in Gang gehalten, eine aktive Bewegung ist im Lymphsystem nicht möglich. Unbewusst und als natürliche Regulation reckt und streckt sich daher nach dem Schlaf jedes Tier und aktiviert dadurch den in der Ruhe stagnierenden Lymphabfluss.

Ein schwaches Bindegewebe, das nicht straff genug ist um den Druck der Muskelpumpe zu übertragen oder mangelnde Bewegung können den Lymphfluss zum Stocken bringen. Besonders bei entzündlichen Erkrankungen oder auch schon bei leichten Verletzungen wie einem einfachen Bluterguss fallen reichlich Abbauprodukte an, die abtransportiert werden müssen. Der unzureichende Abtransport äußert sich dann in Schwellungen und Ödemen als Zeichen der lymphatischen Stauung und Überforderung.

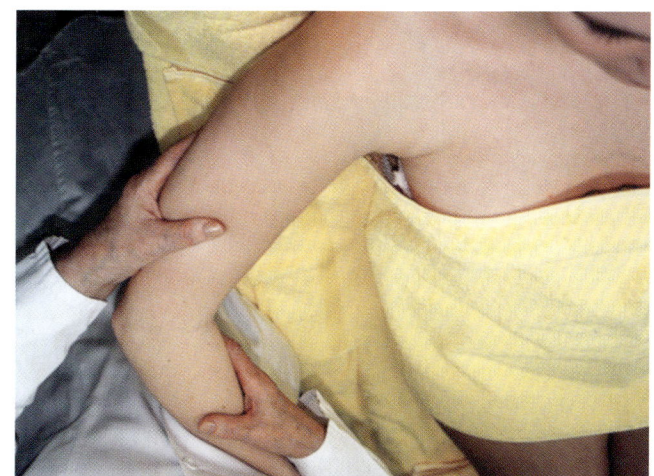

Abb. **34**
Schöpfgriff am
Arm
(Aus: Schram-
mek-Drusio, Ch.,
Manuelle
Lymphdrainage.
Hippokrates,
Stuttgart 1999)

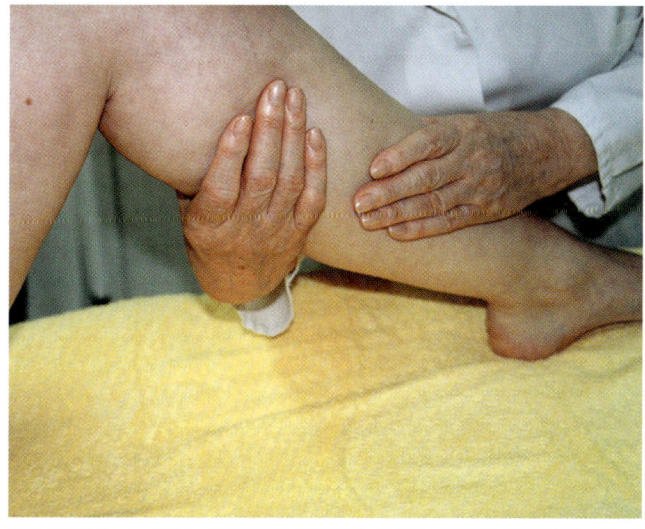

Abb. **35**
Schöpfgriff
Schienbein/Wa-
de.
(Aus: Schram-
mek-Drusio, Ch.,
Manuelle
Lymphdrainage.
Hippokrates,
Stuttgart 1999)

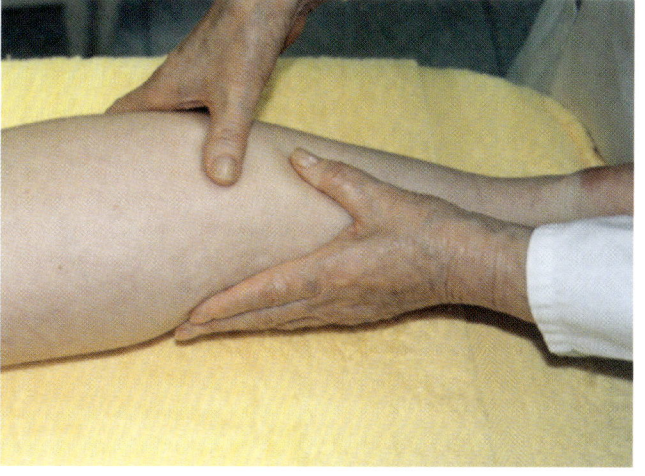

Abb. **36**
Schöpfgriff an
der Wade.
(Aus: Schram-
mek-Drusio, Ch.,
Manuelle
Lymphdrainage.
Hippokrates,
Stuttgart 1999)

Vorgehen

Die Anregung des Lymphabflusses kann außer mit drainierenden Medikamenten aus der Komplexhomöopathie auch **manuell** erreicht werden. Der dänische Physiotherapeut *Dr. Emil Vodder* hat hierzu Mitte der dreißiger Jahre eine spezielle Methode entwickelt, die *manuelle Lymphdrainage*. Dr. Vodder hat die von ihm entwickelte Technik **Drainage** genannt, weil mit dieser Spezialmassage die Lymphbahnen Schritt für Schritt entleert werden und die im Bindegewebe angesammelte Flüssigkeit herausgedrückt und in funktionsfähige Lymphgefäße abgeleitet wird.

Die Technik der manuellen Lymphdrainage muss in speziellen Kursen erlernt werden, sie kann von Ärzten, Heilpraktikern und auch Kosmetikerinnen ausgeführt werden. Eine Behandlung dauert **etwa 30 min.** und basiert auf **vier Grundgriffen**:

- Stehender Kreis
- Drehgriff
- Pumpgriff
- Schöpfgriff.

Alle Griffe dienen der Anregung der Motorik der Lymphgefäße und der Flüssigkeitsverschiebung durch den Interzellulärraum, die Massagerichtung bei der Ausübung der Griffe verläuft von distal nach proximal. Die **manuelle Lymphdrainage** ist eine sanfte Behandlungsmethode, die neben der entstauenden Wirkung auch einen schmerzlindernden und vagotonisierenden Effekt hat.

Indikationen

In der Allgemeinmedizin wird die manuelle Lymphdrainage heute nach Operationen, Traumen und Knochenbrüchen angewendet, besonders auch nach Brustkrebs-Operationen mit Entfernung der axillaren Lymphknoten.

Auch in der dermatologischen Praxis kann eine professionelle Lymphdrainage unterstützend durchgeführt werden. Besonders bei Hauterkrankungen im **Bereich des Gesichts** mit ödematöser und entzündlicher Komponente wie **Rosacea** und einigen **Akneformen** unterstützt diese Technik den Behandlungsverlauf positiv. Lymphdrainagebehandlungen sind erstattungsfähig und können vom Heilpraktiker unter der GebüH-Ziffer 20. 6 in Rechnung gestellt werden.

13.3 UV-Strahlung und Lichtschutz

Ansatz

Sonnenlicht und künstliche UV-Bestrahlungen haben durchaus positive Wirkungen auf die Haut und den gesamten Organismus. Bei unsachgemäßem Umgang können sie jedoch sowohl akute Schäden als auch teilweise gravierende Langzeitfolgen verursachen. Durch veränderte Freizeitaktivitäten, Urlaub in südlichen Ländern und Solarienbesuche werden die körpereigenen Schutz- und Reparaturmechanismen häufig überfordert. Eine ganzjährige, gleichmäßige Bräune gilt zwar als Zeichen von Vitalität und entspricht den derzeitigen Schönheitsvorstellungen, vorzeitige Hautalterung und die gehäufte Entstehung von lichtinduzierten bösartigen Neubildungen sind jedoch häufig die Folgen. Die Prävention von Hautschäden durch Lichteinwirkung und auch der in Abhängigkeit von UV-Bestrahlungen sich entwickelnden malignen Melanome besteht in einer Vermeidung extremer UV-Expositionen sowie in gezieltem Lichtschutz.

Natürlicher Lichtschutz

Die Haut ist in der Lage, potentiell schädigende Wirkungen von UV-Strahlen bis zu einem gewissen Grad zu kompensieren. Ein erster Schutz ist das Pigmentsystem der Haut sowie die Hornschicht der Epidermis, die UV-absorbierend wirkt. Sind dennoch Schäden an der DNS der Hautzellen entstanden, so können enzymatische Reparaturmechanismen diese wieder ausgleichen. Zusätzlich zu diesen Schutzfaktoren verfügt die Haut auch über Adaptationsmechanismen. Diese bestehen zunächst aus einer Aktivierung von Melaninvorstufen unmittelbar nach der Besonnung, die sich als Sofortbräune zeigt. Dem folgt eine Mehrsynthese von Melanin, wodurch etwa 24–72 Stunden später eine Spätpigmentierung einsetzt. Gleichzeitig erhöht sich die Lichtschwiele durch Hyperkeratose der Hornschicht, Erhöhung der Keratinozytenzahl und Verdickung des Stratum spinosum. Diese Lichtschwiele bleibt wochenlang nach Sonnenbestrahlungen erhalten und wird erst im Laufe der sonnenarmen Jahreszeit wieder abgebaut.

Hauttypen

Unabhängig von der Menge des eingestrahlten UV-Lichts durch die natürliche Sonne oder Solarien hängt die Reaktion auf die Bestrahlung vom jeweiligen Hauttyp ab. Die zeitliche Toleranz der UV-Exposition bis zur Ausbildung von Erythemen, Sonnenbrand, Pigmentierung und lichtbedingten Langzeitschäden ist individuell sehr unterschiedlich. Pathologische Lichteinwirkungen treten immer dann auf, wenn die Lichttoleranz überschritten worden ist. Basierend auf der **Hautreaktion** nach einem ersten 30-minütigen Sonnenbad werden **vier Hauttypen** unterschieden:

Hauttyp	Hautrötung/Sonnenbrand	Bräunung	Eigenschutz
I	immer	nie	5–10 min.
II	sehr häufig	gering	10–20 min.
III	gelegentlich	gut	20–30 min.
IV	nie	sehr gut	40 min.

Der individuelle Hauttyp bestimmt die Dosierung der verträglichen Sonnenbestrahlung sowie die Höhe des anzuwendenden Lichtschutzfaktors.

Langzeiteffekte

Durch unvernünftige, dem Hauttyp nicht angepasste und zu häufige Sonnenbäder entstehen als Spätfolgen teilweise irreversible Schädigungen an der Haut.

● *Hautalterung*
Ohne Lichteinwirkung altert die menschliche Haut vergleichsweise langsam, Stellen die nie der Sonne ausgesetzt sind, zeigen auch im hohen Alter kaum Falten. Das Ausmass der Hautalterung durch Licht ist proportional zur im Laufe des Lebens angesammelten Dosis an UV-Strahlen, denn die Haut vergisst nicht einen Sonnenstrahl und schon gar keinen Sonnenbrand. Lichtgealterte Haut ist verdünnt, kleine dillatierte Gefäße sind durch die Haut sichtbar und es zeigt sich verstärkte Faltenbildung. Teilweise sind fleckige Hyperpigmentierungen zu sehen, an anderen Stellen kommt es zu Pigmentverlust. Im Bindegewebe finden sich verdickte elastische Fasern, kollagene Fasern gehen zu Grunde.

● *Begünstigung von Hautkrebs*
Besonders die Hauttypen I und II tragen eine erhöhte Gefährdung durch Sonnenbestrahlung **Hautkrebs** zu entwickeln. Extreme UV-Belastungen bei einer nicht sonnengewohnten Haut können hierbei der ausschlaggebende Faktor sein. Das größte Risiko besteht in schweren Sonnenbränden in der Kindheit, gefolgt von Sonnenbränden im Urlaub bei in der übrigen Jahreszeit fehlender Sonneneinwirkung.

Lichtschutzmittel sind Externa, die vor allem chemische Substanzen zur Filterung von UVA- und UVB-Strahlen enthalten. Aufgrund ihrer chemischen Struktur rufen sie

Licht-schutzmittel

jedoch leider recht häufig photoallergische Reaktionen hervor. Einen sehr effizienten und nicht allergenen Schutz bieten Cremes, die nicht chemisch sondern physikalisch wirken: sie reflektieren die einfallende Strahlung so, dass diese die tieferen Hautschichten nicht erreichen kann. Die wirksamen Substanzen in diesen Cremes und Salben sind vor allem *Titanoxid* oder *Zinkoxid*, die beide abdeckend wirken oder sogenannte *Mikropigmente*, die keinen abdeckenden Effekt haben.

▷ Der **Lichtschutzfaktor** der Präparate ergibt sich aus dem Quotienten der erforderlichen Lichtdosis zur Bildung eines Erythems mit und ohne Schutzmittel.

Prävention von Licht-schäden

Zur Vermeidung dauerhafter Schäden und Ausprägung lichtinduzierter Präkanzerosen kann jeder aktiv etwas tun. Um die Toleranz der Haut gegenüber UV-Strahlen nicht zu überschreiten, sollten Sonnenbäder nur mit einer an den individuellen Hauttyp angepassten Dauer genommen werden. Die Lichtschutzfaktoren in Sonnencremes verlängern zwar den zeitlichen Aufenthalt in der Sonne bis zur Erythembildung, verhindern aber nicht die Hautalterung oder das Risiko der Hautkrebsentwicklung. Sie sind zwar ein unbedingt notwendiger, die natürlichen Lichtschutzmechanismen unterstützender Schutz, aber keinesfalls ein Freibrief zum längeren Aufenthalt in der Sonne.

▷ Cremes mit Lichtschutzfaktoren sollten zur Vorbeugung vorzeitiger Hautalterung und bösartiger Neubildungen nicht nur im Urlaub angewendet werden.

Gute Tagescremes zur physiologischen Hautpflege enthalten reflektierende Substanzen, die einen täglichen Schutz gewährleisten. Vor einem Urlaub in südlicher Sonne sollte die Haut schrittweise durch dosierte Bestrahlung an die UV-Belastung herangeführt werden, wodurch sich die natürliche Lichtschwiele und damit der Eigenschutz erhöht.

Auch im Urlaub muss die sonnenungewohnte Haut durch langsame Steigerung der täglichen Exposition an die veränderten Bestrahlungsverhältnisse adaptiert werden. Wegen der verstärkten Strahlendosis sind Sonnenbäder in der **Mittagszeit zwischen 12 und 15 Uhr** besonders gefährlich. Jeder Südländer berücksichtigt diese Tatsache und nutzt diese Zeit zur Siesta.

13.4 Salutogenetische Aspekte

Krankheit zu verhindern und Gesundheit zu erhalten ist auch in der dermatologischen Praxis ein wesentlicher Bereich. Die Aufklärung des Patienten darüber, wie er selbst dazu beitragen kann seine Haut gesund zu erhalten, sollte immer Bestandteil der medizinischen Beratung sein.

Aaron Antonovsky (1923–1994) prägte den Begriff der „Salutogenese", der Erzeugung von Gesundheit.

▷ Er definierte Gesundheit als Ergebnis eines Komplexes aus genetischer Prägung, physiologischem Verhalten und soziobiologischen Umweltbedingungen, den jeder Mensch in einem Reifungsprozess eigenverantwortlich mitgestalten kann.

Die genetischen Voraussetzungen sind sicherlich nicht zu ändern, es liegt aber in der Hand jedes Einzelnen, seine Lebensgewohnheiten den gegebenen Bedingungen anzupassen und alle die individuelle Gesundheit schädigenden Verhaltensweisen zu vermeiden. Das bedeutet z. B. das ein Patient mit einer chronischen Dermatose wie Neurodermitis oder Psoriasis alle Faktoren, die bei ihm als Modulationsfaktoren wirken so weit wie möglich ausschalten sollte, da er dadurch wesentliche Voraussetzungen für seine Gesunderhaltung schaffen kann. Der Patient muss lernen die Verantwortung für seine Gesundheit nicht allein dem Behandler zu übergeben und sich darüber bewusst werden, dass auch er mit seinem Verhalten wesentlich an der Besserung oder Verschlechterung seines Zustandes beteiligt ist.

Die Zusammenhänge von Lebensumständen, Gewohnheiten und Verhalten mit Gesundheit und Krankheit waren auch schon *Samuel Hahnemann* bekannt. Er wusste, dass falsche Ernährung, eine unglückliche Partnerschaft, unzureichender Schlaf oder berufliche Probleme Krankheit erzeugen und unterhalten können und schreibt dazu:

„Bei Erkundigung des Zustandes chronischer Krankheiten müssen die besonderen Verhältnisse des Kranken in Absicht seiner gewöhnlichen Beschäftigungen, seiner gewohnten Lebensordnung und Diät, seiner häuslichen Lage usw. wohl erwogen und geprüft werden, was sich in ihnen Krankheit Erregendes und Unterhaltendes befindet, um durch dessen Entfernung die Genesung befördern zu können."
S. Hahnemann, Organon der Heilkunst § 94

Auch der Pfarrer und „Wasserdoktor" *Sebastian Kneipp* (1821–1897) sah als eine der fünf Säulen einer erfolgreichen Therapie die **„Ordnungstherapie"** an und wies damit den Lebensumständen und Verhaltensweisen die gleiche Bedeutung zu wie Antonovsky und Hahnemann. Kneipp war der Ansicht, dass alle therapeutischen Maßnahmen nur dann wirkungsvoll sein können, wenn der Patient seine Lebensvorgänge ordnet und die biologischen Rhythmen beachtet und einhält.

Diese schon so lange bekannten Zusammenhänge sind heute aktueller denn je und werden besonders in der psychosomatischen Medizin berücksichtigt. Bei einer ganzheitlichen Behandlung können seelische und körperliche Bereiche nicht getrennt und Lebensumstände und Gewohnheiten nicht außer Acht gelassen werden. Genauso wie der Behandler diese Umstände in seiner Therapie zu berücksichtigen hat, muss auch der Patient bereit sein **Mitverantwortung** zu übernehmen und wenn notwendig, sein Verhalten und seine Gewohnheiten zu ändern. Es ist daher auch in der dermatologischen Praxis wichtig den Patienten darüber aufzuklären, welche **präventiven Möglichkeiten** in seiner eigenen Hand liegen und was er zur Gesunderhaltung seiner Haut tun kann. Zu diesen Möglichkeiten zählen nicht nur äußerliche Maßnahmen wie Lichtschutz und physiologische Hautpflege sondern auch die Bereitschaft Lebensumstände so zu gestalten, dass im Sinne einer gesteigerten Lebensqualität die Voraussetzungen für Gesundheit und Wohlbefinden gegeben sind.

IV Ausgewählte Fallbeispiele

1. Erfahrungen aus eigener Praxis

Um zu zeigen wie die theoretisch dargestellten Methoden in der Praxis umsetzbar sind, folgen ein paar ausgewählte Fallbeispiele verschiedener dermatologischer Erkrankungen. Alle vorgestellten Fälle sind echte Fälle die in der Praxis behandelt worden sind und deren Anamnese, Behandlung und Verlauf anhand der Aufzeichnungen in den Patientenakten wiedergegeben werden. Diese Beispiele sollen Mut machen, die unterschiedlichen Methoden der Naturheilkunde individuell einzusetzen und miteinander zu kombinieren und der Heilkraft ganzheitlicher Behandlungsmethoden zu vertrauen.

1.1 Neurodermitis

Die Patientin ist zum Zeitpunkt der ersten Konsultation 37 Jahre alt und betreibt ein eigenes Weinlokal. Sie leidet seit vielen Jahren an einem heftig juckenden Ekzem an beiden Händen, das in immer kürzeren Intervallen mit Cortison, Antibiotika und ständig wechselnden Salben behandelt wird. Zur Zeit ist der Zustand der Hände so schlimm, dass sie nicht in ihrem Lokal arbeiten kann.

Anamnese und Befunderhebung

Hautsymptome:
- Ekzem an beiden Händen und Fingern
- Trocken und rissig
- Juckend und brennend
- Kratzen verschlechtert, die Haut platzt dann auf und blutet
- Im Sommer und am Meer deutliche Besserung
- Rissige Lippen, teilweise Mundwinkelrhaghaden

Durchgemachte Krankheiten:
- Häufige Erkältungen
- Neigung zu Obstipation, teilweise tagelang kein Stuhlgang
- Abtreibung mit 19 Jahren
  - Danach „psychischer Schock"
  - Nach Gabe von „Beruhigungsmitteln" durch den herbeigerufenen Notarzt anaphylaktischer Schock und Klinikeinweisung
- Sonnenallergie
- Als Kind Ekzem in beiden Achselhöhlen
- Gastritis
  - Während des Abiturs
  - Während der Trennungsphase von ihrem Ehemann vor drei Jahren
- Kopfschuppen und teilweise krustiges Ekzem auf der behaarten Kopfhaut

Familienanamnese:
Die Patientin ist kinderlos und lebt getrennt von ihrem Ehemann. Die Mutter leidet an Allergien, ihr Vater beging Suizid mit einem Gewehr als die Patientin 14 Jahre alt war.

Gemütssymptome:
- Verlustangst, Angst, dass anderen die sie gerne hat etwas passieren könnte

- Erträgt keine Ungerechtigkeit
- Muss bei Kummer alleine sein
- Gerne etwas distanziert, lieber hinter dem Tresen als im Gastraum

Begleitsymptome:
- Starke Dysmenorrhoe
- Weißlicher Fluor vaginalis mit zeitweise heftigem Jucken

Allgemeinsymptome:
- Die Patientin friert leicht, schwitzt sehr selten
- Mag gerne Schokolade, trockenen Kuchen und im Winter Muscheln. Gegen alles was „matschig" ist, besteht heftige Abneigung, auch gegen Milch.

Therapie   Die Patientin wurde in der Hauptsache mit Klassischer Homöopathie behandelt. Da die Beschwerden schon sehr lange bestanden, musste das konstitutionelle auf die Totalität des Falles passende Mittel gefunden werden. Bei reiner Wertung der Hautsymptome führte in diesem Fall die Repertorisation in die Irre. Werden nur die Symptome

- Trockenheit der Hände
- Ekzem an den Händen
- Ekzem an den Fingern
- Kratzen verschlechtert
- Rissige Haut an den Händen
  zur Bestimmung des Mittels verwendet, so taucht das Simile in der Auswertung gar nicht auf; es zeigt sich erst, wenn auch die Gemüts- und Allgemeinsymptome berücksichtigt werden. Ohne dass es der Patientin bewusst war, schien die Causa und damit der Modulationsfaktor für ihre Neurodermitis-Schübe nicht verarbeiteter Kummer zu sein. Sowohl den frühen Schwangerschaftsabbruch als auch den Selbstmord des Vaters hatte sie völlig verdrängt und sprach über beide Ereignisse auffallend emotionslos. Nach Repertorisation der Causa
- Beschwerden durch Kummer
  und der Allgemeinsymptome
- Mangel an Lebenswärme
- Besserung am Meer
- Abneigung gegen schleimige Speisen
  ergab sich klar das Simile *Natrium muriaticum*, das auch mit den Begleitsymptomen
- Kopfschuppen weiß
- Dysmenorrhoe
- Obstipation
- Fluor juckend
  übereinstimmte.
▶ Die Patientin erhielt 3 Globuli *Natrium muriaticum* in der C200-Potenz und zusätzlich *Gammacur-Kapseln*.

Verlauf   Unter der Wirkung des Arzneimittels erzählte die Patientin zwei Wochen später im ersten follow-up vom Selbstmord ihres Vaters. Sie hatte die ganzen Geschehnisse vollkommen verdrängt und nie darüber gesprochen. Sie weinte heftig und spürte zum ersten Mal den tiefen Schmerz über den Verlust des Vaters.
▶ In der folgenden Zeit erhielt die Patientin etwa einmal monatlich *Natrium muriaticum* C1000. Während dieser Monate setzte sie sich mit der frühen Abtreibung, die sie selbst gar nicht gewollt hatte und mit dem Scheitern ihrer Ehe auseinander. Jedes Mal, wenn eines ihrer „Kummerthemen" an die Oberfläche kam, verschlechterte sich der Zustand ihrer Haut.

▶ In stark entzündlichen Phasen des Ekzems bekam die Patientin zur Unterstützung *Phlogenzym* und *Cardiospermum-Salbe* zur äußerlichen Anwendung.

Nach einem halben Jahr war das Ekzem vollständig abgeheilt und auch die Menstruation war nicht mehr schmerzhaft. Seit drei Jahren ist die Patientin praktisch beschwerdefrei, ein starkes Rezidiv ist nicht mehr aufgetreten. Dennoch bleibt für sie die Haut ein sicheres Messinstrument für die Ausgeglichenheit ihres Seelenzustands. Emotionale Schwankungen durch Enttäuschungen im geschäftlichen und privaten Leben äußern sich direkt in der Bildung vereinzelter juckender Bläschen an den Fingern, die durch *Natrium muriaticum* und entsprechende psychische Begleitung rasch wieder abheilen.

1.2 Neurodermitis beim Kleinkind

Der Patient ist 1 ½ Jahre alt, als seine Mutter ihn mit einem heftigen Ekzem-Schub in die Praxis bringt. Er wird seit seinem 4. Lebensmonat homöopathisch behandelt, sowohl seine Mutter als auch seine ältere Schwester sind Atopiker mit der Disposition zu Neurodermitis.

Anamnese und Befunderhebung

Die mit 4 Monaten zum ersten Mal aufgetretenen Anzeichen einer Neurodermitis waren durch eine Impfung ausgelöst worden. Unter der Behandlung mit seinem homöopathischen Konstitutionsmittel *Lycopodium* hielt sich der Zustand der Haut stabil bis auf einige vereinzelt auftretende, juckende Flecken im Gesicht und an den Ellenbeugen. Jetzt war der kleine Junge in einem bedauernswerten Zustand: beide Ellenbeugen und Kniekehlen waren hochrot, teilweise blutig aufgekratzt und schorfig, an den Unterschenkeln zeigten sich große, entzündlich gerötete Flecken. Wegen des starken Juckreizes konnte er nicht schlafen und war dementsprechend quengelig. Das Ekzem war vor einer Woche ausgebrochen, etwa gleichzeitig mit einem „Zahnungsschub".

Therapie

Offensichtlich war die schwierige Zahnung der Auslöser für die überschiessende Reaktion des Immunsystems, deshalb erhielt der kleine Patient zusätzlich zum homöopathischen Konstitutionsmittel *NeyThymun oral*. Aus dem Ohrläppchen wurde ihm ein Tropfen Blut zur Herstellung der homöopathischen Eigenblutreihe entnommen.

Verlauf

Der Patient nahm täglich morgens und abends 3 Tropfen *NeyThymun oral* sowie einmal täglich 3 Tropfen des *potenzierten Eigenbluts* beginnend mit der C18. Die Mutter badete ihren Sohn in *Kleiebädern* und puderte die juckenden Stellen mit *Kartoffelmehl*. Bereits nach einer Woche blassten die hochroten Stellen ab, die Schorfe lösten sich und der Juckreiz ließ nach. Die Eigenblutbehandlung wurde über 4 Wochen mit den Potenzen C18, C12, C6 und C4 weitergeführt. Nach Ablauf dieser Zeit war der kleine Patient völlig beschwerdefrei.

1.3 Psoriasis

Die 17-jährige Schülerin leidet seit 7 Jahren an einer schweren Form der Schuppenflechte, die sich bisher durch alle versuchten Therapien nicht wesentlich beeinflussen ließ. Die Haut ist an beiden Armen, am Hals sowie an Bauch und Rücken überzogen mit handtellergroßen, scharfbegrenzten schuppigen Flecken. Die Patientin wohnt mit ihren beiden Schwestern beim Vater, die Eltern sind geschieden. Der Zustand ihrer Haut ist für das junge Mädchen sehr belastend, sie fühlt sich in ihrer Lebensqualität deutlich eingeschränkt.

Anamnese und Befunderhebung

Hautsymptome:
- Weißlich-schuppiges Ekzem mit scharf begrenztem roten Rand, bis zu handtellergroß
  - → Streckseiten beider Arme
  - → Hals, Brust, Bauch, Rücken
  - → Weder Juckreiz noch Schmerzen

Krankheiten:
- Häufig Aphthen im Mund
- Als Kind Windpocken
- Obstipation, bis zu 5 Tagen kein Stuhlgang
- Hyperventilations-Tetanie

Gemütssymptome:
- Angst vor plötzlichen Geräuschen, wenn etwas knallt
- Angst vor Hunden
- Angst vor Gewitter

Allgemeinsymptome:
- Besserung am Meer
- Abneigung gegen Baden
- Abneigung gegen Fleisch
- Wacht häufig nachts gegen 1.00 Uhr auf, mit Durst

Therapie

Die Behandlung wurde mit der Bestimmung des homöopathisch angezeigten Mittels eingeleitet, wobei das seltsame und hochwertige Symptom „Angst vor plötzlichen Geräuschen" an die erste Stelle gesetzt wurde. Die Angst vor einem möglichen Knall war so groß, dass die Patientin sich schon Wochen vor Sylvester vor den Raketen und Feuerwerkskörpern fürchtete. Selbst wenn sie einen Luftballon sah bekam sie Angst, er könne knallen. Dieses starke Gemütssymptom wies auf das Mittel *Borax* hin, das durch die weiteren Symptome

- Hautausschläge Psoriasis
- Hautausschläge, weißlich mit rotem Hof
- Erwachen nach Mitternacht
- Durst nachts
- Abneigung gegen Fleisch
- Aphthen

bestätigt wurde.

▶ Die Patientin bekam daher 3 Globuli *Borax* C200 trocken auf die Zunge. Gleichzeitig wurde eine Stuhlprobe zur mikrobiologischen Untersuchung geschickt, die deutliche Störungen der intestinalen Flora zeigte.

▶ Daher wurde parallel zur homöopathischen Behandlung die Symbioselenkung mit einem stufenweisen Aufbau über *ProSymbioflor*, *Symbioflor 1* und *Symbioflor 2* durchgeführt.

▶ Zur äußerlichen Anwendung erhielt die Patientin *Nubral Körperlotion* und *Aloe vera-Gel*.

Verlauf

Die Wirkung des homöopathischen Mittels setzte schnell und ohne Erstverschlimmerung ein. Als erstes besserte sich die Angst vor plötzlichen Geräuschen und vor Gewitter und die Patientin schlief ruhiger ohne aufzuwachen. Etwa einmal monatlich wurde *Borax* wiederholt, später in der C1000. Die mikrobiologische Therapie wurde über 5 Monate durchgeführt.

Die Wirkung auf die Haut zeigte sich zunächst in einer Verminderung der weißlichen Schuppen und einem Abblassen der zu Beginn der Behandlung feuerroten Ränder der Psoriasisherde. Im weiteren Verlauf bildeten sich die Hauterscheinungen zunehmend zurück und die Haut war insgesamt nicht mehr so trocken. Sicherlich wird die Bereitschaft zur Ausbildung des Ekzems unter bestimmten äußerlichen Bedingungen und psychischen Belastungen bleiben, insgesamt hat sich der Zustand der Patientin jedoch so weit stabilisiert, dass sie sich durch gelegentlich auftretende kleinere Herde nicht mehr belastet, und eingeschränkt fühlt.

1.4   Akne

Seit ihrem 13. Lebensjahr leidet die 23-jährige Friseuse an einer ausgeprägten Akne im Gesicht, die sich im Laufe der Jahre zunehmend verschlimmert hat. Bisher wurde die Akne von Dermatologen mit Tetrazyklinen und äußerlich anzuwendenden Benzoylperoxid-Präparaten behandelt.

Hautsymptome:
- Papulo-pustulöse Akne im Gesicht

Anamnese und Befunderhebung
- Schlimmer vor und während der Menstruation

Krankheiten:
- Angeborene Hüftgelenksdysplasie, sehr spätes Laufenlernen
- Im Oberkiefer 2 Zahnreihen angelegt, daher Operation und Zahnspange
- Operative Entfernung der Nasenpolypen
- Obstipation und Meteorismus

Begleitsymptome:
- Bereits seit der ersten Menstruation sehr starke Periodenschmerzen
- Menstruation unregelmäßig
- Eingewachsene Zehennägel
- Aufschrecken aus dem Schlaf mit Herzklopfen

Familienanamnese:
- Mutter Apoplex mit 49 Jahren
- Großmutter Brustkrebs

Allgemeinsymptome:
- Immer kalte, schweißige Füße
- Friert leicht, verträgt keine Zugluft
- Gemütssymptome:
- Leicht ängstlich
- Mitfühlend

Therapie ▶ Die Totalität der Symptome wies deutlich auf das homöopathische Mittel *Silicea* hin, das die Patientin in der Potenz C30 erhielt.
Die Potenz wurde so niedrig gewählt, da die Symptomatik in erster Linie im körperlichen Bereich lag und die psychische Anamnese unauffällig war. Auffälliger schien der Zusammenhang zwischen der Akne und der hormonellen Situation zu sein: Mit Einsetzen der 1. Menarche begannen die Hauterscheinungen, verschlechterten sich bei jeder Menstruation und der Zyklus war immer unregelmäßig und mit starken Schmerzen verbunden.

▶ Daher wurde eine hormonelle Regulation mit *Glandulae F Gastreu* durchgeführt, das die Patientin in Tropfenform einnahm.

▶ Zur Stabilisierung der intestinalen Flora erhielt sie zusätzlich *Perenterol*, sowie als ergänzendes Vitalstoff-Präparat *LifePack*.

▶ Die *Hautpflege* wurde komplett umgestellt, wobei alle austrocknenden und alkoholischen Präparate durch Aloe vera-haltige Produkte ersetzt wurden.

▶ Zweimal wöchentlich sollte die Patientin ein *enzymatisches Peeling* machen und einmal wöchentlich zur *Akne-Toilette* kommen.

Verlauf

Innerhalb des ersten Monats der Behandlung verschlechterte sich das Hautbild drastisch. Ablagerungen aus tieferen Hautschichten kamen an die Oberfläche und es bildeten sich vermehrt eitrige Pusteln. In dieser Zeit musste der Patientin erklärt werden, dass die offensichtliche Verschlechterung ihres Hautbildes ein Zeichen für die Anregung der Ausscheidungs- und Stoffwechselvorgänge ihrer Haut und damit der erste Schritt zur Heilung war.

▶ Um diese Funktionen zu unterstützen machte die Patientin jeden Abend eine Gesichtsmaske mit *Heilerde*.

Im zweiten Monat beruhigte sich das Hautbild, die entzündlichen Effloreszenzen bildeten sich zurück, die epidermalen Talgablagerungen nahmen ab. Nach drei Monaten regulierte sich der Zyklus, die krampfhaften Menstruationsschmerzen traten nicht mehr auf und auch der Stuhlgang hatte sich normalisiert. Nach einem halben Jahr war die Grundbehandlung der Akne abgeschlossen, das Hautpflegeprogramm und die Einnahme des Vitalstoff-Präparats behielt die Patientin bei.

1.5 Furunkulose

Mit einem etwa Fünfmarkstück großen Furunkel am linken Oberschenkel stellte sich ein 37-jähriger Fabrikant in der Praxis vor. Er erzählte, dass es innerhalb des letzten Jahres mindestens schon das Zehnte dieser Art sei und einige davon chirurgisch eröffnet und ausgeräumt werden mussten. Jetzt habe es am Vortag wieder angefangen und würde immer schmerzhafter. Der Hausarzt, ein Chirurg und auch ein Dermatologe hatten dem Patienten im Laufe des letzten Jahres ständig wechselnde Antibiotika verordnet, es waren aber trotzdem immer wieder neue Furunkel aufgetreten. Jetzt wollte er auf keinen Fall, dass wieder an ihm „herumgeschnitten" würde.

Hautsymptome
- Furunkel am linken Oberschenkel ventral
- Hellrot, heiß
- Starker Klopfschmerz
- Schmerz wie von einem Messer beim Gehen

Anamnese und Befunderhebung

Der Patient war außerordentlich erregt und ungeduldig, daher konnte keine große homöopathische Anamnese durchgeführt werden und es wurde eine reine Akutbehandlung gemacht.

Therapie

▶ Die Behandlung wurde mit der modifizierten *Eigenblutbehandlung nach Reckeweg* begonnen, wobei die Präparate *Traumeel S* und *Engystol N* eingesetzt wurden.

▶ Da das Furunkel hochrot, heiß und stark klopfschmerzhaft war, erhielt der Patient zusätzlich 3 Globuli *Belladonna* C30.

▶ Zur äußerlichen Anwendung wurde *Rivanol-Lösung* rezeptiert und dem Patienten erklärt, wie er damit zu Hause Umschläge machen sollte.

Verlauf

Am nächsten Tag hatte sich das Furunkel weiter vergrößert und zeigte eine zentrale Eiterbildung.

▶ Zur schnelleren Eröffnung sollte der Patient jetzt bis zum Abend stündlich eine Tablette *Myristica sebifera* D6 nehmen.

Am nächsten Morgen hatte sich das Furunkel geöffnet und reichlich eitriges Sekret entleert.

1.6   Panaritium

Eine 38-jährige Kosmetikerin kam mit starken klopfenden Schmerzen im rechten kleinen Finger in die Praxis. Sie erzählte, dass sie zwei Tage zuvor an ihrem Auto einen Reifen gewechselt hätte und sich dabei wohl am Finger leicht verletzt haben müsste. Sie hätte „so etwas" schon einmal gehabt und das habe damals in der Ambulanz einer Klinik aufgeschnitten werden müssen.

Anamnese und Befunderhebung

- Panaritium am rechten Kleinfinger nach Bagatellverletzung
- Nagelbett hellrot und wulstartig geschwollen
- Starker klopfender Schmerz
- Überwärmt
- Druckschmerzempfindlich besonders am lateralen Nagelfalz
- Endglied des kleinen Fingers geschwollen und heiß

Therapie

Die Symptome sprachen dafür, dass sich zwei Tage nach der kleinen Verletzung bereits Eiter gebildet hatte, daher bekam die Patientin zur Akutbehandlung *Hepar sulfuris* C6 verordnet. Bis zur Besserung sollte sie stündlich eine Tablette im Mund zergehen lassen, zusätzlich sollte sie Packungen mit Heilerde auf den Finger auflegen. Sie wurde gebeten am Abend noch einmal in der Praxis anzurufen, um den weiteren Behandlungsverlauf abzustimmen.

Verlauf

Bis zum Abend hatte der klopfende Schmerz nachgelassen, die Stelle der ursprünglichen Verletzung am lateralen Nagelfalz war gut sichtbar geworden und sonderte etwas gelbliche Flüssigkeit ab. *Hepar sulfuris* wurde jetzt abgesetzt. Bei der Folgeuntersuchung am nächsten Tag war der Finger gut abgeschwollen, das Nagelbett selbst zeigte noch eine leichte Rötung.

▶ Die Patientin erhielt jetzt einen Salbenverband mit *Traumeel S – Salbe*. Innerhalb von zwei Tagen war die Nagelbettentzündung komplett abgeheilt.

1.7   Herpes zoster

Die 49-jährige Geschäftsfrau kam wegen eines stark juckenden und brennenden Hautausschlages mitten auf der linken Gesäßhälfte. Sie meinte, dass sie wohl eine Dummheit gemacht habe, denn sie sei zwei Tage zuvor wohl etwas zu lange auf der Sonnenbank gewesen und hätte am ganzen Körper leichten Sonnenbrand.

Anamnese und Befunderhebung

- Kreisrunder, etwa Fünfmarkstück großer Hautausschlag am Gesäß
- Hochrot, heiß
- Bläschenbildung auf Erythem
- Juckend und brennend

Durch die zu starke UV-Bestrahlung waren Herpes-Viren aktiviert worden und es zeigte sich – wenn auch an ungewöhnlicher Stelle – das typische Bild des Herpes zoster.

Therapie   ▶ Zur Stärkung des Immunsystems wurde der Patientin *Esberitox* verschrieben, das sie dreimal täglich einnehmen und auch auf das Exanthem auftupfen sollte.

▶ Zusätzlich bekam sie 1000 mg Vitamin C und wegen der brennend juckenden Blasenbildung *Rhus toxicodendron* C30.

▶ Zur Linderung des leichten Sonnenbrandes wurde ein Aloe vera-Gel empfohlen.

Verlauf   Unter der Behandlung trockneten die Bläschen rasch ein und der Juckreiz ließ bereits am nächsten Tag nach. Innerhalb einer Woche waren auch die letzten Spuren des Zoster verschwunden.

1.8   Allergisches Kontaktekzem

Wegen einer starken, sehr schmerzhaften Schulterprellung kam eine 58-jährige Hausfrau in die Praxis. Sie war beim Hundespaziergang gestürzt, weil der Hund plötzlich ruckartig an der Leine gezogen hatte. Die Prellung war schon ein paar Tage alt. Die Patientin kam erst jetzt, weil durch die Ausprägung eines großflächigen Hämatoms die Schmerzen immer stärker geworden waren. Die Patientin wurde mit *Arnica C200* versorgt und erhielt ein Rezept über eine *arnikahaltige Salbe*, mit der sie die schmerzende Stelle dreimal täglich einreiben sollte.

Zwei Tage später stellte sich die Patientin erneut in der Praxis vor und zeigte einen stark juckenden Hautausschlag, der sich über die Schulter bis hin zur Brust ausbreitete.

Anamnese und Befunderhebung
- Großflächiges hellrotes Erythem auf der linken Schulter
- Erstreckt sich bis zum Dekolleté und der Brust
- Stark überwärmt
- Deutliche ödematöse Schwellung
- Juckend und brennend

Es zeigte sich keine Läsion, die ein Eindringen von Keimen möglich gemacht haben könnte, daher war ein Erysipel differentialdiagnostisch ausgeschlossen. Die Patientin gab an, dass nach dem zweiten Auftragen der verordneten Salbe bereits leichtes Jucken und Brennen aufgetreten seien, am nächsten Tag eine sich zunehmend ausbreitende Rötung.

Es handelte sich offenbar um ein allergisches Kontaktekzem im Erythemstadium, ausgelöst durch einen für die Patientin allergenen Inhaltsstoff in der Salbe. Nach der angegebenen Deklaration konnte es sich dabei nur um das ätherische Rosmarinöl handeln, da das Präparat frei von Parabenen und sonstigen Allergieverdächtigen Beimischungen war.

Therapie   ▶ Aufgrund der hellroten, heißen und ödematösen Schwellung wurde der Patientin *Apis C30* verschrieben. Sie sollte von dem Mittel zunächst 3 Globuli trocken unter der Zunge zergehen lassen und anschließend aus 5 Globuli eine Wasserlösung ansetzen. Von dieser Auflösung sollte sie bis zum Eintritt der Besserung stündlich einen Schluck nehmen.

▶ Zur Linderung des Juckreizes wurden die betroffenen Stellen reichlich mit *Kartoffelmehl* eingepudert.

Verlauf   Die Rötung blasste innerhalb eines halben Tages deutlich ab und Schwellung und Juckreiz gingen zurück. Es kam nicht zu einem exsudativen Ekzemstadium, die Patientin war am zweiten Tag beschwerdefrei. Selbstverständlich wurde die rosmarinhaltige Salbe nicht mehr angewendet.

V Therapeutischer Index von A — Z

Akne

→ Akne comedonica

○ Intern:
Ausleitungs- und Entgiftungsverfahren
Hormonelle Regulation
Klassische Homöopathie
Zink

○ extern:
physiologische Hautpflege
Heilerdemasken
Kosmetische Peelings

→ Akne papulo-pustulosa

○ intern:
Ausleitungs- und Entgiftungsverfahren
Symbioselenkung
Eigenblutbehandlung

Enzyme
○ extern:
physiologische Hautpflege
Akne-Toilette
Heilerdemasken
Kräuterschälkur
Manuelle Lymphdrainage

→ Akne conglobata

○ intern:
Ausleitungs- und Entgiftungsverfahren
Symbioselenkung
Autovaccine
Biomolekulare Therapie
Hormonelle Regulation
Klassische Homöopathie
Eigenblutbehandlung
Zink
○ extern:
physiologische Hautpflege
Akne-Toilette
Kräuterschälkur
Manuelle Lymphdrainage

Alopezie

→ arreata

○ intern:
Immunmodulation mit Thymuspräparaten
Klassische Eigenblutbehandlung
Enzyme
○ extern:
Thymus-Shampoo

→ diffusa

○ intern:
Immunmodulation mit Thymuspräparaten
Klassische Homöopathie
Hormonelle Regulation
Biotin und Cystein
Vitamin-B-Komplex
Zink
○ extern:
Bindegewebsmassage
Thymus-Shampoo
Brennnessel- und Birkensaft
Klettenwurzelöl
→ androgenetica
○ intern:
Hormonelle Regulation
Biomolekulare Therapie
Biotin und Cystein
Vitamin-B-Komplex
Zink
○ extern:
keine besondere Behandlung

Candidose

○ intern:
Symbioselenkung
Candida albicans C30
○ extern:
Hygienemaßnahmen
Obstessig
Kartoffelmehl

Chloasma

○ intern:
Hormonelle Regulation
Klassische Homöopathie, besonders:
Sepia
○ extern:
Kräuterschälkur

Eingewachsene Nägel

○ intern:
Klassische Homöopathie, besonders:
Graphites
Silicea

○ extern:
Hydrastis-Urtinktur

Erysipel

○ intern:
Klassische Homöopathie, besonders:
Belladonna
Apis

Rhus toxicodendron
○ extern:
Rivanolumschläge
Heilerdepackung

Furunkel	○ intern: Ausleitungsverfahren Klassische Homöopathie, besonders: Hepar sulfuris Myristica sebifera Klassische Eigenblutbehandlung Eigenblutbehandlung nach Reckeweg ○ extern: Rivanolumschläge Ichthyolsalbe Leinsamenauflage
Furunkulose	○ intern: Symbioselenkung Autovaccine Eigenblutbehandlung nach Reckeweg Biomolekulare Therapie ○ extern: siehe „Furunkel"
Herpes simplex	○ intern: unspezifische Immunmodulation Herpes-Nosode Klassische Homöopathie, besonders: Rhus toxicodendron Natrium muriaticum Arsenicum album ○ extern: Echinacea Lomaherpan
Herpes zoster	○ intern: Immunmodulation Vitamin C, Vitamin-B-Komplex Klassische Homöopathie, besonders: Rhus toxicodendron Mezereum Komplexhomöopathie ○ extern: juckreizlindernde Maßnahmen austrocknende Anwendungen
Impetigo contagiosa Behandlungs- verbot für HP!	○ intern: Komplexhomöopathie Klassische Homöopathie, besonders: Mezereum Hepar sulfuris Mercurius ○ extern: Kaliumpermanganat Antiseptische Salben

Insektenstiche

- intern:
  Klassische Homöopathie, besonders:
  Apis
  Vespa crabro
  Enzyme

- extern:
  Aloe vera-Gel
  Rivanol-Umschläge
  Obstessigumschlag

Kontaktekzem

- intern:
  Immunmodulation
  Eigenblutbehandlung
  Klassische Homöopathie nach dem klinischen Bild
- extern:
  Umschläge mit schwarzem Tee
  gerbstoffhaltige Externa
  Kartoffelmehl
  Heilerdepackung
  Aloe vera-Gel

Krätze
Behandlungs-
verbot für HP!

- intern:
  keine Behandlung notwendig
- extern:
  Antiskabiosa
  Hygienemaßnahmen

Läuse
Behandlungs-
verbot für HP!

- intern:
  keine Behandlung notwendig
- extern:
  Goldgeist forte
  Hygienemaßnahmen

Masern
Behandlungs-
verbot für HP!

- intern:
  Klassische Homöopathie, besonders:
  Euphrasia im katarrhalischen Stadium
  Belladonna
  Pulsatilla
  Morbillinum
  Komplexhomöopathie
- extern:
  außer Bettruhe keine externe Behandlung notwendig

Mollusca
contagiosa

- intern:
  Klassische Homöopathie, besonders:
  Calcium carbonicum
  Thuja
- extern: Thuja Ø

Nagelmykosen

- intern:
  Symbioselenkung bei chronischen Verläufen
  Biotin

○ extern:
medizinische Fußpflege
Grapefruitkernextrakt

Neurodermitis

○ intern:
Klassische Homöopathie als Konstitutionsbehandlung
Immunmodulation
Hormonelle Regulation
Eigenblutbehandlungen
Gamma-Linolensäure
Entspannungstechniken
○ extern:
Umschläge mit schwarzem Tee oder Heilerde
Kartoffelmehl als Puder
Bäder:
Cleopatra-Bad
Meersalz-Bad
Kleie-Bad
Juckreizlindernde Cremes
Physiologische Hautpflege

Panaritium

○ intern:
Klassische Homöopathie, besonders:
Hepar sulfuris
Myristica sebifera
Silicea
Echinacea
Komplexhomöopathie
○ extern:
Ichthyolverbände
Heilerdepackung

Pityriasis versi-color

○ intern:
Salbei
mikrobiologische Therapie
Ausleitungsverfahren
Komplexhomöopathie
○ extern:
Einpinselung mit keratolytischem Spiritus

Post zoster-Neuralgie

○ intern:
Klassische Homöopathie, besonders:
Hypericum
Mezereum
Rhus toxicodendron
Vitamin B_{12} – Injektionen
○ extern:
neuraltherapeutische Quaddelbehandlung mit:
Meaverin
Formicain

Psoriasis

○ intern:
Klassische Homöopathie

Eigenblutbehandlung
Ausleitungsverfahren
Symbioselenkung
Entspannungstechniken
○ extern:
keratolytische Salben und Lotionen
Bäder:
Meersalz-Bad
Cleopatra-Bad

Röteln
Behandlungs-
verbot für HP!

○ intern:
Klassische Homöopathie, besonders:
Belladonna
Apis
Komplexhomöopathie zur Lymphdrainage
○ extern:
Drainagesalbe

Rosacea

○ intern:
Mikrobiologische Therapie
Ausleitungsverfahren
Klassische Homöopathie
Drainagemittel aus der Komplexhomöopathie
Biomolekulare Therapie
○ extern:
Rosacea-Paste
Manuelle Lymphdrainage

Sonnenallergie

○ intern:
Klassische Homöopathie, besonders:
Natrium muriaticum
Apis
Immunmodulation
Coli-Bakterien-Präparate
○ extern:
Aloe vera-Gel
Erhöhung der Lichttoleranz durch präventive, dosierte Bestrahlung
Lichtschutzsalbe

Sonnenbrand

○ intern:
Klassische Homöopathie, besonders:
Belladonna
Apis
Cantharis
Enzympräparate
○ extern:
Aloe vera-Gel
Quarkauflagen

Tinea cutis

○ intern:
Mikrobiologische Therapie
○ extern:

Hygienemaßnahmen
physiologische Hautpflege
Obstessigabwaschungen

Tinea pedis
○ intern:
Symbioselenkung bei chronischen Verläufen
○ extern:
Hygienemaßnahmen
Gerbstoffhaltige Fußbäder
Gerbstoffhaltige Puder

Urticaria
○ intern:
Klassische Homöopathie, besonders:
Urtica urens
Arsenicum album
○ extern:
Umschläge mit verdünntem Obstessig
Umschläge mit schwarzem Tee

Verbrennung und Verbrühung
○ intern:
Klassische Homöopathie, besonders:
Belladonna
Cantharis
○ extern:
Calendula-, Hamamelisextrakt
Rivanollösung
Rescue-Remedie-Salbe
Aloe vera-Gel

Verhornungs-störungen der Nägel
○ intern:
Biotin
Aminosäuren, besonders Cystein
Kieselerde, Gelatine
Klassische Homöopathie, besonders:
Silicea
○ extern:
Handbäder in Olivenöl

Warzen
○ intern
Klassische Homöopathie nach dem klinischen Bild
○ extern:
Betupfen mit Chelidonium Ø
Betupfen mit Thuja Ø
Baden in hypertoner Kochsalzlösung

Windel-dermatitis
○ intern:
Klassische Homöopathie, besonders:
Medorrhinum
Symbioselenkung
○ extern:
Abwaschungen mit schwarzem Tee
Calendulapuder
Aloe vera-Gel

Hygienemaßnahmen

Windpocken
Behandlungs-
verbot für HP!

○ intern:
Klassische Homöopathie, besonders:
Rhus toxicodendron
Hydrastis canadensis
Sulfur zum Abschluss
Komplexhomöopathie zur Anregung der Abwehr
○ extern:
Abwaschungen mit verdünntem Obstessig
Kartoffelmehl als Puder

Wunden

○ intern:
Klassische Homöopathie je nach Art der Verletzung
○ extern:
Calendula-Tinktur
Kalium-Permanganat
Entzündungshemmende Salben

Zecken

○ intern:
nur nach übertragener Infektionskrankheit
Bei Infektion mit FSME oder Borreliose besteht Behandlungsverbot für HP!
○ extern:
sachgemäße Zeckenentfernung mit anschließender Desinfektion

VI Anhang

1. Verzeichnis der Arznei- und Heilmittel

2. Sachregister

3. Literaturverzeichnis

Braun-Falcko, O. et al.: Dermatologie und Venerologie. 4. A. Springer, Berlin 1995

Dahmer, H.; Dahmer, J.: Gesprächsführung. Thieme med. Stuttgart 1982

Grevers, A. – Röcken, D.: Taschenatlas der Allergologie. Thieme, Stuttgart 2001

Hahnemann, S.: Die chronischen Krankheiten. 6. A. Haug, Heidelberg 1995

Hahnemann, S.: Organon der Heilkunst. Haug, Heidelberg 1996

Jung, E. (Hrsg): Dermatologie 4. A. Duale Reihe. Hippokrates, Stuttgart 1998

Lanninger-Bolling, D.: Blut als Heilmittel. Sonntag, Stuttgart 1995

Pschyrembel: Klinisches Wörterbuch. 256. A. De Gruyter, Berlin 1986

Pschyrembel, W.: Wörterbuch, Naturheilkunde und alternative Heilverfahren. De Gruyter, Berlin 1996

Rassner, G.: Dermatologie. 5. A. Urban & Schwarzenberg, München 1997

Schroyens, F.: Synthesis. Hahnemann Institut, Greifenberg 1993

Schultz, J. H.: Das autogene Training. 19. A. Thieme, Stuttgart 199.

Shakti Gawain: Stell dir vor. rororo, Reinbek 1999

Steigleder, G. K.: Dermatologie und Venerologie. 6. A. Thieme, Stuttgart 1992

Steigleder, G. K.: Therapie der Hautkrankheiten. 4. A. Thieme, Stuttgart 1993

Sterry, W.; Paus, R.: Checkliste Dermatologie. 4. A. Thieme, Stuttgart 2000

Stossier, H.: Praxishandbuch der modernen Mayr-Medizin. MVS, Stuttgart 2003

Tepperwein, K.: Kraftquelle Mentaltraining. Goldmann, München 1993

Uexküll, T. et al.: Lehrbuch der psychosomatischen Medizin. 5. A. Urban & Fischer, München 1995

White, G.: Levenes Farbatlas der Dermatologie. 4. A. Enke, Stuttgart 1998

Zimmermann, W.: Homöotherapie der Hautkrankheiten. 2. A. Sonntag, Regensburg 1987

4. Infos und Adressen

Homöopathische Einzelmittel:
DHU
Ottostraße 24
76227 Karlsruhe

Homeoden-Heel
Kasteellaan 76
B-9000Gent

Homöopathische Komplexmittel:
Biologische Heilmittel
Heel GmbH
Dr.-Reckeweg-Str. 2-4
76532 Baden Baden

Homöopathische LM-Potenzen:
Dr. Zinsser
Tübingen
Tel.: 070071-24494

Biomolekulare Therapie:
VitOrgan Arzneimittel GmbH
Brunnwiesenstr. 21
73760 Ostfildern

Mikrobiologisches Labor:
Institut für Mikroökologie
Postfach 1765
35727 Herborn

Autovaccinenherstellung:
Symbiovaccin GmbH
Postfach 1765
35727 Herborn

Mentaltraining:
Frank Wilde Trainings
Havelstr. 24
14513 Teltow/Berlin

Lymphdrainage und Kräuterschälkur:
Dr. med. Christine Schrammek-Drusio
Christine Schrammek Kosmetik GmbH
Kibbelstr. 6
45127 Essen

5. Über die Autorin

Nach dem Abitur zunächst Studium der Pädagogik und Psychologie, danach Wechsel zum Studium der Humanmedizin bis zum ersten Staatsexamen. In der "Babypause" Ausbildung zur Fachkosmetikerin mit anschließender Unterrichtstätigkeit in Dermatologie an einer Fachschule für Kosmetik. Aufgrund persönlicher Erfahrungen Hinwendung zur ganzheitlichen Medizin mit 3-jährigem internationalen Studium der Klassischen Homöopathie sowie intensiven Ausbildungen im Bereich der Psychotherapie und Systemischen Therapie über mehrere Jahre.
Seit 1995 eigene Praxis als Heilpraktikerin in den Schwerpunkten Klassische Homöopathie und ganzheitliche Behandlung dermatologischer Erkrankungen. Dozentin für Fachfortbildungen für Ärzte, Heilpraktiker und Kosmetikerinnen im Auftrag verschiedener Pharmafirmen, Heilpraktikerverbände und -Schulen. Als freie Journalistin regelmäßige Beiträge in medizinischen und kosmetischen Fachzeitschriften zu medizinisch-naturheilkundlichen Themen.

Die Mikrobiologische Therapie

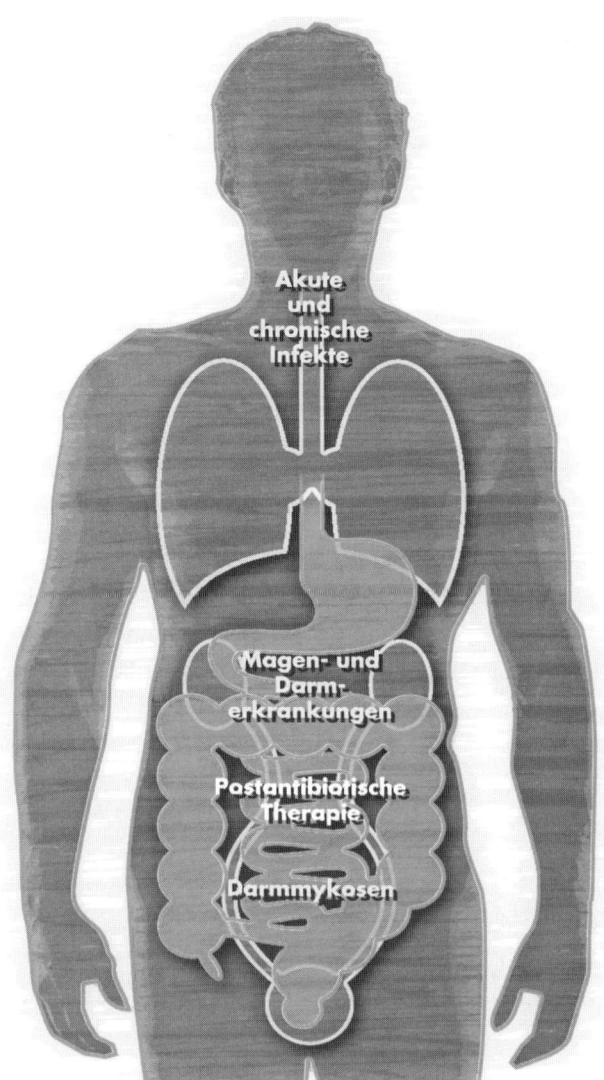

Akute und chronische Infekte

Magen- und Darm- erkrankungen

Pastantibiotische Therapie

Darmmykosen

Probiotika – für das Leben

Mikroben auf Haut und Schleimhaut sind Voraussetzung für ein funktionierendes Immunsystem. Bei gestörter Abwehrlage bewirken physiologische Mikroorganismen in den Symbioflor-Präparaten:

- **Immunmodulation**
  Dämpfung überschiessender Reaktionen, Aktivierung mangelnder Funktion.

- **Kolonisationsresistenz**
  Verdrängung pathogener Keime

- **Floramodulation/ Darmsanierung**
  Stärkung der körpereigenen Mikroflora

PRO SYMBIO FLOR®

SYMBIO FLOR®1

SYMBIO FLOR®2

Pro Symbioflor® / Symbioflor®1 / Symbioflor®2 Zusammensetzung: Pro Symbioflor®: 1ml Suspension enthält: Escherichia coli und Enterococcus faecalis (steriles Autolysat aus 1,5 - 4,5 x 10⁷ Bakterien). **Symbioflor®1:** 1ml Suspension enthält: Enterococcus faecalis (Zellen und Autolysat aus 1,5 - 4,5 x 10⁷ Bakterien). **Symbioflor®2:** 1ml Suspension enthält: Escherichia coli (Zellen und Autolysat aus 1,5 - 4,5 x 10⁷ Bakterien). **Anwendungsgebiete: Pro-Symbioflor®:** Regulierung körpereigener Abwehrkräfte, gastrointestinale Störungen. **Symbioflor®1:** Regulierung körpereigener Abwehrkräfte, chronisch rezidivierende Infektionen der oberen Atemwege, Entzündungen im Mund-, Nasen-, Rachenraum und Mittelohr, Erkältungskrankheiten, gastrointestinale Störungen. **Symbioflor®2:** Regulierung körpereigener Abwehrkräfte, gastrointestinale Störungen. **Gegenanzeigen: Pro Symbioflor®:** Keine. **Symbioflor®1:** Keine. **Symbioflor®2:** Akute Cholecystitis und akute Pankreatitis, Ileus, Kachexie, Marasmus. Bei akut fieberhaften Erkrankungen vorübergehend absetzen. **Nebenwirkungen: Pro Symbioflor® / Symbioflor®2:** Zu Behandlungsbeginn können gelegentlich Meteorismus, Flatulenz und Oberbauchbeschwerden auftreten. **Symbioflor®1:** Vereinzelt wird über das Auftreten von Mundtrockenheit, Kopfschmerz, Ekel oder Magenschmerzen berichtet. **Wechselwirkungen mit anderen Medikamenten: Pro Symbioflor®, Symbioflor®1, Symbioflor®2:** Keine bekannt.

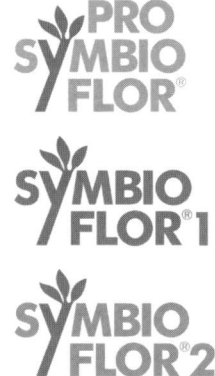

SYMBIO PHARM

SymbioPharm GmbH, Auf den Lüppen, D-35745 Herborn, Tel.: 0 27 72/5 10 04, www.symbiopharm.de

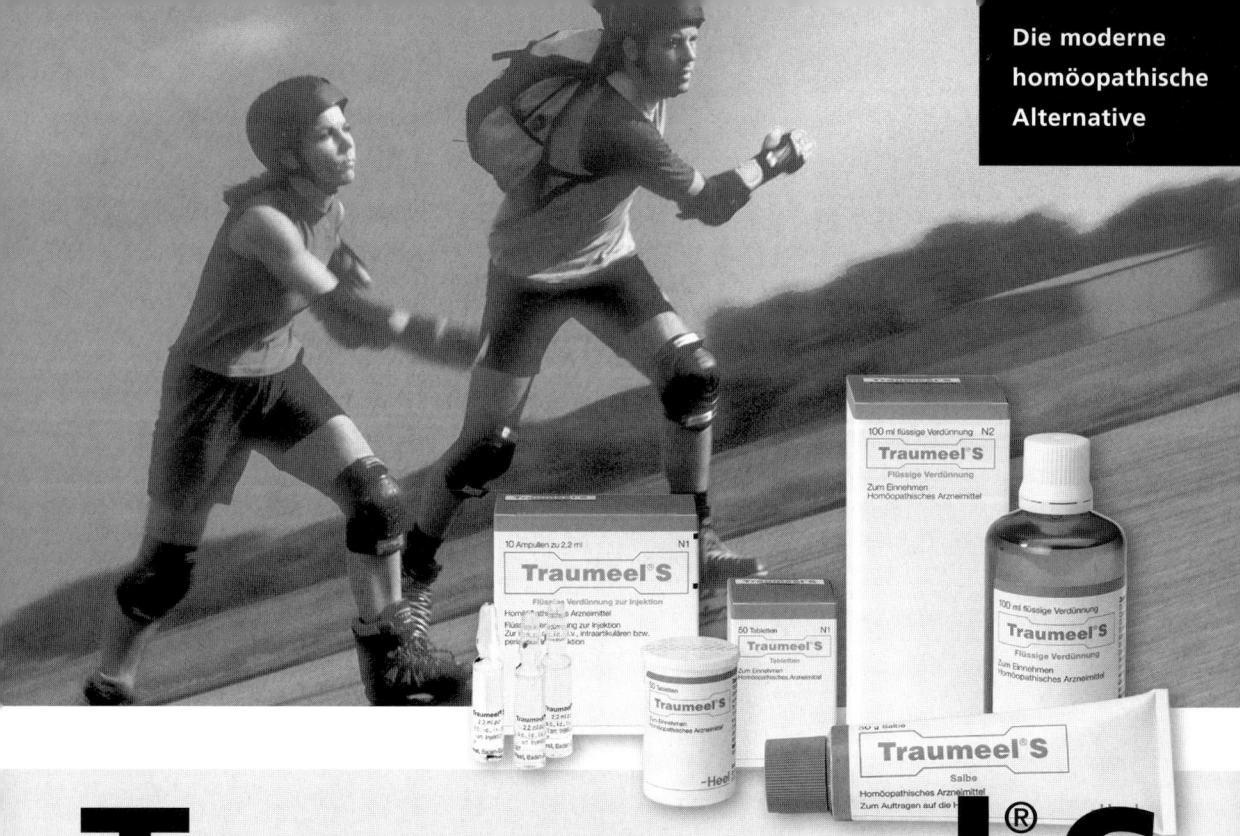

Traumeel ® S

bei (Sport-)Verletzungen

- Verstauchungen, Verrenkungen, Prellungen

- Sehnenscheiden- und Schleimbeutel-Entzündungen

- Tennisarm

Wird auch verwendet vom Bob- und Schlittenverband für Deutschland

-Heel